Bartrow

Faszientraining

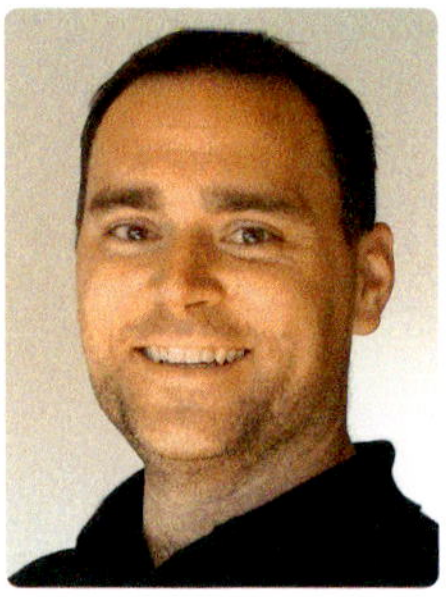

KAY BARTROW ist Erfolgsautor, renommierter Physiotherapeut, Lehrbeauftragter und Berater im Profisport. Seine Erfolgstitel »Übeltäter Kiefergelenk«, »Blackroll« und »Schwachstelle Knie«, die alle bei TRIAS erschienen sind, helfen vielen Menschen, körper- und gesundheitsbewusster zu trainieren.

In diesem Buch finden Sie ein riesiges Übungsrepertoire, aus dem Sie sich Ihr optimales Training zusammenstellen können. Kay Bartrow schreibt dazu: »Ein effektives Faszientraining ist aus dem gesundheitlichen und sportlichen Training nicht mehr wegzudenken und hat sich längst als fester Bestandteil im Trainingsplan vieler gesundheitsbewusster und leistungsorientierter Menschen etabliert. Gerade deshalb ist es wichtig, möglichst vielseitige Anwendungen des Faszientrainings für sich zu entdecken und sich eine umfangreiche Basis an Übungen und Übungsvarianten zuzulegen.«

Kay Bartrow

FASZIENTRAINING

Schmerzfrei & beweglich
mit der Blackroll:
Die besten Übungen für
den ganzen Körper

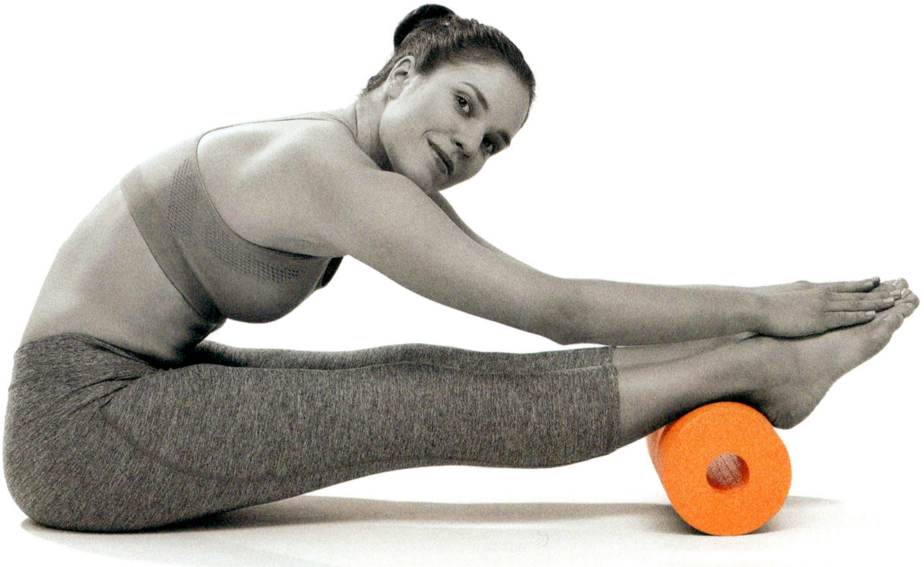

TRIAS

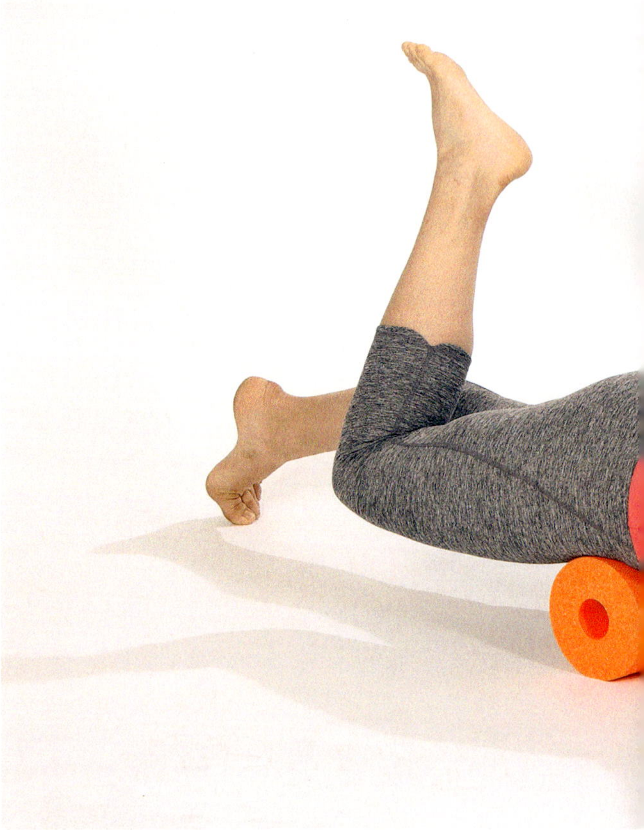

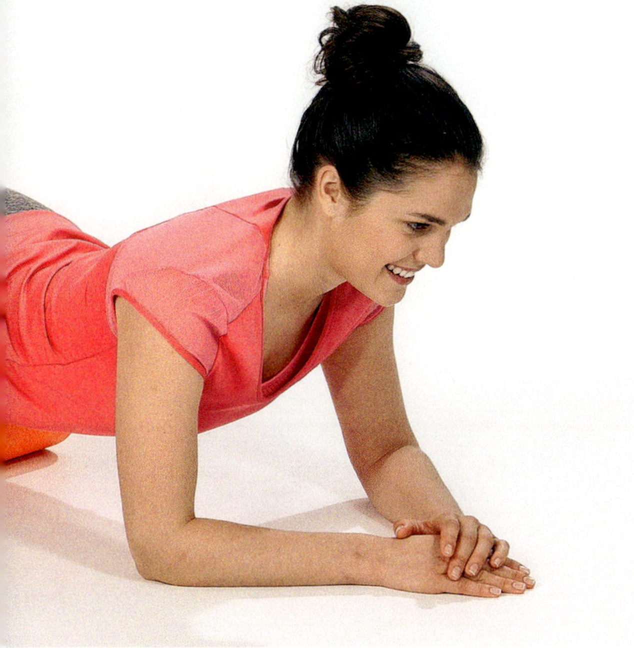

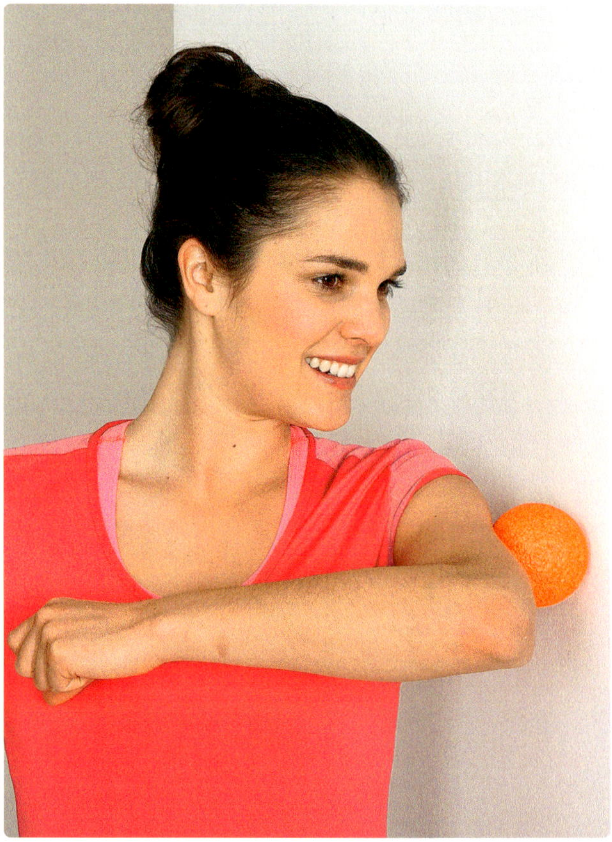

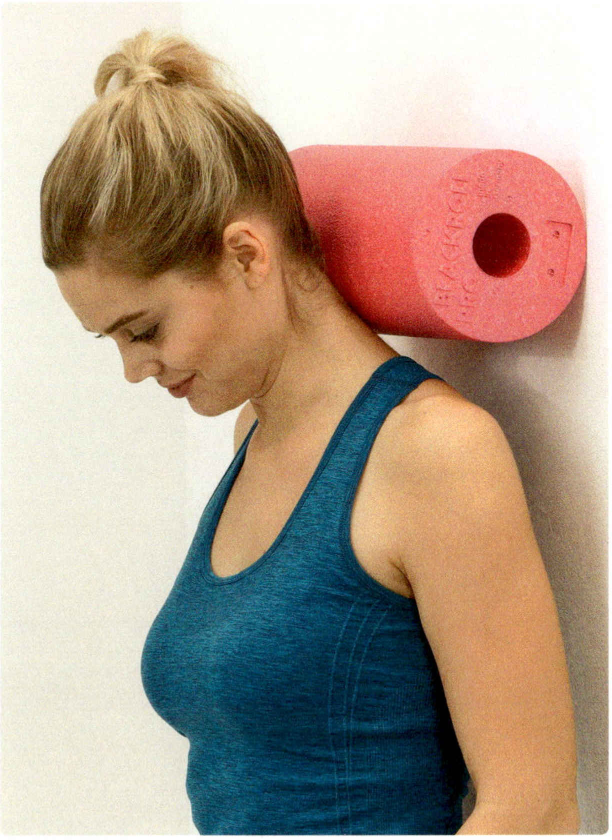

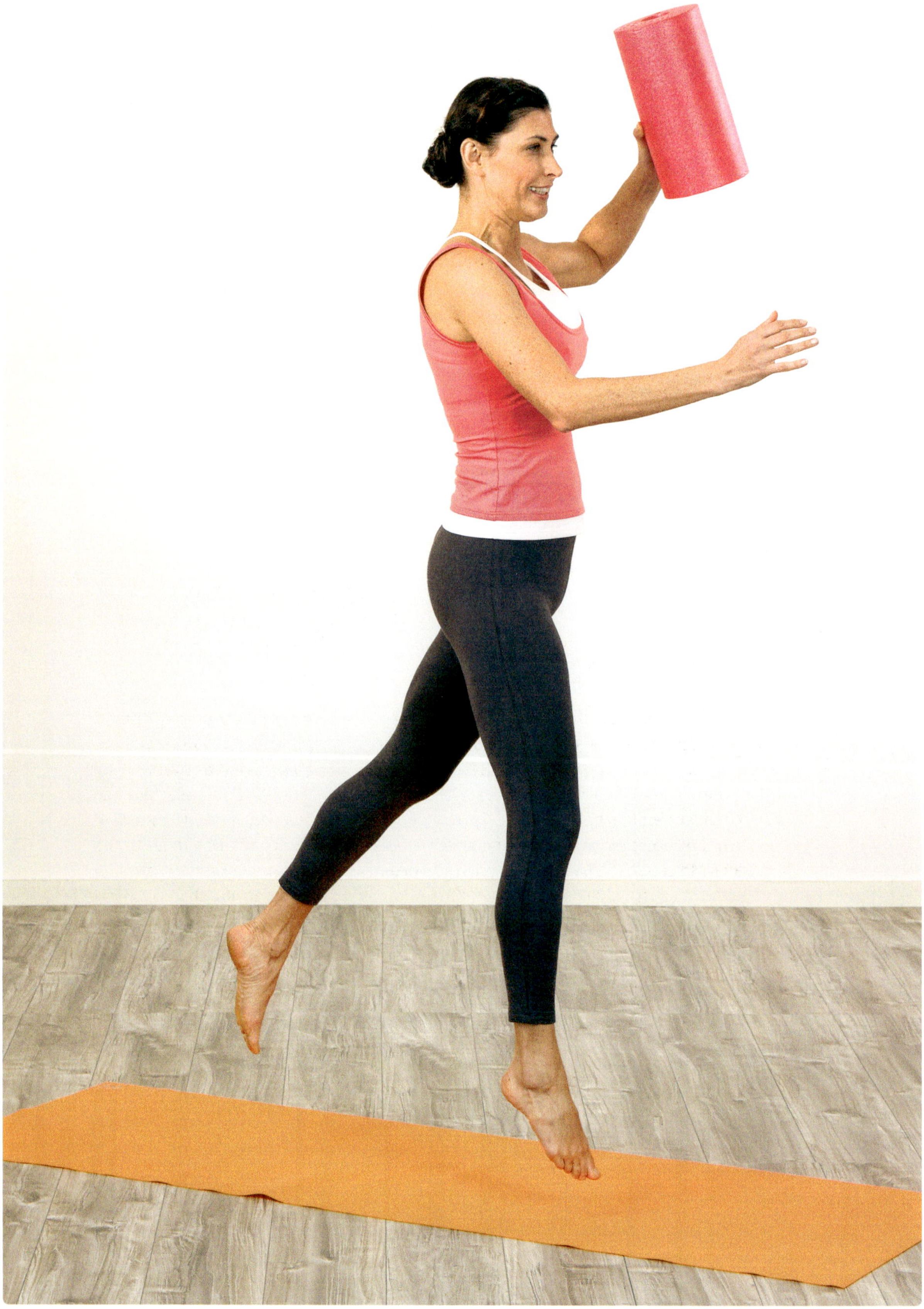

Faszientraining – next Level

Eine stabilere körperliche Gesundheit, mehr Elastizität und Dynamik, bessere Kraftausschöpfung bei Bewegung, höhere Belastungstoleranzen mit einem geringeren Verletzungsrisiko im Sport und einfach mehr Lebensenergie – wer das für sich will, hebe im Geiste die Hand.

Dann sind Sie mit einem Training Ihres Fasziensystems nicht nur absolut Up to Date, sondern vor allem schon auf der richtigen Spur. Wie die aktuelle wissenschaftliche Forschung in Medizin und Therapie herausgefunden hat, kann Ihnen ein effektives Faszientraining genau diese Effekte bieten. Das Fasziensystem hat in den letzten Jahren den Image-Sprung von einem reinen »Verpackungsmaterial« zum funktionellen Verbündeten der Körpergesundheit geschafft. Das Tolle daran: Jeder Mensch hat Faszien und kann die Vorteile eines effektiven Faszientrainings sehr einfach für sich entdecken und für Alltag und Sport sofort nutzbar machen.

Ein effektives Faszientraining ist aus dem gesundheitlichen und sportlichen Training nicht mehr wegzudenken und hat sich längst als fester Bestandteil im Trainingsplan vieler gesundheitsbewusster und leistungsorientierter Menschen etabliert. Gerade deshalb ist es wichtig, möglichst vielseitige Anwendungen des Faszientrainings für sich zu entdecken und sich eine umfangreiche Basis an Übungen und Übungsvarianten zuzulegen. Genau dies ist die Zielsetzung dieses Buches. Es beinhaltet neben einem kleinen Informationsteil über den aktuellen wissenschaftlichen Stand der Dinge vor allem ein riesiges Repertoire an Übungen, mit denen Sie Ihr Fasziensystem wieder auf Trab bringen können. Lernen Sie hier die Methoden des Faszientrainings besser kennen und für Ihre Körpergesundheit effektiv anzuwenden. Testen Sie die besten Faszienübungen, stellen Sie daraus Ihr individuelles Trainingsprogramm zusammen und entdecken Sie neue Trainingswelten für jede Körperregion.

Mit gesunden sportlichen Grüßen aus Balingen
Kay Bartrow

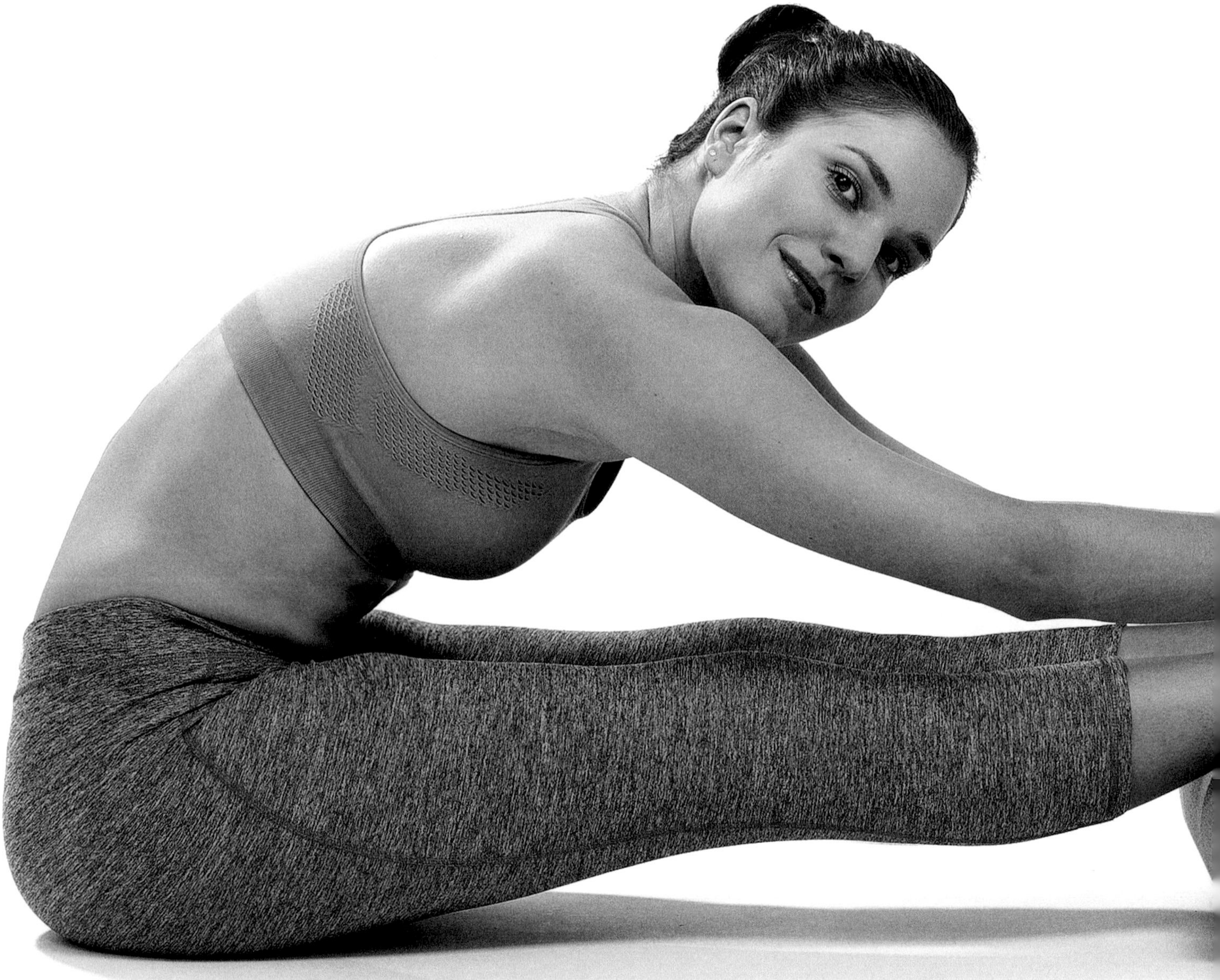

FASZINIERENDE FASZIEN

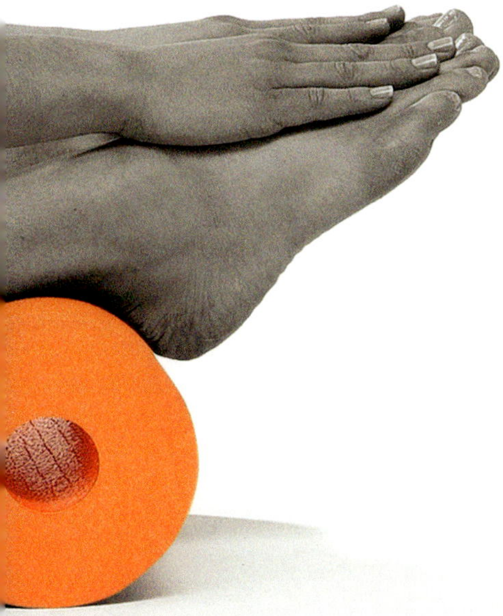

Wir verbringen viel Zeit damit, gezielt Muskeln aufzubauen. Doch es lohnt sich, auch auf die großen Zusammenhänge Ihres Körpers zu schauen.

Alleskönner – überall

Training fördert die Gesundheit. Das hat sich herumgesprochen. Viel Zeit verbringen wir damit, die Muskeln aufzubauen. Schauen Sie auch auf die großen Zusammenhänge Ihres Körpers.

Sie trainieren wahrscheinlich vor allem, weil Sie Ihre Kraft, Ausdauer, Schnelligkeit, Beweglichkeit oder Koordination verbessern möchten. Oder um kräftiger zu werden, um die Gelenke zu stabilisieren, damit sie besser vor Fehlbelastungen geschützt sind. Sie möchten vielleicht auch ausdauernder werden, um bei bestimmten Aktivitäten nicht mehr so schnell zu ermüden. Sie trainieren womöglich, um eine bessere Körperhaltung zu haben, oder einfach deshalb, weil es Ihnen guttut.

Dabei verändert jedes körperliche Training das Verhältnis von Kraft, Ausdauer oder Beweglichkeit, denn der Körper wird sich an die Belastung anpassen. Das heißt: Wer viel Krafttraining betreibt, wird mit der Zeit vielleicht etwas unbeweglicher. Wer viel Ausdauer trainiert, büßt auf längere Sicht etwas Schnelligkeit ein. Jedes Training hat also – unter Umständen auch unerwünschte – Auswirkungen auf den Organismus.

Muskeln und Gelenke kennen Sie gut. Es gibt aber eine weitere anatomische Struktur, die einen großen Einfluss auf das Bewegungssystem hat: die Faszien! Sie sind, je nach Anforderung im Körper, mal straffe, mal elastische, mal lockere Strukturen, die alle Bauteile unseres Körpers verbinden. Sie tragen zu Beweglichkeit, zu optimaler Kraftausschöpfung und zu einer angepassten Schmerzempfindung bei – und sie sind trainierbar wie Muskeln und Gelenke.

Faszien: das Seilzugsystem

Faszien liegen wie Hüllen z. B. um Muskeln und unterstützen Gelenkbewegungen und Muskelaktivitäten. Das funktioniert nach dem bekannten Seilzugprinzip: Die Gelenke sind dabei unter anderem die Umlenkrollen und die Faszien stellen die Seilzüge dar. Mit diesem System lassen sich die für Bewegung

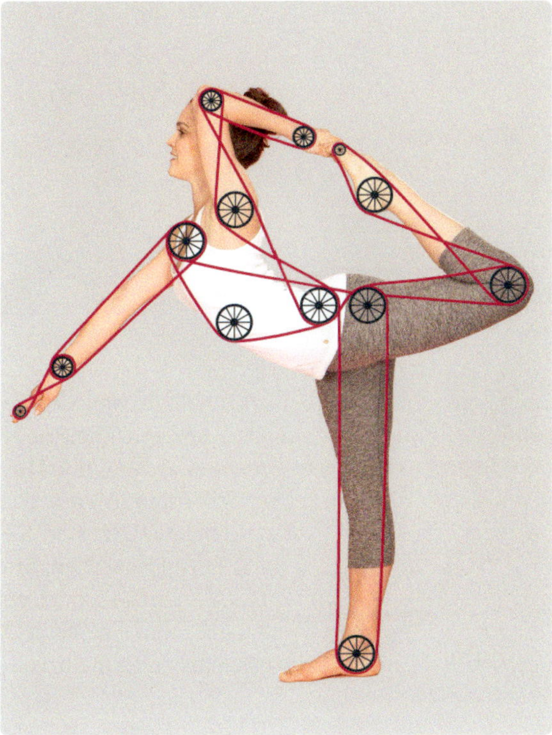

Wie über ein Seilzugsystem verteilen sich Kräfte durch den gesamten Körper.

oder Sport benötigten Kräfte steigern und – vorausgesetzt, alle Bauteile arbeiten reibungslos – die dabei zwangsläufig entstehenden Belastungen auf die Gelenke minimieren.

Wann immer Sie in einer Körperregion ein steifes, unbewegliches und schmerzhaftes Empfinden haben, sind Faszien zumindest daran beteiligt. Denn bei Störungen oder Verletzungen verändern sich neben den Muskeln, Gelenken und Nerven auch die Faszien. Dann bedürfen sie einer besonderen Pflege und eines besonderen Trainings, um wieder zu genesen. Nur wenn die Faszien ihre ursprüngliche Belastbarkeit und Funktionsfähigkeit wiedererlangen, lassen sich Kraft, Beweglichkeit und Ausdauer effektiv trainieren.

Aber nicht erst eine ernsthafte Verletzung sollte uns daran erinnern, unseren Faszien wieder auf die Sprünge zu helfen und ihnen durch Übungen etwas Gutes zu tun. Vielmehr sind Faszien generell eine sehr dankbare Struktur für Trainings- und Bewegungsreize. Weiterer Vorteil: Die Übungen, die das Gewebe auch belastbarer werden lassen, sind recht einfach anzuwenden, machen Spaß und tun einfach gut!

Das Training der Faszien ist mit und ohne Gerät möglich. So oder so ist der Effekt, dass mit der Zeit ein positiver Einfluss auf die Elastizität der Muskeln, auf die Beweglichkeit unserer Gelenke und auf die Kraftübertragung bei Gelenkbewegungen ausgeübt wird.

Weiterhin können die Übungen auch die Schmerzempfindlichkeit in unserem Körper normalisieren. Welche Bedürfnisse Ihre Faszien an Sie stellen und welche Strategie Sie in Ihrer persönlichen Faszienpflege und in Ihrer Trainingsplanung verfolgen sollten, können Sie mit dem Test leicht herausfinden.

Faszien – was sie sind und können

Die »Big 6« – die großen Sechs – des Körpers sind Muskeln, Knochen, Gelenke, Nerven, Blutgefäße und Bindegewebe. Faszien gehören zu Letzterem, sind aber mehr als Füllmaterial. Zwar sind die Faszien als Struktur schon lange bekannt. Aber erst neuerdings sind die vielfältigen Funktionen unseres Fasziensystems wissenschaftlich besser erforscht. Faszien leisten einen großen Beitrag dazu, dass unser Körper optimal funktioniert: Sie machen alle Gewebe beweglicher und elastischer, trainierte Faszien senken die Verletzungsanfälligkeit und lassen uns belastungsfähiger werden. Nicht zu vergessen auch: eine mögliche sportliche Steigerung der Leistung z. B. durch verbesserte Kraftübertragung und Beweglichkeit. Faszien sind keine trägen Massen zwischen den Muskeln, sie spielen eine besondere Rolle bei der Wundheilung und beeinflussen die Regenerationsfähigkeit unseres Körpers. Welches Gewebe macht was und ist wie verbunden?

KNOCHEN sind der passive Stützapparat unseres Körpers. Sie geben dem Menschen die stabile, »knöcherne« Form und ermöglichen typische Haltungen und Bewegungen. Zudem wirken Knochen als Hebel, die Muskelkräfte auf die Gelenke übertragen. Knochen sind untereinander durch Muskeln, Bänder und Sehnen (bindegewebige Strukturen = Faszien) verbunden.

Verschiedene Arten von Bindegewebe/Faszien.

	straffes Bindegewebe	elastisches Bindegewebe	lockeres Bindegewebe
Funktion	• hohe mechanische Belastbarkeit • Übertrag Zugkräfte • Haltefunktionen (fixiert Organe, Muskeln usw.)	• hohes Maß an Beweglichkeit • Schutzfunktion (vor Zerreißen)	• Aufhängung von Organen • Wundheilung (Immunsystem) • Fett- und Wasserspeicher • Narbenbildung
Aufbau	• geflechtartig: Faserverlauf in verschiedene Richtungen • parallel: eng aneinander	• hauptsächlich in eine Richtung verlaufend • hoher Anteil Elastin	• faseriger Aufbau • locker verteilte Struktur • frei beweglich
Beispiele	• Sehnen • Bänder • Knochenhaut • Muskelhüllen/Übergänge	• Bänder	• Muskelhüllen • Organhüllen (z. B. Lunge, Herz)

MUSKELN sind der Antrieb des Körpers. Durch Anspannen (Kontraktion) setzen sie Kräfte für z. B. Bewegungen frei. Baut ein Muskel eine solche Kraft auf, überträgt die sich auf die Knochen. So entsteht Bewegung. Muskeln sind über bindegewebige Gebilde mit den Knochen verbunden: den Sehnen. Sie sind ebenfalls ein Teil des Fasziensystems.

GELENKE sind gewissermaßen »unterbrochene« Knochenverbindungen, die uns beweglich machen. Ohne sie bewegten wir uns so steif wie Roboter. Gelenke sind geschützt und stabilisiert über spezielle Verbindungsstellen, die Gelenkkapseln. Sie wiederum bestehen aus Sehnen und Bändern, also aus bindegewebigen Gebilden (Faszien). So schließt sich das Fasziensystem wunderbar an alle anderen an.

BLUTGEFÄSSE. Arterien führen sauerstoffreiches Blut und versorgen den Organismus mit Nähr- und Baustoffen. Sie enthalten auch einen großen Teil unseres Immunsystems. In den Venen fließt das Blut zurück zu Herz und Lunge, wo es mit Sauerstoff wieder angereichert und in den Körper gepumpt wird. Unser Bindegewebe (Fasziensystem) schützt und stabilisiert die Blutgefäße auf ihrem Weg durch den Körper z. B. vor Verletzungen.

NERVEN. Das zentrale Nervensystem (Gehirn und Rückenmark) umfasst unsere Sinne (Sehen, Riechen, Hören, Schmecken und Fühlen) und ist oberste Steuerungszentrale für Bewegungen. Mit dem Nervensystem können wir unsere Umwelt wahrnehmen und darauf reagieren. Das periphere Nervensystem (Nerven außerhalb des Rückenmarks) verbindet den gesamten Körper und transportiert Informationen, z. B. Bewegungsbefehle, an die zuständigen Muskeln und Gelenke. Nerven sind in ihrem Verlauf durch den Körper ebenfalls in einer bindegewebigen Hülle eingebettet und darüber mit dem Fasziensystem verbunden. Dies schützt die Nerven auch vor mechanischer Überbelastung und damit vor Verletzungen.

Bindegewebe – was ist das?

Die Bezeichnung »Bindegewebe« umfasst also viele Bauteile unseres Körpers. Wenn wir genau hinschauen, erkennen wir sogar, dass alle Gewebe unseres Körpers aus Bindegewebszellen hervorgegangen sind. Die Zellen haben sich nur in der Entwicklung spezialisiert. Diese Spezialisierung brachte im Laufe der Entwicklung des Menschen Muskeln, Sehnen oder Bänder hervor. Da jede Beanspruchung auch spezielle Voraussetzungen und Bedingungen an das Gewebe stellt, ist diese Entwicklung auch unumgänglich.

Eine bestimmte Form des Bindegewebes findet sich in den »Lücken«: z. B. zwischen Muskeln, Sehnen oder Nerven, und es ist eine Art »Füllmaterial«. Diese bindegewebige Struktur verbindet alle anderen Gewebestrukturen und vervollständigt die Funktionskette unseres Körpers. Dieses Bindegewebe ist auch reich an Nervenendungen (Rezeptoren), kann Kräfte übertragen oder sogar verstärken und dient auch dem Schutz vor Überlastung.

Im allgemeinen Sprachgebrauch sind die Begriffe Faszie und Bindegewebe gleichbedeutend. Wer es gerne genau hat, dem sei gesagt, dass Faszien aus Bindegewebe bestehen. Und je nach Bedarf verschieden ausgeprägt sind.

In jedem Fall sind bindegewebige Zellen die Grundbausteine unserer Körpergewebe. Das menschliche Bindegewebe besteht hauptsächlich aus Wasser und aus spezialisierten Zellen. Denn im Bindegewebe halten sich z. B. auch Fibroblasten (gewebebildende Zellen), Makrophagen (spezialisierte »Fresszellen«) oder Myofibroblasten (spezialisierte Zellen, die in der Wundheilung dafür sorgen, dass Wunden kleiner werden) auf. Diese Strukturen sind die »extrazelluläre Matrix«.

Wichtige Hauptbestandteile des Fasziensystems (der extrazellulären Matrix) sind das Kollagen, Elastin oder z. B. Fibronektin. Kollagene sind Eiweiße (Proteine), die sich zu spezialisierten Ketten mit einer enormen Bindungsfähigkeit und Festigkeit zusammenformen. Das macht Gewebe mechanisch besonders belastbar – was beim Sport und auch vielen alltäglichen Aktivitäten durchaus wünschenswert ist.

Alles ist vernetzt

Durch die engen Vernetzungen und Verflechtungen der Körpergewebe (Beispiele: Muskeln/Faszien, Knochen/Faszien oder Gelenke/Faszien) sind Wechselwirkungen zwischen den Strukturen nicht nur möglich, sondern wissenschaftlich nachgewiesen. Das heißt, dass sich Veränderungen von Muskeln, Gelenken oder Nerven immer auch auf das umliegende Bindegewebe und damit auf das Fasziensystem auswirken. Der Umkehrschluss ist: Veränderungen in unserem Fasziensystem (Verletzungen, Verklebungen des Gewebes) verursachen stets Störungen an anderen Bauteilen, z. B. an den Gelenken (Steifigkeit oder stärkere Schmerzen beim Bewegen) oder auch an den Nerven (z. B. durch Taubheitsgefühle, ausstrahlende Schmerzen oder Kraftlosigkeit).

Wie Faszien aufgebaut sind

Der Aufbau einer Faszie beginnt auf sehr kleiner Ebene, namentlich auf der der Moleküle, und verläuft in Stufen: Miteinander verbundene Aminosäuren (Bauteile, aus denen Peptide/Eiweiße bestehen) bilden Kollagenmoleküle. Mehrere gebündelte Moleküle ergeben eine Kollagenfibrille, viele dieser Fibrillen machen dann ein Fibrillenbündel aus. Viele solcher Fibrillenbündel formen schließlich eine Kollagenfaser. Viele dieser Fasern zusammengenommen ergeben dann die gesamte und endgültige Faszienstruktur.

Faszien sind also ziemlich komplexe Strukturen, aber das macht sie auch so beweglich und flexibel: Denn darüber kann sich der Körper an unterschiedlichste mechanische Belastungen (z. B. normale Bewegungen wie gemütliches Treppensteigen oder sportliche Höchstleistungen) anpassen. Auch wenn die eigentliche Veränderung auf der Ebene der Moleküle und Fibrillen stattfindet. So winzig diese Veränderungen im Aufbau und in der Funktionsfähigkeit auch sein

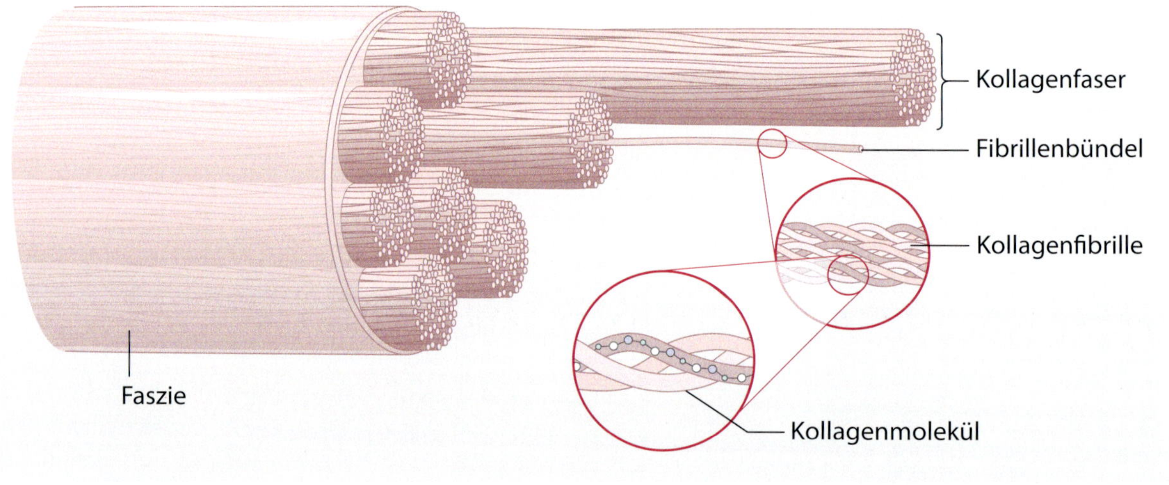

Viele Strippen: Aus ganz vielen kleinen Fasern formen sich dicke Bündel – die Faszien.

mögen, sie beeinflussen unseren bewegten Alltag mehr, als uns eigentlich bewusst ist.

Beispiel: Werden Fasziensysteme intensiv gebraucht, z. B. bei Bewegung oder Sport, passt sich das System an, indem es mehr strategische Verbindungsstellen einbaut. Es wird dadurch mechanisch stabiler und belastbarer. Das ist ein planbarer Trainingseffekt, den heute die Physiotherapie (in der Nachbehandlung von Verletzungen am Bewegungsapparat) oder die Trainingswissenschaft nutzt, um die Ergebnisse einer Rehabilitation zu verbessern. Wer die Faszien hingegen nicht wie gewohnt belastet oder gar überlastet, bei dem bauen sich die Strukturen ab. Das Fasziensystem wird unelastischer und steifer. Damit steigen letztlich auch die Verletzungsanfälligkeit und die Gefahr für weitreichende Funktionsstörungen.

Faszien sind kleine Frostbeulen

Faszien verändern ihre elastischen Eigenschaften auch sehr stark wegen größerer Temperaturschwankungen. Ist Ihnen nicht auch schon aufgefallen, dass Sie bei kalter Witterung weniger beweglich oder richtiggehend steifer sind als an warmen Tagen? Das liegt unter anderem an der Reaktionsfähigkeit Ihrer Faszien, die sich bei Kälte steifer und bewegungsunwilliger verhalten und bei angenehmer Wärme weich, elastisch und zunehmend beweglicher werden. Faszien verhalten sich dabei ein wenig so wie diese blauen Kältepads: Direkt aus dem Kühlschrank genommen, sind sie steif, fest und ungemütlich. Sind sie auf der Haut ein wenig angewärmt, schmiegen sie sich bereitwillig jeder Kontur an – richtig aufgewärmt kann man sie in alle Richtungen zusammenknautschen und bewegen. So ist das auch mit Faszien.

Nachrichtenkanal der Faszien

Faszienstrukturen sind an unser Nervensystem angeschlossen (sie sind innerviert). Darüber nehmen wir verschiedene Empfindungen wahr. Das lässt sich auch daran erkennen, dass sich nach einer Therapie der Faszien die Behandelten meist viel besser fühlen – sie haben weniger Schmerzen, sind beweglicher oder haben mehr Kraft. Diese Verbesserungen stel-

Die Rezeptoren beim Namen nennen.

Nervenendungen/Rezeptoren	Funktionen
Golgi-Rezeptoren	• Wahrnehmung von schnellen ruckartigen Spannungsänderungen • Spannungsreduktion zum Schutz vor Verletzung
Vater-Pacini-Körperchen	• Wahrnehmung von schnellem Dehnungswechsel und Vibrationsempfindungen • Verbesserung der Bewegungssteuerung
Ruffini-Körper	• Wahrnehmung von langsamen Dehnungsveränderungen und der Gelenkstellungen im Raum
Nozizeptoren	• Schmerzwahrnehmung
Thermorezeptoren	• Temperaturwahrnehmung

len sich auch dann ein, wenn Sie selbst Ihre Faszien trainieren. Wissenschaftlich betrachtet, nehmen wir eine Veränderung wahr, wenn äußere Reize spezielle Rezeptoren (Informationssammler unseres Körpers) aktivieren und eine veränderte Situation, z.B. eine reduzierte Muskelspannung, eintritt. Welche Rezeptoren in den Faszien zu finden sind, zeigt die Tabelle oben.

Weil in den Faszien sehr viele Rezeptoren liegen, tragen sie damit auch dazu bei, diese Informationen zu verarbeiten. Dazu ist das Fasziensystem eng verbunden mit unserem Nervensystem (peripheres Nervensystem), was so funktioniert: Die peripheren Nerven nehmen die Reize auf und leiten sie zum zentralen Nervensystem. Gehirn und Rückenmark verarbeiten die Reize und starten eine geeignete Reaktion.

Intelligent: Faszien passen sich an

Faszienstrukturen sind Teil des gesamten Bewegungsapparats, sie passen sich durch Bewegungsreize an und verändern sich. Druck und Zug eignen sich als mechanische Reize besonders gut, regulierend auf die Faszien einzuwirken. Praktisch heißt das: Üben wir auf unsere Faszien einen moderaten und noch verträglichen Druck oder Zug aus, wird die Faszie sich durch die Kraft besser organisieren. Das macht sie belastbarer. Und genau das ist das Grundprinzip eines Faszientrainings, wie es dieses Buch vorstellt. Die Übungen produzieren Druck- oder/und auch Zugreize auf die Faszien und lösen Anpassungsreaktionen aus. Der Wechsel von Druck und Zug ist für Faszien optimal. Und dabei zeigen sich Faszien als ausgemacht beweglich: Sie sind in alle Richtungen verformbar.

Werden Faszien längere Zeit nicht mehr in gewohntem Umfang benutzt und belastet, treten die Kräfte Druck und Zug nicht mehr ausreichend und intensiv genug auf. Das kann passieren, z.B. durch eine Ruhigstellung nach einer Verletzung, etwa durch einen Gips. Da unser Körper sehr ökonomisch organisiert ist, reduziert er – logischerweise – die Belastbarkeit, die Kraftfähigkeit und vor allem die Beweglichkeit. Frei nach dem Motto: »Was nicht gebraucht wird, fliegt raus!« So rostet der Bewegungsapparat langsam ein. Die Faszien verändern sich dabei: Sie lagern weniger Flüssigkeit ein, verlieren elastische Anteile – werden eher rigide, steifer. Wer diese ru-

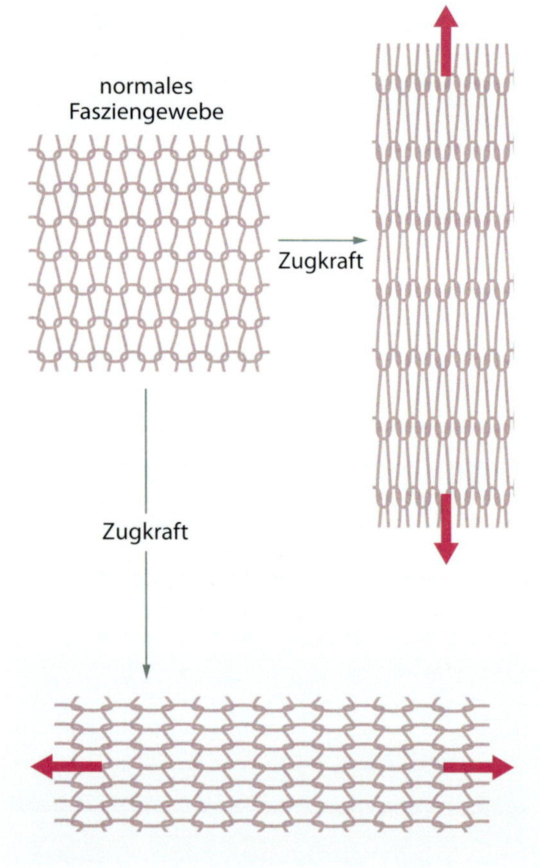

Wie sich Faszien wegen mechanischer Reize deformieren können.

higgestellten Strukturen dann auf einmal wieder – ohne ausreichend darauf vorbereitet zu sein – in normalem Umfang benutzt und belastet, überlastet sie schnell. Gemach ist gefragt: Werden die Faszien langsam und zunehmend mit Druck und Zug belastet, können sie sich am besten anpassen und wieder belastbarer werden.

Richtig trainieren – korrekt üben

Wichtig beim Training ist auch, die Fasern der Faszien in ihrer Funktionsrichtung einzusortieren. Praktisch heißt das für die Übenden: Führen Sie die Übungen korrekt aus, das bringt die besten Effekte. Denn: Verlaufen die Fasern (wegen der Störung) wild durcheinander und auch noch quer zur Funktionsrichtung, ergeben sich mechanische Reibezonen. Und die gehen wiederum zulasten einer optimalen Funktion.

Wie beweglich und belastbar Faszien (auch das gesamte Fasziensystem) sind, hängt zudem noch von einigen Faktoren ab, die – bis zu einem gewissen Grad – jeder für sich selbst sehr gut beeinflussen kann. Wir unterscheiden dabei zwei Gruppen:

1. LEBENSFAKTOREN: Das sind direkte Einflussgrößen, die sich aus der Lebensführung ergeben. Dabei spielen Gewohnheiten wie Zähneputzen mit vorgeneigtem Oberkörper oder Schuhe und Socken immer im Sitzen anziehen, Neigungen zu bestimmten Sportarten wie Fußball, Tennis oder Golf, sogar Vorlieben für eine bestimmte Kleidung oder spezielles Schuhwerk und auch die Persönlichkeitsstruktur (Perfektionismus) eines Menschen eine große Rolle. Selbst scheinbar irrelevante Faktoren wie soziale Kontakte, Hobbys oder Vorerkrankungen können die Leistungsfähigkeit der Faszienstruktur beeinflussen. Jede Veränderung – im Sinne von mehr oder anderer Bewegung – hat das Potenzial, das Fasziensystem zu verändern. Auch der regelmäßige Verzehr von Genuss- und Lebensmitteln (also die Ernährung) spielt eine große Rolle für die Funktionsfähigkeit unserer Faszien. Faszien bestehen, wie der gesamte Körper des Menschen, zu einem Großteil aus Wasser. Wasser kann im Gewebe gespeichert werden. Deshalb macht uns z. B. eine ausgeglichene Wasserbilanz elastischer und beweglicher.

2. TRAININGSFAKTOREN: Das sind Einflüsse, die auch jeder selbst in der Hand hat. Denn über Intensität und Beharrlichkeit im Training kann jeder selbst bestimmen, wie viel Raum er seinem Körper für eine Anpassung gibt und inwieweit er positiv auf seinen Körper einwirkt. Training bedeutet für unseren Körper in erster Linie »Bewegung«. Durch Bewegung passiert ungemein viel in unserem Körper, sie stößt viele Regulationen an. Beispiel: Durch Bewegung entsteht mechanisch betrachtet auch Reibung. Aus dieser Reibung resultiert Wärme – und diese Wärme ist primär gut für die Beweglichkeit der Faszien. Die gleichzeitig entstehende Mehrdurchblutung führt dazu, dass alle Strukturen besser mit Nähr- und Baustoffen versorgt sind. Auch der Abtransport von Abfallstoffen aus dem Stoffwechsel klappt so besser. Diese Reibung und Mechanik der Bewegung verformt gewissermaßen auch

Was beeinflusst die Arbeit unseres Fasziensystems?

Lebensfaktoren	Trainingsfaktoren
• Aktivitäten • Sport • Vermeiden von schädigenden Einflüssen (übermäßiger Alkohol-, Drogen-, Medikamentenkonsum, Rauchen) • Ernährung • Flüssigkeitszufuhr • Krankheit (Verletzungen) • Immobilisation • Alter • Hormonstatus • Stress/Arbeitsbelastung • gewohnheitsmäßige Körperhaltung	• Beweglichkeit des gesamten Bewegungsapparats • Dehnfähigkeit • Deformations- und Elastizitätstoleranz (Fähigkeit des Gewebes, sich aufgrund äußerer Krafteinwirkung – Druck/Zug – in der Form zu verändern. Wird an einem Gewebe gezogen, muss es sich lang machen können. Wirken Druckkräfte auf ein Gewebe ein, muss es sich zusammendrücken lassen.) • Gleitfähigkeit der Moleküle und der Faserbündel untereinander

das Gewebe – was zu Wachstum und Leistungssteigerung führt.

Faszienketten – die Verbindung

Wenn Sie den Fuß bewegen, setzt sich diese Bewegung fort bis hoch in die Schultern? So ähnlich läuft das. Denn die Faszien ziehen sich wie ein riesiges Netzwerk durch den Körper.

Nach diesem kleinen Ausflug in die faszinierende Welt der menschlichen Anatomie betrachten wir nun die für unsere Zwecke besonders interessanten Teile des Fasziensystems – und dessen Hauptketten. Sie sind durchaus bedeutsam, wenn es etwa um alltägliche Veränderungen am Bewegungsapparat geht. Ein Beispiel ist die einseitige Belastung, wie sie bei der typischen Schreibtischhaltung auftreten kann. Das Fasziensystem verzweigt sich prinzipiell im gesamten Körper. Die Ketten, die am häufigsten gestört oder verletzt sind, beschreiben wir im Folgenden. Wir dürfen nicht vergessen: Faszienketten sind sehr empfindsam und reagieren schnell auf neue Situationen. Die gute Nachricht ist: Sie sind hilfreich und effektiv, um Störungen bei Bewegung zu beseitigen. Aber: Sie können auch die Ursache für Beschwerden sein. Vor allem für die Faszien der Arme, der Rumpfvorder- und -rückseite sowie des Beckens haben die Übungen in diesem Buch großen Vorteil.

Die vordere Faszienkette

Die vordere Faszienkette zieht sich vom Fuß über die innere Vorderseite von Unter- und Oberschenkel zum Becken. Von dort über die vordere Bauchwand leicht schräg über die Brust bis zur Schulterregion, um dann entlang des Halses bis zum Kopf zu ziehen. Auf diesem Weg unterstützt und kontrolliert die vordere Faszienkette Bewegungen in Fuß- und Kniegelenken sowie die Bewegungen der Hüft- und Schultergelenke. Stabilisierende Effekte hat diese Kette auf den vorderen Rumpf. Sie stützt das Becken und die Wirbelsäule bei Bewegung und richtet beide Bereiche (Becken und Wirbelsäule) aufeinander aus.

DIE VORDERE FASZIENKETTE ZU TRAINIEREN IST WICHTIG BEI STÖRUNGEN DER:

- Fußgelenke (z. B. kann ein Umknicken des Fußes diese Faszienkette schädigen – sogenanntes Supinations- oder Inversionstrauma)
- Kniegelenke (v. a. die Innenseite der Knie kann reagieren, z. B. durch Drehverletzungen – Rotation)

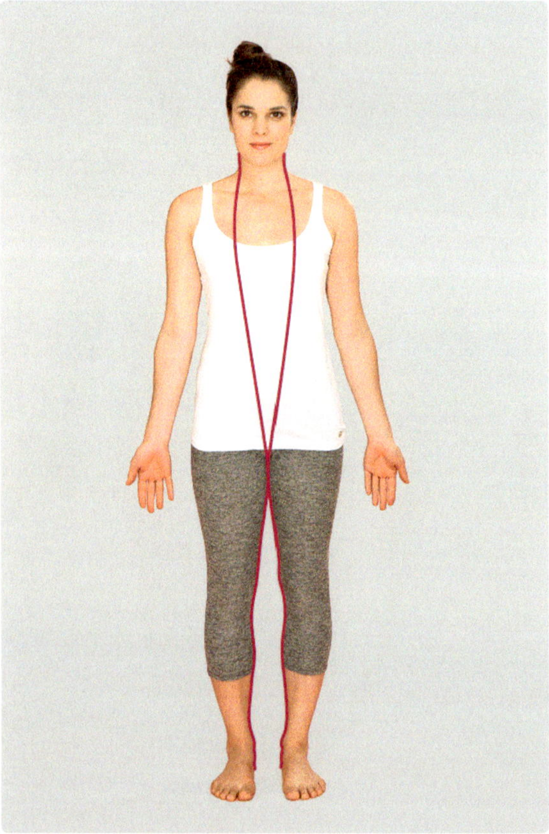

Vordere Faszienkette: Das Knie lässt sich nicht strecken oder das Beugen nach vorne schmerzt?

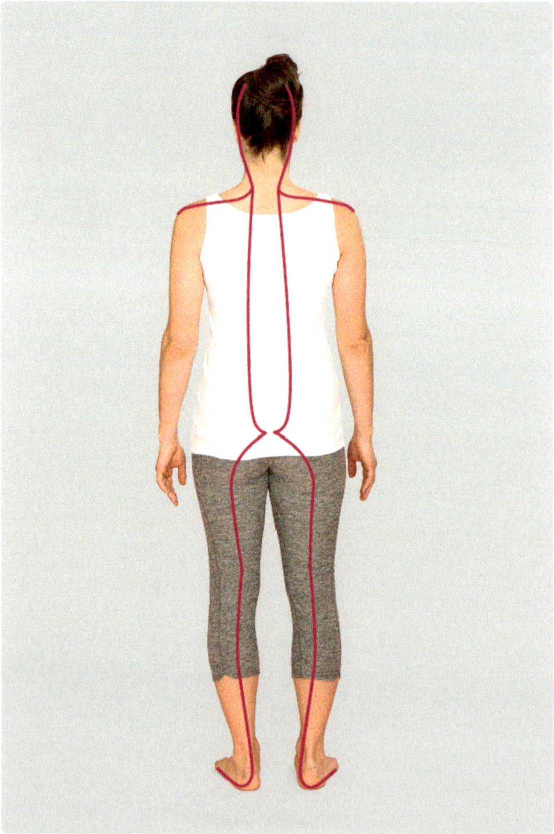

Die hintere Faszienkette: Das Knie lässt sich noch gut beugen oder Räkeln und Strecken schmerzen?

- Oberschenkelinnenseite (durch z.B. Zerrung der Adduktoren, also der Muskeln, die das Bein an den Körper heranführen)
- Wirbelsäule (z.B. bei Stabilitätsproblemen und bei Schmerzen)
- Schultergelenke (bei Schmerzen oder Beweglichkeitseinschränkungen)

HINTERGRUND: Ist diese Faszienkette zu gespannt, steif oder unbeweglich, kann sich das auf die Streckung der Hüfte, die Kniebeugung und die Streckung der Wirbelsäule auswirken. Sie bemerken das daran, dass Sie an diesen Stellen unbeweglicher sind. Ist die Kraft der Kette reduziert (etwa durch eine Verletzung und Ruhigstellung), dann wirkt das vor allem auf die Kniestreckung und die Hüft- und Rumpfbeugung (Bücken oder Aufrichten aus Rückenlage).

Die hintere Faszienkette

Die hintere Faszienkette verläuft über die Körperrückseite von der Wade über den Oberschenkel (vor allem Bizepsfaszie des Oberschenkels) bis zum Gesäß (Kreuzbein, Steißbein und Iliosakralgelenk – ISG). Von dort geht es in die lumbale Rückenfaszie, über die Rumpfrückseite zur Schulter-Nacken-Region. In ihrem Verlauf unterstützt die hintere Faszienkette Bewegungen von Fuß-, Knie- und Hüftgelenken. Auch Becken- und Wirbelsäulenbewegungen fördert und kontrolliert sie.

DIE HINTERE FASZIENKETTE ZU TRAINIEREN IST WICHTIG BEI:

- Störungen an Füßen, Knien und Hüfte
- ISG-Beschwerden
- Rückenbeschwerden (vor allem Schmerzen der Lenden- und Brustwirbelsäule)
- Nackenbeschwerden (Schulter-Nacken-Region)

HINTERGRUND: Ist die hintere Faszienkette zu gespannt, steif oder unbeweglich, kann sich das auf die Beugung der Hüfte, die Kniestreckung und die Beugung der Wirbelsäule auswirken. Die Beweglichkeit ist eingeschränkt. Ist die Kraft der Kette reduziert (etwa durch eine Verletzung und Ruhigstellung), dann wirkt das vor allem auf die Kniebeugung und die Hüft- und Rumpfstreckung (z.B. beim Aufrichten im Stand oder Abheben des Oberkörpers in Bauchlage).

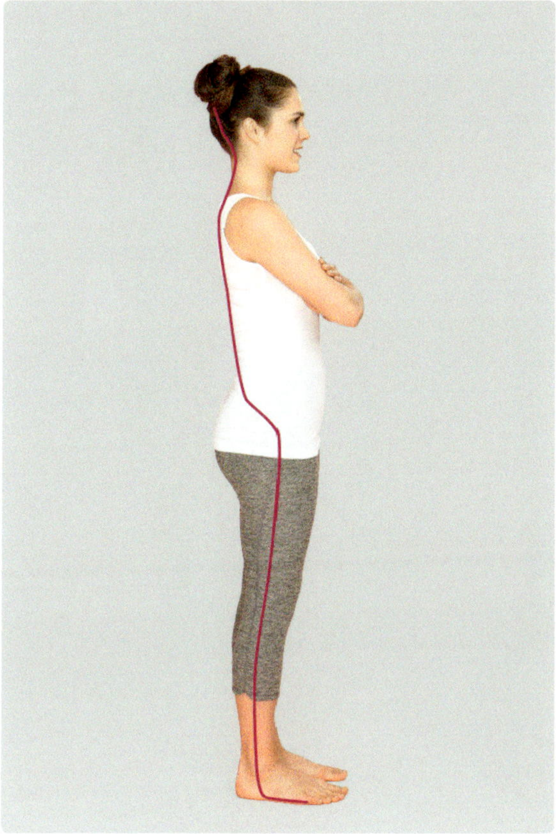

Die seitliche Faszienkette: Das Bein lässt sich nicht mehr so gut abspreizen?

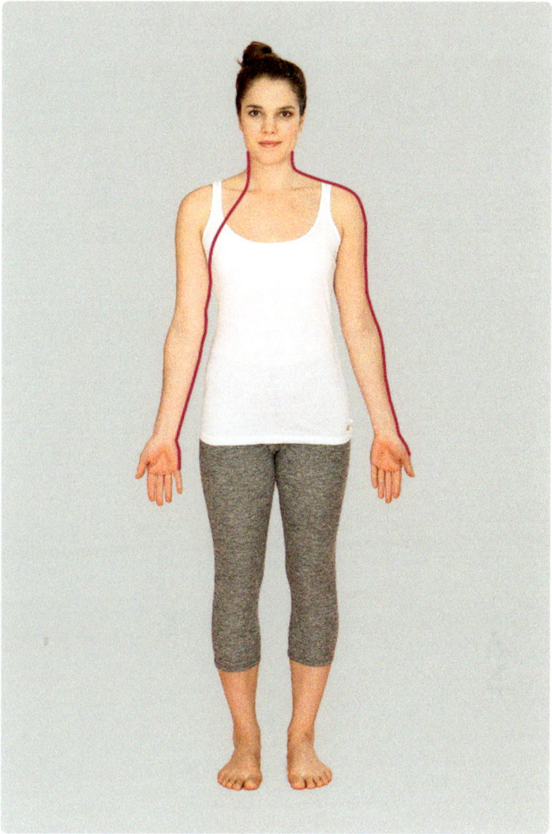

Die Faszienkette der Schulter-Arm-Region: Karpaltunnelsyndrom und Tennisarm sind dafür Beispiele.

Die seitliche Faszienkette

Die seitliche Faszienkette erstreckt sich vom Fuß beginnend über den seitlichen Unterschenkel nach oben zu Knie, Hüfte und Becken. Von der Beckenregion verläuft diese Faszienkette in enger Verbindung mit der vorderen und der hinteren Faszienkette und schließt den seitlichen Rumpf mit ein. Die seitliche Faszienkette stabilisiert Knie- und Hüftgelenke und unterstützt Rumpf- bzw. Wirbelsäulenbewegungen.

Die seitliche Faszienkette zu trainieren ist wichtig, wenn die Stabilität der Knie und Hüfte gestört ist.

HINTERGRUND: Ist die seitliche Faszienkette zu gespannt, steif oder unbeweglich, kann sich das auf das Heranführen des Beins an die Körpermitte (oder darüber hinaus auf die Gegenseite) auswirken. Ist die Kraft der Kette reduziert (etwa durch eine Verletzung und Ruhigstellung), dann wirkt das vor allem auf das Abspreizen des Beins nach außen (Hüftabduktion). Die Kraftübertragung wird dabei stark gehemmt.

Faszienkette der Schulter-Arm-Region

Die Faszienkette der Schulter-Arm-Region verläuft auf der Innen- bzw. Außenseite des Arms von der Hand über das Ellbogengelenk bis zur Schulter und in den Nacken. Mit ihrer Hilfe können Sie die Übertragung der Kraft bei der Armbeugung optimieren.

DIE FASZIENKETTE DER SCHULTER-ARM-REGION ZU TRAINIEREN IST WICHTIG BEI STÖRUNGEN DER:

- Handgelenke (auch bei Karpaltunnelsyndrom)
- Ellbogengelenke (auch bei Golfer- bzw. Tennisellbogen)
- Schulter-Nacken-Region (bei monotoner Sitzhaltung, z. B. Schreibtischarbeitsplatz)
- Nerven des oberen Körperanschnitts

HINTERGRUND INNERE ARMKETTE: Ist diese Faszienkette zu gespannt, steif oder unbeweglich, kann sich das auf die Streckung des Ellbogengelenks auswirken. Sie macht sich durch Einschränkung der Bewegung bemerkbar. Ein Kraftverlust (z. B. durch eine Verletzung) betrifft meist vor allem das Anbeugen des Arms im Ellbogen.

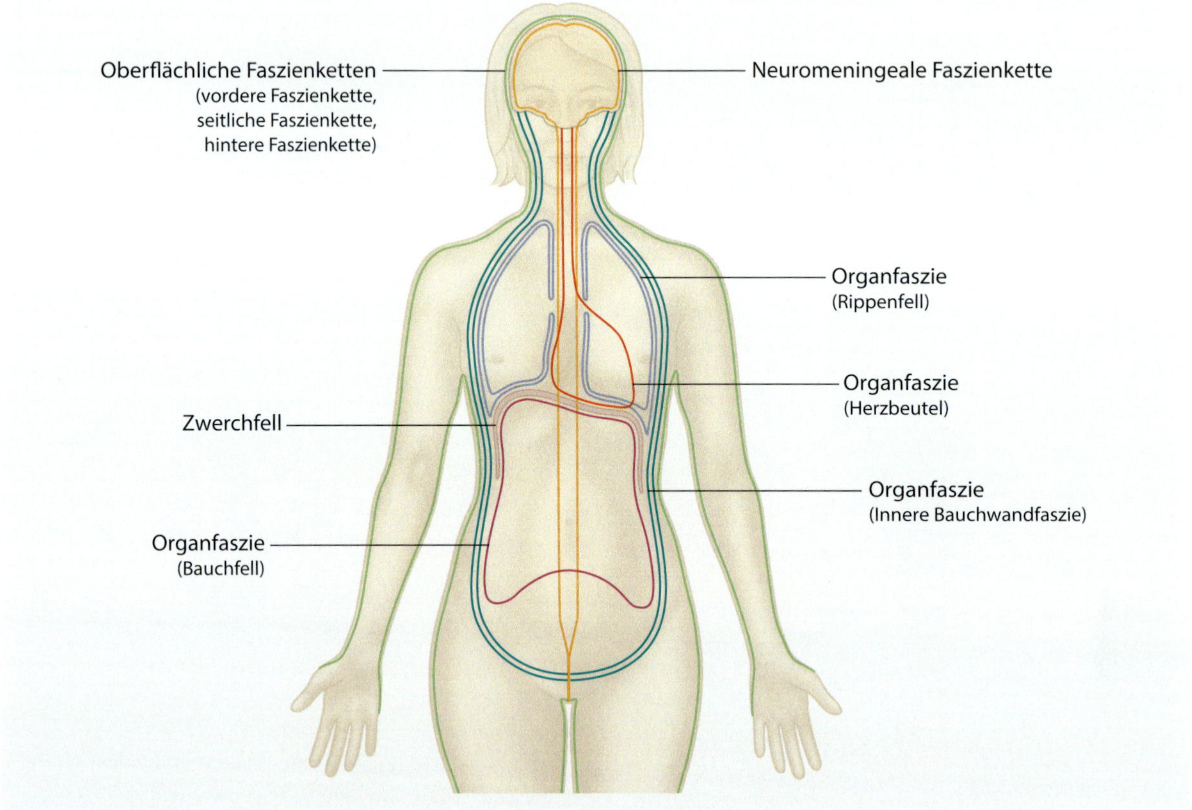

Überblick über Verlauf und Zusammenhang der Faszienketten des menschlichen Körpers.

HINTERGRUND ÄUSSERE ARMKETTE: Ist diese Faszienkette zu gespannt, steif oder unbeweglich, kann sich das auf das Anbeugen des Ellbogens auswirken, was sich durch eine eingeschränkte Beweglichkeit zeigt. Ein Kraftverlust (z. B. durch eine Verletzung) betrifft meist vor allem das Strecken des Ellbogens. Faszienübungen sind hier eine echte Alternative für mehr Beweglichkeit.

Die neuromeningeale Faszienkette

Die neuromeningeale Faszienkette besteht im Wesentlichen aus der harten Hirnhaut (Dura mater) und sie stellt eine Verbindung des Bewegungsapparats mit dem Nervensystem her. Der Verlauf erstreckt sich zentral vom Schädel (die Faszie umhüllt das Gehirn) über das Rückenmark bis zum Steißbein in die Beckenregion.

Häufig lassen sich Zusammenhänge zwischen Störungen des Bewegungsapparats und Fehlfunktionen der neuromeningealen Faszie finden.

VOR ALLEM BEI:

- Rückenproblemen (Bandscheibenvorfall/Bandscheibenvorwölbung, Nervenwurzelreizungen)
- Kopfschmerzen und
- Gesichtsschmerzen

Im Überblick über die Faszienketten ist gut zu erkennen, dass das System in verschiedenen Schichten übereinander verläuft. Die »Kernhülle« wird von der Hüllschicht des Nervensystems gebildet. In der mittleren Schicht sind die Organe eingebettet und durch die äußere Schicht ist der Bewegungsapparat verbunden.

Natürlich stehen die einzelnen Schichten des Faszienssystems untereinander in Verbindung. Somit ist es auch erklärbar, dass sich Störungen in einer Faszienschicht auf die angrenzenden und strukturell verbundenen Faszienschichten auswirken und sich so Störungen und Beschwerden ausbreiten können. Es ist zudem keine Seltenheit, dass sich Störungen in einer Faszienschicht auch auf andere Körperregionen auswirken, z. B. können sich fasziale Störungen an den Fußgelenken durchaus in der Beckenregion auswirken und dort für Symptome sorgen.

Die oberflächliche und die tiefe Rückenlinie sind bei vielen Kopf- und Gesichtsschmerzproblemen entweder funktionell oder direkt strukturell mitbetei-

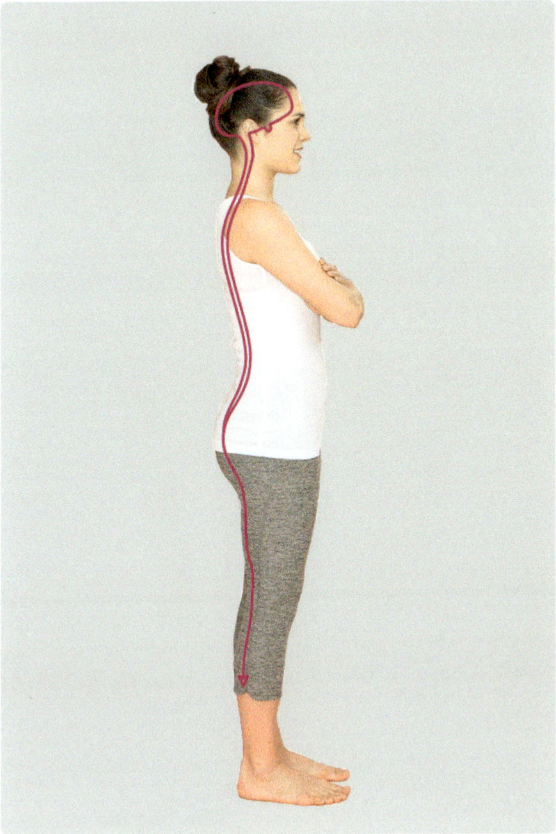

Die neuromeningeale Faszienkette: Kopfschmerzen oder auch Beschwerden im Gesicht gehen auf diese Kette zurück.

ligt. Dies lässt sich zum einen über die direkte anatomische Verbindung dieser faszialen Schichten mit dem Kopf und dem Gesicht erklären. Die faszialen Schichten der Rückenlinie (Backline) gehen in die sogenannte Galea aponeurotica über.

Diese Faszienstruktur überspannt den gesamten Schädel und umhüllt dabei in seinem Verlauf auch die Schädelmuskeln (Muskeln in der Ohrregion, der Schläfenregion bis hin zum frontalen Stirnbereich). Dieser Faszienverbund geht dann weiter im Verlauf in die Gesichtsregion über, wo vor allem die mimischen Muskeln in der Faszienhülle eingebettet werden. Vor allem sind dies die Muskeln von Mund, Nase und Augenregion. Bezeichnenderweise sind dies auch die Regionen, in denen am häufigsten Kopf- oder Gesichtsschmerz auftreten. So bilden die Faszienkette (Backline) mit den Schädelmuskeln und den Gesichtsmuskeln eine funktionelle Einheit, die auch bei auftretenden Störungen als Funktionseinheit reagiert, in der sich die Symptome auf alle beteiligten und benachbarten Strukturen ausweiten können.

Genau diese Verbindungen bringen das sensorische System, vor allem die Aufnahmeorgane Nase, Augen und Ohr, in die Interaktion mit diesem Fasziensystem. Viele Reize, die von den genannten Aufnahmeorganen Nase, Auge und Ohr aufgenommen und weitergeleitet werden, verändern auch das Fasziensystem.

Umgekehrt wirken sich Tonusveränderungen des faszialen Systems auch auf die Verarbeitung der Nervenreize in den Sinnesorganen (Auge und Ohr) aus. Abhängigkeit und Verarbeitungsqualität von Sinnesreizen sind also direkt mit der faszialen Hüllstruktur verknüpft. Über diesen Verarbeitungskreislauf lassen sich auch noch Symptome wie Schwindel oder Hörstörungen (z. B. Tinnitus) erklären.

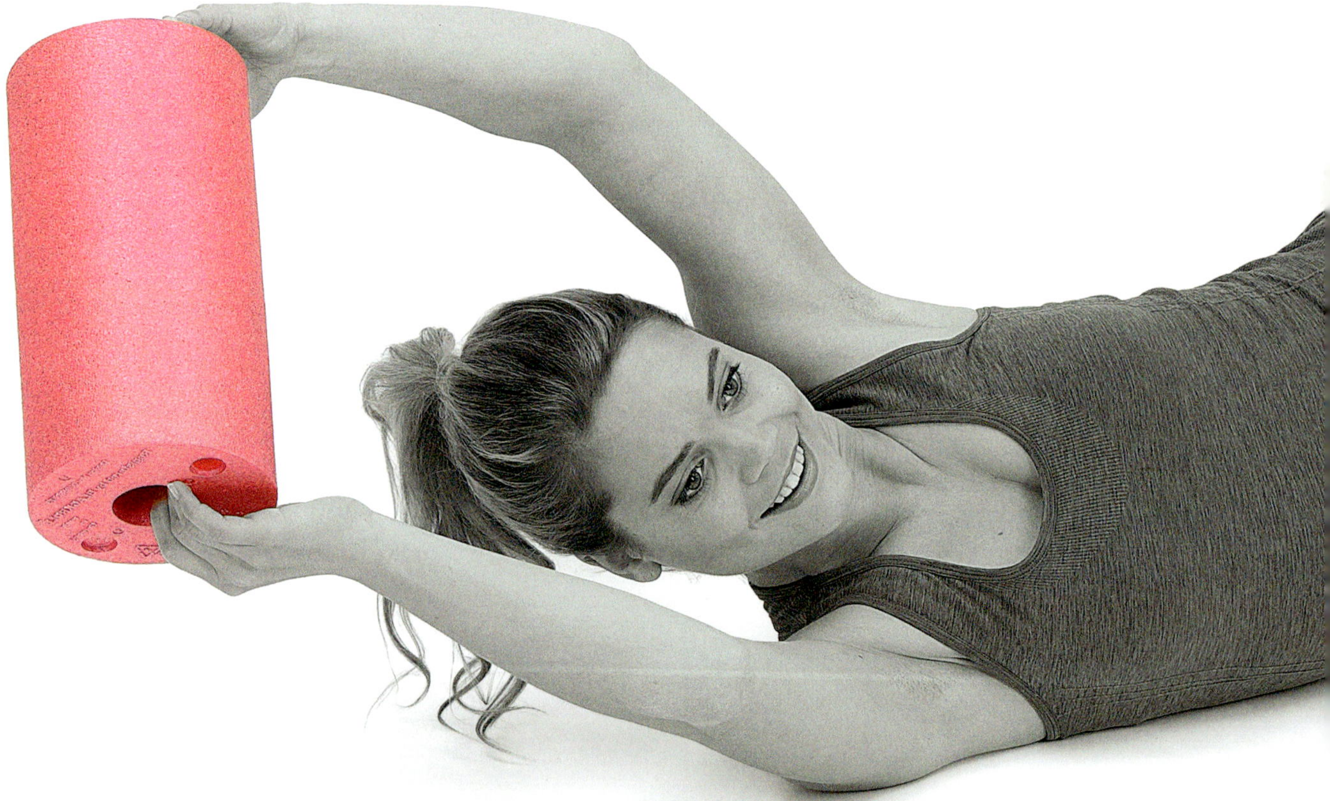

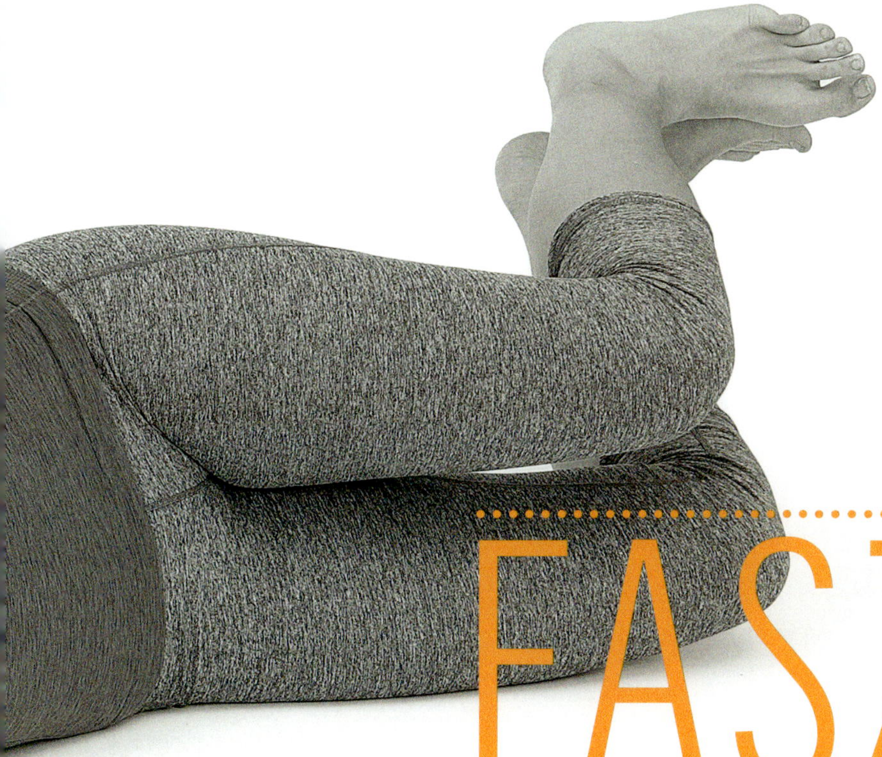

FASZIEN-TRAINING TUT GUT!

Ob Sie gezielt gegen lästige Zipperlein anüben oder Ihrem Körper einfach etwas Gutes tun möchten – mit Faszienübungen erreichen Sie beides!

Worunter Faszien leiden können

Dass Sie etwas für Ihre Faszien tun können, heißt zugleich, dass die Strukturen auch – gewissermaßen – erkranken können. Ein Stichwort lautet: Cellulite. Auch Narben sind hinderlich ...

Da Faszien alle Körpergewebe verbinden und an allen Bewegungen des Körpers beteiligt sind, hat das Training der Faszien immer auch einen direkten Vorteil: Faszientraining macht uns beweglicher, elastischer, geschmeidiger und vor allem auch belastbarer. Ganz nebenbei können Sie dadurch auch Schmerzen oder lästige Bewegungsstörungen reduzieren.

Ebenso hilft das Faszientraining bei vielen ernsthaften körperlichen Beschwerden (Knieverletzungen, z.B. Meniskusprobleme oder Kreuzbandverletzungen, nach Hüftproblemen, Rückenschmerzen, Tennisellbogen) dabei, die Beschwerden zu reduzieren oder gar zu beseitigen. Regelmäßiges Training kann sogar solche Probleme in Zukunft verhindern.

Dabei ist das Fasziensystem für eine einwandfreie Funktion auf mechanische Bewegungsreize genauso angewiesen wie Gelenke und Muskeln. Was wir nicht benutzen, wird abgebaut und geht zugrunde. Nach dem Schema: »Use it – or loose it« (Gebrauche es oder verliere es!). Zudem: Die Grundlage für unser körperliches Leben ist der Stoffwechsel. Also der Einbau von neuen Nähr- und Baustoffen in unsere Körperzellen und der Abtransport von Abfallstoffen. Eine gute Durchblutung und eine ausreichende Menge an Bewegungsreizen halten diese Prozesse in Gang und können sie sogar beschleunigen.

Grundsätzlich ist Faszientraining für jedermann geeignet. Sie können die Faszienübungen so ausüben, dass sie eher entspannend oder eher anregend wirken. Den Wohlfühleffekt spüren Sie so oder so. Bei starken körperlichen Beschwerden (Schmerz, Entzündung, akute Verletzung) sollten Sie die Anwendung der Übungen mit Ihrem Arzt oder Physiotherapeuten abstimmen. Beachten Sie während der Übungen auch unangenehme Empfindungen.

Sie sollten vor dem Training auf jeden Fall mit Ihrem Arzt sprechen bei:

- akuten Verletzungen
- Tumorerkrankungen

- frischen Knochenbrüchen
- akuten Entzündungen
- sehr starken Schmerzen, die auch keine Tendenz zur Besserung zeigen

Wenn das Bindegewebe kränkelt

Kleinere Verletzungen, z. B. Muskel- oder Gelenkprellungen, Zerrungen an Bändern und Muskeln, Muskelfaserrisse, kommen sehr häufig vor und hinterlassen meist auch kleine Spuren im Fasziensystem. Bei größeren Verletzungen, z. B. großflächige Faserrisse, Faserbündelrisse oder Risse in einer Gelenkkapsel, entstehen Narben und Verwachsungen im Gewebe (etwa durch Verletzungen oder Operationen). Ist das Bindegewebe dadurch verändert, hat das Training einen besonderen Vorteil. Vor allem Narben und Verwachsungen sind meist dankbar für Bewegungsreize und reagieren sehr gut auf ein Faszientraining. Bei ernsthaften Erkrankungen des Bindegewebes sollten Betroffene unbedingt eine ärztliche Untersuchung und Beratung einholen, um für die Grunderkrankung eine geeignete Therapie zu finden und zu beginnen. Beispiele sind Lupus erythematodes (prominentes Beispiel: Seal), Sklerodermie, Kollagenosen …

Narben und Verklebungen

Wenn Verletzungen heilen, kann das verletzte Gewebe in sich oder mit anderen Strukturen verkleben und anhaften. So entstehen Narben, die je nach Verletzungsort im tieferen Gewebe oder an der oberflächlichen Haut liegen. Verläuft die Heilung komplikationslos, lösen sich diese Verklebungen und Verwachsungen und erlauben dem Gewebe eine normale und vor allem schmerzfreie Bewegung. Wird das Bindegewebe aber während der Heilung schlecht durchblutet und damit schlechter mit Nährstoffen versorgt oder fehlen die normalen Bewegungsreize, hinterlassen die Verwachsungen manchmal bleibende Spuren. Das zeigt sich etwa durch vermehrte Schmerzen und Bewegungseinschränkungen.

Bei Narbenbildung oder bei starken Verwachsungen hilft Faszientraining sehr gut. Denn die Übungen steigern die Durchblutung und damit den erforderlichen Stoffwechsel (Einbau von Nähr- und Baustoffen).

Verletzung durch Überlastung

Die Bedeutung steckt bereits im Begriff selbst: Es ist eine Belastung, die so intensiv oder so lange ausgeführt wird, dass sie über eine aushaltbare Grenze hinausgeht. Gerade Bindegewebe, also unser Fasziensystem, ist anfällig für Überlastung. Da Faszien an allen Bewegungen beteiligt sind, können sich sehr schnell auftretende Belastungen und Kräfte potenzieren. Dabei können kleine Verletzungen im Bindegewebe entstehen: kleine Risse oder Zerrungen, die Symptome wie Spannung, Bewegungssteifigkeit oder auch einen Schmerz auslösen.

Solche kleinen Missgeschicke als Überlastungsfolge treten meist ungewollt auf. Niemand verletzt sich freiwillig oder überbelastet sich mutwillig. Meist resultieren diese Überlastungen aus einem intuitiv falschen Umgang mit den Kräften und Fähigkeiten des eigenen Körpers. Lernen Sie Ihren Körper kennen und hören sie auf die Signale Ihres Bewegungsapparats.

Der beste Schutz vor Überlastungen ist, die eigene Belastbarkeit möglichst genau zu kennen. Portionieren Sie Ihre Aktivitäten (Arbeit, Sport) und stoppen Sie sie rechtzeitig, bevor Schaden entstehen kann. Wenn Sie ein unangenehmes Zwicken und Zwacken wahrnehmen, möchte Ihnen Ihr Körper damit bestimmt einen wichtigen Fingerzeig geben. Ignorieren Sie diese feinen Hinweise nicht! Reagieren Sie darauf angemessen – vielleicht mit einer kleinen Pause von der Arbeitsbelastung oder mit den richtigen Übungen zur Erholung und zur Leistungssteigerung.

Erkrankungen des Bindegewebes

Da Bindegewebe im gesamten menschlichen Körper vorkommt, können sich Erkrankungen am gesamten Bewegungsapparat (in Gelenken, Muskeln, Nerven und auch in Fasziensystemen) zeigen.

Die Ursachen für Erkrankungen der bindegewebigen Strukturen sind noch nicht sicher geklärt, vermutlich spielen unterschiedliche Faktoren eine entscheidende Rolle. Zu den Verdächtigen gehören etwa hormonelle Schwankungen (vor allem bei Frauen) und psychisch-emotionaler Stress sowie intensive Sonneneinstrahlung. Auch eine genetische Vorbelastung wird diskutiert. Sicher ist allerdings, dass Fehlregulationen des Immunsystems Bindegewebserkrankungen auslösen und unterhalten können (sogenannte Autoimmunerkrankungen). Dabei richten sich die eigentlich normalen Reaktionen des Immunsystems gegen körpereigenes Gewebe. So entstehen häufig kleine Entzündungsherde in Gelenken, Muskeln oder Nerven.

DIE SYMPTOME SIND VIELFÄLTIG Welche Symptome sich zeigen, hängt meist davon ab, welches Organ oder welcher Teil des Bewegungsapparats betroffen ist. Häufige Symptome sind unter anderem:

- gesteigerte Müdigkeit
- Gelenkschmerzen (ähnlich wie bei Rheuma)/ auch Gelenkentzündungen
- Hautveränderungen (Rötungen/Schwellungen/ Berührungsempfindlichkeit/Verhärtungen)
- Muskelschmerzen (generalisiert oder lokal)
- Muskelschwäche
- unspezifische Entzündungszeichen, z. B. Fieber
- Bewegungssteifigkeit

Erkrankungen des Bindegewebes werden auch unter dem Begriff »Kollagenosen« zusammengefasst. Diese Bezeichnung leitet sich aus einem wesentlichen Bestandteil des Bindegewebes ab: dem Kollagen.

CELLULITE Zellulite ist eine Formveränderung des Unterhautfettgewebes und der zugehörigen kollagenen Bindegewebsstrukturen (also einer Veränderung der Faszien). »Orangenhaut« ist ein

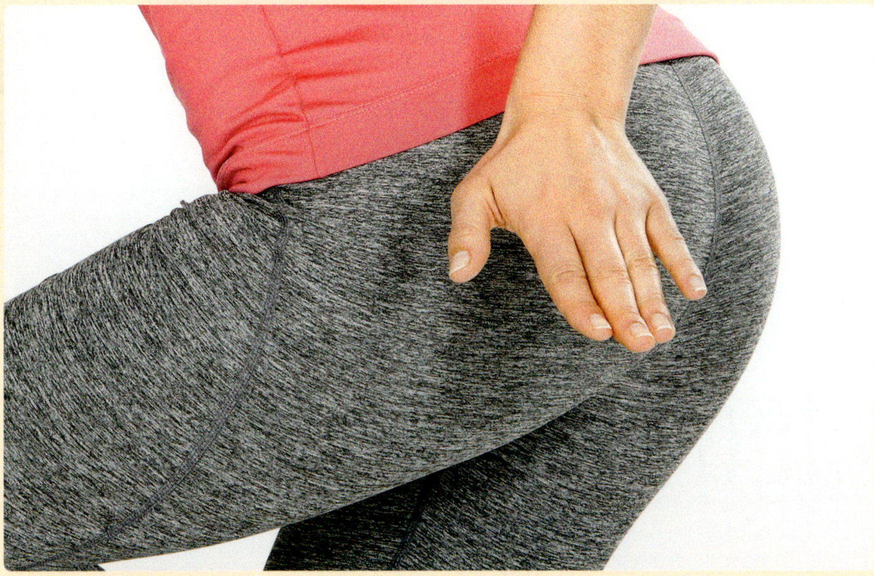

Auch bei weichem Bindegewebe sorgen Faszienübungen für straffe Ergebnisse.

Synonym dafür. Das Gewebe verliert seine Elastizität und weist kleine oder größer ausgeprägte Dellen auf. Diese Veränderungen finden sich meist am Oberschenkel und am Gesäß und sind lediglich ein kosmetisches Problem.

Nicht verwechseln: Cellulite versus Cellulitis

Die Orangenhaut ist eine nichtentzündliche Veränderung. Der Volksmund spricht fälschlicherweise auch manchmal von Cellulitis. Eine Cellulitis ist aber eine entzündliche Veränderung. Eine Cellulite ist in der Regel nicht schmerzhaft und stellt lediglich ein ästhetisches Problem dar.

Da der Grund für diese Veränderungen in den tieferen Haut-, Fett- und Faszienschichten liegt, helfen kosmetische Mittel (Cremes, Salben) nicht viel. Die effektivsten Behandlungsansätze sind:

- Durchblutung steigern.
- Körperfett reduzieren (am besten durch Training).
- Ernährung optimieren (ausgewogen, fett- und zuckerreduziert und vitaminreich).
- Regelmäßig trainieren (Ausdauersportarten wie Nordic Walking, Joggen, Wandern gekoppelt mit Kräftigungsübungen sind sehr effektiv).
- Die Faszien trainieren.

Verletzungen lösen Entzündungen aus

Eine Entzündung ist ein wichtiger »Helfer«, um Verletzungen zu reparieren. Denn: Bei einer Verletzung im oder am Körper wird Gewebe geschädigt. Über die Blutgerinnung verstopft der Körper die kleinen Blutgefäße – dann hört das Bluten auf. Gleichzeitig stellt der Körper die Gefäße in dem Bereich der Verletzung enger, um den Blutfluss allgemein zu reduzieren.

Um dann im nächsten Schritt die Verletzung zu heilen, stellt der Körper die Gefäße wieder weit. So können über das Blut die wichtigen Nähr- und Baustoffe herbeischwimmen, sie sind für die Reparaturen nötig. Das erklärt auch, warum verletztes Gewebe zunächst gerötet aussieht. Und das ist auch der Grund, warum verletztes Gewebe oft überwärmt ist – viel Blut sorgt für viel Wärme. Während dieser Prozesse kann es durchaus dazu kommen, dass Gewebe miteinander verkleben. Und das sind die Stellen, die später vielleicht Störungen in der Bewegung ausmachen.

Zudem schwillt das Gewebe dadurch an, dass sich dort Flüssigkeit ansammelt. Das ist ein Grund dafür, warum die verletzten Stellen sehr schmerzempfindlich sind. Denn: Eine Schwellung erhöht den Druck im Gewebe und das führt dazu, dass wir Schmerzen spüren.

Eine normale Entzündung dauert etwa fünf bis zehn Tage (also eine »starke Woche«). In der Phase werden Sie die typischen Zeichen einer Entzündung an sich finden: Schwellung, erhöhte Temperatur, rote Verfärbung, Schmerz und Funktionsstörung. Diese Symptome sollten bei normalem Verlauf mit der Zeit weniger werden.

Was heißt eigentlich Schmerz?

Was ist Schmerz? Schmerz ist nicht greifbar. Schmerz ist individuell. Jeder Mensch hat eine eigene Schmerzwahrnehmung. Die Weltgesundheitsorganisation (WHO) definiert Schmerz so: »Schmerz ist eine unangenehme Sinneswahrnehmung, die mit tatsächlicher oder möglicher Gewebeschädigung einhergeht.« Das bedeutet, Schmerz ist in erster Linie ein Warnsignal unseres Körpers, das uns darauf hinweisen soll, etwas zu verändern. Direkt übersetzt könnte ein Schmerzsignal wie folgt übersetzt werden: »Mach so weiter und es wird etwas kaputtgehen!« Wir tun also stets gut daran, auf die Schmerzen zu reagieren, die wir in uns und an uns wahrnehmen.

Schmerzen entstehen durch verschiedene Mechanismen. Der direkte Weg geht über eine Verletzung. Sie aktiviert die Schmerzrezeptoren unseres Körpers auf direktem Weg und wir nehmen den Schmerzimpuls wahr. Aber auch muskuläre Verspannungen, erhöhte Gewebespannung von Bindegewebe oder Haut, schlechte Durchblutung, »eingeklemmte« Nerven oder akute oder chronische Blockierungen in den Gelenken können schmerzhaft sein. Je länger einer dieser Reize auf unseren Bewegungsapparat einwirkt, desto wahrscheinlicher bilden wir Schmerzen aus.

Schmerzen können auch ein Hinweis auf eine ernsthafte Erkrankung oder Verletzung sein. Bei ungewöhnlich starken oder außergewöhnlich lang anhaltenden Schmerzen (dazu gehört alles, was länger als sieben Tage dauert, ohne sich zu verbessern) sollten Sie ärztlichen oder physiotherapeutischen Rat einholen, bevor Sie mit Übungen jedweder Form beginnen.

Den Schmerz beeinflussen

Schmerzempfindung ist in erster Linie eine Sache der Wahrnehmung. Unsere Wahrnehmung ist sehr variabel und wir können sie austricksen. Unser Körper hat verschiedene Rezeptoren (Reizaufnahmeorgane). Er hat neben den Schmerzrezeptoren auch Rezeptoren, die Temperaturen registrieren (Thermorezeptoren) oder Druck und Bewegung aufnehmen (Mechanorezeptoren). Und auch wenn diese Rezeptoren Unterschiedliches wahrnehmen, nutzen sie häufig die gleichen Informationswege in das Nervensystem. Wichtig dabei: Nur der stärkste Reiz kommt zur Wahrnehmung durch. Sie spüren also entweder: »Mensch, ist das wieder kalt!« oder sie spüren: »Verflixt, tut das weh!« Deshalb kann man Schmerzen z. B. mit Kälte überlagern und die Schmerzwahrnehmung reduzieren. Dieses Verfahren findet sich vor allem in der Behandlung von akuten Sportverletzungen. Jeder, der sich einmal den Fuß verstaucht hat, kennt die schmerzlindernde Wirkung eines Kältepacks.

Eine weitere elegante Möglichkeit, um Schmerz zu reduzieren, ist mechanischer Druck oder Bewegung. Ein gutes Beispiel dafür ist das heftige Anstoßen des Oberschenkels an einer Tischecke. Das tut höllisch weh – und die erste Reaktion daraufhin ist: Sie reiben sich intensiv die angeschlagene Stelle am Oberschenkel. Was passiert? Der Schmerz lässt nach. Auch hier ist unser Körper mit der Empfindung von zwei starken Reizen (Schmerz und Druck) überfordert und lässt kurzzeitig nur den stärksten und für ihn interessantesten Reiz in das Nervensystem vordringen. Resultat: Schmerzlinderung! Genau dieses Prinzip macht sich auch das Faszientraining zunutze und liefert Ihnen die Möglichkeit, aktiv in Ihre Schmerzempfindung einzugreifen und Ihre Schmerzen zu regulieren.

Recht einfache Erste-Hilfe-Maßnahmen, um einen akuten Schmerz zu überlagern, sind z. B.:
- thermische Überlagerung: Durch Kälteanwendungen (Coldpack, Eiswürfel) oder Wärmeanwendungen (Heizkissen, Kirschkernsäckchen, Wärmflasche, Rotlicht)
- mechanische Überlagerung durch Bewegung. Bewegen Sie dazu den schmerzhaften Körperbereich (Arm, Bein oder auch die Wirbelsäule), reiben Sie die schmerzhaften Stellen oder klopfen Sie sie ab

Das Training mit der Blackroll beeinflusst die vielen Nervenenden in den Fasziensystemen. Durch intensive mechanische Reize können Sie darüber Schmerzen vermindern. Dabei gilt die Regel: Je stärker Sie den mechanischen Reiz gestalten, desto weniger Aufmerksamkeit bleibt Ihnen für Wahrnehmung des Schmerzes übrig.

Wieder schmerzfrei durch Faszien-training

Stellen Sie sich Ihren Schmerzen. Die einzig richtige Strategie, die Sie langfristig entlastet, ist: Problem erkennen und angehen. »Tricksen« Sie dabei mit den Faszien.

Wer Schmerzen hat, schont sich, bewegt sich weniger und weicht schmerzhaften Bewegungen automatisch aus. Durch diese Vermeidungsstrategien entstehen zwangsläufig starke Verspannungen an Muskeln und an Faszien. Das seinerseits schränkt Bewegung und Beweglichkeit weiter ein. Das Problem: Immer wenn der Körper durch Schmerz, Muskelverspannungen und Bewegungseinschränkungen der Gelenke Zwangshaltungen und Ausweichmechanismen einnimmt, resultieren daraus einseitige Belastungen, die für weitere Schmerzen verantwortlich sein können. Und das ist ein Teufelskreis. Um daraus auszubrechen, müssen Betroffene diesen Schmerzkreis durchbrechen.

Der »Trick« des Faszientrainings besteht vor allem darin, den Schmerz mechanisch zu überlagern und zumindest durch Druck- und Zugreize das Schmerzempfinden zu reduzieren.

Nehmen wir das Beispiel Rückenschmerzen für diesen Kreislauf. Die große Lumbalfaszie (hintere Faszienkette) spannt sich von der Brustwirbelsäule über die Lendenwirbelsäule bis zum knöchernen Becken. Dabei umhüllt sie Muskeln, stützt die Wirbelsäule und schützt innere Organe durch ihre Elastizität, durch ihre Funktionen bei der Bewegung des Rumpfes (Oberkörpers) und bei Kraftübertragungen auch im Sport. Bei Rückenschmerzen ist es generell so: Die Region der Lendenwirbelsäule verarmt in ihrer Bewegung, weil wir sie schonen. Bedingt durch diese reduzierte Bewegung verändert sich auch die Lumbalfaszie. Sie erhält weniger Bewegungsreize wie Druck und Zug und büßt Elastizität und Belastbarkeit für die Kraftübertragung ein. Die Krux: In dieser Situation führen kleinere Überlastungen bereits zu kleineren Verletzungen (sogenannte Mikrotraumen). Und das führt zu weiteren Schmerzen. Wird die Lumbalfaszie gar zu lange geschont und unterversorgt, führen mit der Zeit schon eigentlich normale Bewegungsreize dazu, dass wir Schmerz stärker wahrnehmen. Zu beobachten ist das vor allem bei Menschen mit chronischen Rückenschmerzen. Deshalb ist ein wichtiges

Element der Behandlung von Rückenschmerz, die Beweglichkeit und Elastizität der Lumbalfaszie zu verbessern. Und da sind Sie mit einem abgestimmten Faszientraining bestens beraten. Die Übungen bringen die oft fehlenden Reize auf die fasziale Struktur und regen die gewünschten Veränderungen an.

Faszien und Schmerzentstehung

Da Faszien ein sehr stark mit Nerven vernetztes System darstellen, sind sie natürlich auch bestens dazu geeignet, Schmerzen über diese Nervenversorgung wahrzunehmen. Der menschliche Körper neigt zur Routine und ist - was die Haltung anbelangt - auch sehr stark von Gewohnheiten abhängig. Zu diesen Gewohnheiten gehört auch, dass sich der Körper Gelenkstellungen, benötigte Muskelspannung für Bewegung, Spannungsverteilung an den Bändern und Sehnen, Kraftaufwand der Muskulatur oder einfach nur die gewohnheitsmäßige Körperhaltung merkt und alle dafür relevanten Daten speichert. So passiert es auch in schmerzhaften Situationen. Vor allem stellen chronische Schmerzen einen Zustand dar, der über längere Zeit einwirkt und dann auch sichtbare Spuren hinterlässt. Lange bestehende Schon- oder Schutzhaltungen werden so zur vermeintlichen »normalen« Körperhaltung und entsprechend gespeichert. Dabei verliert unser Körper das eigentliche »Normalbild« von Körperhaltung und Bewegungssteuerung. So entstehen an den betroffenen Körperregionen stärkere Belastungen, Elastizitätsverlust an den stärker deformierten Bändern, Sehnen und Faszien oder gar übermäßige Belastungen in den Gelenken. Angeregt durch diese Dauerbeanspruchung reagieren die Nerven dann schneller auf alle Reize und interpretieren in der Folge auch gerne normale Bewegungsreize als Schmerz.

Um in diesen Regelkreis der Schmerzwahrnehmung einzugreifen, hat sich besonders das Faszientraining mit der Blackroll (durch sogenannte Rollouts) bewährt.

Die besonderen Effekte des Trainings mit den Rollouts sind im Einzelnen:

Mechanischer Druck auf das gerollte Gewebe

Dabei werden vor allem die Nerven (Rezeptoren im Fasziengewebe) stimuliert und dabei evtl. vorhandene Schmerzwahrnehmungen durch die mechanische Stimulation überlagert. Das Abrollen steigert auch die Fähigkeit des Gewebes, sich auf mechanischen Druck zu verformen (Deformationsfähigkeit) und sich danach in die ursprüngliche Form zurückzuverwandeln. Diese verbesserte Deformationsfähigkeit schützt den Organismus auch zukünftig vor Verletzungen.

Lösen von Verklebung/Sortierung der Gewebefasern

Mechanischer Druck sorgt auch in den tieferen Faszienschichten für ein Lösen von Verklebungen, wie sie gerne und häufig nach Verletzungen entstehen können. Dabei werden die Gewebefasern auch wieder in die bestmögliche Kraft-Wirkungs-Linie einsortiert. So können die Faszien wieder effektiv arbeiten und Bewegungen unterstützen.

Hydration der Faszien

Während der Rollbewegung wird vor allem Flüssigkeit im Gewebe bewegt und verlagert: Zunächst wird dabei Flüssigkeit aus dem Faszienverbund hinausgepresst. Danach setzt eine »Sogwirkung« ein, worauf sich das Gewebe mit neuer Flüssigkeit füllt und sich in der Folge mit neuen Bau- und Nährstoffen anreichert. Somit verbessert sich auch die Ernährungssituation des Gewebes (der Stoffwechsel wird angeregt). Dabei werden auch Endprodukte des Stoffwechsels abtransportiert und aus den Gewebelagerungen entfernt. So reinigt sich das Fasziengewebe durch diese Übungen selbst und wird in der Folge wieder elastischer und belastbarer.

All diese Effekte führen letztlich dazu, dass Schmerzen reduziert werden können und Bewegungen wieder ökonomischer und leichter durchführbar werden.

Faszientraining – der ideale Partner

Wir benötigen unsere Faszien bei jeder Sportart und belasten sie mitunter ordentlich. Nicht immer geben wir ihnen anschließend die erforderliche Erholungsphase. Faszien sind, was das Training, die Erholung und die Pflege anbelangt, noch die »Stiefkinder« des Körpers. Je nach Sportart belasten wir bestimmte Faszien besonders stark. An diesen Stellen steigt dann natürlich auch das Risiko für Überlastungen und schädigende Veränderungen.

Laufsport: Joggen und Walking

Bei jedem Laufsport ist das Fasziensystem der Beine gefordert. Die Beine tragen die Hauptlast (das eigene Körpergewicht) und bewerkstelligen die Fortbewegung. Die Arme dienen eher als Schwungmasse und unterstützen die Bewegung. Die Körpermitte (Becken- und Bauchregion) muss vor allem Stabilität aufbauen, um zwischen den Kraftanforderungen der Beine und der Schwungbewegung der Arme zu vermitteln. Das bedeutet, dass die Fasziensysteme von Armen und Beinen durch intensive Bewegung und Muskelaktivität belastet und in der Körpermitte hohe Spannungen zum Ausgleich dieser Kräfte entwickelt werden. Ähnliche Belastungen ergeben sich auch bei Hausarbeiten wie Spülen, Staubsaugen, Regaleabstauben oder Verstauen von Sprudelkisten im Keller. Der Kompromiss zwischen Bewegung und Stabilität erfordert funktionierende Fasziensysteme.

Rückschlagsport wie Tennis

Rückschlagsportarten arbeiten hauptsächlich mit den Armen und der Schulter-Nacken-Region. Die Bewegungen stellen viele Ansprüche an die Kraft, Elastizität und Beweglichkeit. Die Beinmuskulatur wird zudem durch schnelle und abrupte Starts und Stopps sowie Seitwärtsbewegungen in alle Richtungen belastet und aktiviert. Das verlangt auch dem Fasziensystem einiges ab. Ähnliche Belastungen finden sich unter anderem in der Gartenarbeit beim Graben, Jäten oder Harken wieder. Immer, wenn Bewegungen mit einer intensiven Beschleunigung und einer hohen Kraftanstrengung verbunden sind, wird auch den Faszien alles abverlangt.

Schwimmen

Schwimmer brauchen vor allem kraftvolle Schulter-Arm-Bewegungen. An diese Region stellt der Sport auch die höchsten Ansprüche bei Kraft und Flexibilität. Aber auch die Kraft der Beine ist wichtig für den Antrieb. Ähnlich schwungvolle Belastungen können auch im Alltag, z. B. beim Bettenmachen, beim Kissenausschütteln oder beim Fensterputzen, entstehen. Gerade bei diesen scheinbar alltäglichen Aktivitäten sind Belastungen der Faszienketten immer mit dabei. Daher sind auch besonders Übungen geeignet, die für den Schulter-Arm-bereich mehr Elastizität und Kraft bringen.

Radfahren

Das Radfahren ist eine klar beindominante Sportart. Fahrer übertragen hohe Kraftmomente über die Beinmuskulatur an die umgebenden Faszien und auf die Gelenke (Kniegelenk und Hüftgelenk). Das kann für Veränderungen von Elastizität und Belastbarkeit

Was sind belastete Fasziensysteme beim Laufsport?

hauptsächlich beanspruchte Muskulatur	hauptsächlich belastete Faszienkette	Vorschläge für ein optimales Faszientraining
primäre Bewegungsmuskulatur • Oberschenkelmuskeln • Schienbeinmuskulatur • Wadenmuskulatur • Schwungmuskulatur • Schulter-Arm-Muskeln • Stabilisatoren • Bauchmuskulatur • Beckenmuskulatur	• vordere Faszienkette (v. a. im Bereich der Beine) • hintere Faszienkette (v. a. im Bereich der Beine) • innere + äußere Faszienkette der Schulter-Arm-Region	• Rollout von Beinen und Schulter-Nacken-Arm-Region • Trigger-Anwendung an den Beinen • Massagetechniken (v. a. im Bereich der Lendenwirbelsäule)

Was sind belastete Fasziensysteme bei Rückschlagsportarten?

hauptsächlich beanspruchte Muskulatur	hauptsächlich belastete Faszienkette	Vorschläge für ein optimales Faszientraining
primäre Bewegungsmuskulatur • Schulter-Arm-Muskeln • sekundäre Bewegungsmuskulatur • Oberschenkelmuskeln • Schienbeinmuskulatur • Wadenmuskulatur • Stabilisatoren • Bauchmuskulatur • Beckenmuskulatur	• innere und äußere Faszienkette der Schulter-Arm-Region • vordere Faszienkette (v. a. im Bereich der Beine) • hintere Faszienkette (v. a. im Bereich der Beine) • seitliche Faszienkette	• Rollout von Beinen und Schulter-Nacken-Arm-Region • Trigger-Anwendung an den Beinen und in der Schulterregion • Massagetechniken (v. a. im Bereich der Lendenwirbelsäule und in der Schulter-Nacken-Region)

Was sind belastete Fasziensysteme beim Schwimmen?

hauptsächlich beanspruchte Muskulatur	hauptsächlich belastete Faszienkette	Vorschläge für ein optimales Faszientraining
primäre Bewegungsmuskulatur • Schulter-Arm-Muskeln • sekundäre Bewegungsmuskulatur • Oberschenkelmuskeln • Schienbeinmuskulatur • Wadenmuskulatur • Stabilisatoren • Bauchmuskulatur • Beckenmuskulatur	• innere und äußere Faszienkette der Schulter-Arm-Region • vordere Faszienkette (v. a. im Bereich der Beine) • hintere Faszienkette (v. a. im Bereich der Beine)	• Rollout Schulter-Nacken-Arm-Region • Trigger-Anwendung im Schulterbereich • Massagetechniken (v. a. im Bereich der Schulter-Arm-Muskeln und der Lendenwirbelsäule)

Was sind belastete Fasziensysteme beim Radfahren?

hauptsächlich beanspruchte Muskulatur	hauptsächlich belastete Faszienkette	Vorschläge für ein optimales Faszientraining
primäre Bewegungsmuskulatur • Oberschenkelmuskeln • Schienbeinmuskulatur • Wadenmuskulatur • Stützmuskulatur • Schulter-Arm-Muskeln • Stabilisatoren • Bauchmuskulatur • Beckenmuskulatur	• vordere Faszienkette (v. a. im Bereich der Beine) • hintere Faszienkette (v. a. im Bereich der Beine)	• Rollout von Beinen und Schulter-Nacken-Arm-Region • Trigger-Anwendung an den Beinen und Schultern • Massagetechniken (v. a. im Bereich der Lendenwirbelsäule)

Was sind belastete Fasziensysteme beim Krafttraining?

hauptsächlich beanspruchte Muskulatur	hauptsächlich belastete Faszienkette	Vorschläge für ein optimales Faszientraining
Ein gut geplantes Training trainiert alle Muskeln des Bewegungsapparats gleichermaßen.	Krafttraining belastet alle Faszienketten.	• Rollout von allen Hauptfaszienketten • Trigger-Anwendung in besonders belasteten Regionen und an auffallend schmerzhaften Stellen • Massagetechniken

Was sind belastete Fasziensysteme beim Tanzen?

hauptsächlich beanspruchte Muskulatur	hauptsächlich beanspruchte Faszien	Vorschläge für ein optimales Faszientraining
Tanzen beansprucht alle Muskeln und Gelenke gleichermaßen.	Tanzen belastet alle Faszienketten.	• Rollout aller Hauptfaszienketten • Trigger-Anwendung in besonders belasteten Regionen und an auffallend schmerzhaften Stellen • Massagetechniken

der Fasziensysteme sorgen. Auch bei alltagsnahen Aktivitäten wie z. B. Gehen oder Treppensteigen sind die Fasziensysteme der Beine auf besondere Art und Weise belastet. Um diese alltäglich nötigen Aktivitäten dauerhaft zu verbessern, sind Übungen mit der Blackroll hervorragend geeignet.

Krafttraining

Ein ausgewogenes Krafttraining beübt alle Muskelbereiche und kann immer durch ein Faszientraining sinnvoll begleitet werden. Da beim Krafttraining mit hohen Intensitäten trainiert wird, sollten Praktizierende immer auch mit einer Veränderung der Faszienstrukturen (z. B. durch einen Muskelkater) rechnen. Je nach Trainingsschwerpunkt und damit je nach belasteter Muskelpartie ist ein ergänzendes, angepasstes Faszientraining als sinnvoll zu betrachten. So können trainingsbedingte muskuläre Dysbalancen, Verspannungen und Muskelkaterfolgen reduziert und bestmöglich ausgeglichen werden. Vor allem bei der aktiven Regeneration kann durch den Einsatz von Faszienübungen ein zeiticher Vorteil erzielt werden: d. h., dass sich die Regenerationszeit nach einem intensiven Training reduzieren lässt. Auch bei der Effektivität der Regeneration nach einem Training lassen sich positive Veränderungen durch Faszientraining erreichen.

Tanzsport

Tanzen belastet durch teils schnelle, teils langsame Bewegungen mit grundlegender Körperspannung den gesamten Körper und damit auch alle Fasziensysteme. Besonders intensiv sind die Belastungen an den Beinen, etwa bei schnellen Schrittfolgen. Aber auch der obere Körperabschnitt kommt in der Belastungskette nicht zu kurz – etwa bei Hebefiguren oder schnellen Drehungen.

Bei diesen Bewegungen passiert es leicht, dass kleine Muskelverletzungen entstehen (Zerrungen, kleine Faserrisse). Gerade die können Sie sehr gut mit der Blackroll bearbeiten.

Ein an den Tanzsport angepasstes Rollout betrifft vor allem die hauptsächlich belasteten Regionen: Fußgelenke, Kniegelenke, Waden und Leistenregion. An diesen Stellen lassen sich effektive Rolloutübungen durchführen, die dann den lokalen Stoffwechsel aktivieren, Schwellungen reduzieren und wieder für mehr Beweglichkeit sorgen.

Der Test

Um sich fit und geschmeidig zu »rollen«, sind geeignete Übungen wichtig. Die Auswahl richtet sich nach Ihren Zielen: Kraft, Ausdauer oder Beweglichkeit verbessern?

Für Ihr Training haben Sie sich also Ziele gesetzt. Das ist sehr gut so. Um nun möglichst effektive Übungen auswählen zu können, erhalten Sie die Anleitung für einige Testbewegungen. Die helfen Ihnen dabei, eventuelle Schwachstellen aufzuzeigen. Mit wenigen Übungen und Bewegungen testen Sie, wie elastisch Ihre Faszien und wie beweglich Ihre Muskeln und Gelenke sind. Über die Ergebnisse finden Sie die Übungen, die Ihnen am besten helfen werden. Die Suche nach Spannungen oder Unbeweglichkeiten hat noch einen weiteren Vorteil: Wenn Sie Ihre Ausgangssituation kennen, können Sie die Verbesserungen besser erkennen und spüren, die Ihnen das Training gebracht hat.

Je nachdem, ob Sie mit den Beinen, den Armen oder vermehrt mit dem Rumpf trainieren – für jeden Bereich finden Sie Tests. Wenn Sie sich »austesten«, dann spüren Sie Ihrer verfügbaren Beweglichkeit nach: Bremst die Bewegung an einer Stelle? Treten irgendwo Spannungen auf? Fühlen Sie ein unangenehmes Ziehen? Schmerzt die Bewegung? Können Sie die Bewegung nicht vollständig durchführen? All diese Sinneswahrnehmungen sind wichtig für den Vergleich nach den Übungen.

Natürlich können Sie die Beweglichkeit und die Elastizität Ihrer Muskeln und Faszien auch mit anderen Bewegungen testen, bei denen Sie im Alltag Auffälligkeiten wahrnehmen. Achten Sie darauf, wie es sich anfühlt, wenn Sie eine Sprudelkiste anheben, die Einkaufstaschen nach Hause schleppen oder wo es zwickt oder spannt, wenn Sie in Ihre Jacke schlüpfen. Achten Sie dabei generell auf Symptome wie:

- Spannung?
- Schmerzen?
- Steifigkeit?
- Unangenehmes Bewegungsgefühl?
- Brauchen Sie viel Kraft für die Bewegung?
- Weichen Sie der Bewegung aus?
- Unbeweglichkeit?
- Kribbeliges Gefühl?

WIE SIE VORGEHEN: Sind Sie fündig geworden (etwa Spannungen und Unbeweglichkeiten in den Armen, Beinen oder im Rücken), suchen Sie sich auch schwerpunktmäßig Übungen für diese Körperbereiche aus. Ergänzen Sie das Programm aber unbedingt auch mit Übungen für andere Körperbereiche, um ein ganzheitliches Training zu gestalten. Schon kann es losgehen: Führen Sie die Testbewegungen in einer für Sie angenehmen Position aus. Beachten Sie dazu die Abbildungen. Nachdem Sie nun einen besseren Überblick über die Mobilität und Elastizität ihrer Körperregionen haben, können Sie sich an die Übungsauswahl machen und mit dem Training beginnen.

Nutzen Sie daher Ihre Erkenntnisse aus den eingeschränkten oder schmerzhaften Körperregionen, um die optimalen Übungen für die betroffenen Faszienketten auszuwählen. Der Erfolg eines Trainings steht und fällt mit einer guten Auswahl der Übungen! Wenn Sie die falschen Übungen für Ihre Beschwerden gewählt haben, wird auch der Erfolg bescheiden ausfallen. Passen Sie daher Ihre Auswahl immer wieder neu an Ihre Situation an! Denn: Ihr Körper verändert sich – und Ihre Übungen.

So werten Sie Ihre Testergebnisse aus

Das Testmodul besteht aus drei Bereichen (Beine, Schulter und Rumpf), in denen Sie die Beweglichkeit und das Auftreten von Symptomen wie z. B. Spannung, Schmerz oder ein einfaches unangenehmes Empfinden in der jeweils getesteten Körperregion wahrnehmen.

Testergebnis 1: Bei Ihnen sind vor allem die Testbewegungen der Beine auffällig

- Wählen Sie vor allem Übungen aus, die speziell für die Beine (Seite 179) vorgestellt werden.
- Ergänzen Sie diese Übungen mit einer Auswahl aus den Kapiteln Rücken (Seite 129), Po/Hüfte/Leiste (Seite 153) und Koordination (Seite 205).

Testergebnis 2: Bei Ihnen sind vor allem die Testbewegungen der Schulter auffällig

- Wählen Sie Ihre Primärübungen hauptsächlich aus dem Bereich der vorgestellten Übungen für die Bereiche Arm (Seite 75) und Nacken (Seite 63) aus.
- Ergänzen Sie diese durch eine Auswahl aus den Kapiteln Brust/seitlicher Oberkörper (Seite 93), Rücken (Seite 129) und Koordination (Seite 205).

Testergebnis 3: Bei Ihnen sind die Auffälligkeiten vornehmlich in den Testergebnissen des Rumpfes zu finden

- Wählen Sie Ihre Übungen hauptsächlich aus den Bereichen Rücken (Seite 129), Brust/seitlicher Oberkörper (Seite 93) und Bauch (Seite 109).
- Ergänzen Sie durch Übungen aus den Kapiteln für den Nacken (Seite 63), die Beine (Seite 179) und für Po/Hüfte/Leiste (Seite 153).

Sollten Sie Ihre Auffälligkeiten in mehreren Bereichen finden, wählen Sie nach Priorität: zuerst Übungen aus dem Körperbereich mit den deutlichsten Auffälligkeiten (Ihr Platz 1), gefolgt von Platz 2 und Platz 3 Ihrer Auffälligkeiten.

Für ein optimales Trainingsergebnis ergänzen Sie Ihr Programm immer mit Übungen zu den angrenzenden Körperregionen und tauschen Ihre Übungszusammenstellung immer wieder durch.

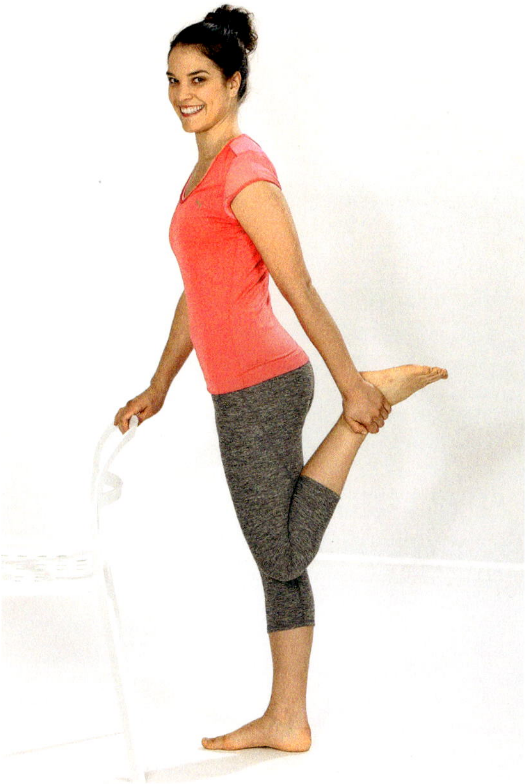

Testen Sie Ihre Beine: Wenn Sie nicht mit den Händen an den Knöchel kommen, nehmen Sie ein Handtuch als Verlängerung zu Hilfe.

Beintest im Stand

Mit dem Test schätzen Sie die Beweglichkeit in Knie- und Hüftgelenken ein. Auch gibt er Ihnen eine gute Auskunft über die Elastizität Ihres vorderen Oberschenkelmuskels.

Halten Sie sich im Stehen an einer Stuhllehne oder einer Tischplatte fest. Nun beugen Sie ein Bein im Kniegelenk nach hinten an (Ferse zum Gesäß nehmen). Halten Sie den Fuß am Knöchel fest und bringen Sie den Oberschenkel weiter nach hinten. Sie spüren, wie eine Spannung an der Oberschenkelvorderseite entsteht. Danach testen Sie die andere Seite.

Prüfen Sie dabei die Spannung auf der Oberschenkelvorderseite und in der Leiste. Sie sollten beide Knie und Hüftgelenke etwa gleich gut bewegen können. Und die Spannung auf der Oberschenkelvorderseite sollte ebenfalls etwa gleich groß sein. Stellen Sie dabei einen Seitenunterschied fest, führen Sie spezielle Faszienübungen für die Knie- und Hüftregion durch.

Beintest in Rückenlage

Dieser Test zeigt Ihnen, wie beweglich Ihre Knie- und Hüftgelenke sind. Er beurteilt vor allem die Elastizität Ihrer Muskulatur und der Faszien auf der Oberschenkelrückseite. Ebenso zeigt sich, wie beweglich der Ischiasnerv ist. Denn er muss sich bei dieser Bewegung gegen das umliegende Gewebe und die Faszien mitbewegen.

Legen Sie sich flach auf den Rücken. Beugen Sie ein Bein an, fassen Sie mit beiden Händen unter die Kniekehle und dann strecken Sie das Bein im Kniegelenk nach oben. Danach testen Sie die andere Seite.

Prüfen Sie dabei die Spannung der Oberschenkelrückseite, die in der Kniekehle sowie die Spannung über dem Gesäß (eventuell bis in den unteren Rücken hinein). Die Bewegung sollte auf beiden Seiten gleich groß möglich und gespannt sein. Stellen Sie einen Unterschied fest, sollten Sie die Übungen für die Oberschenkelrückseite berücksichtigen.

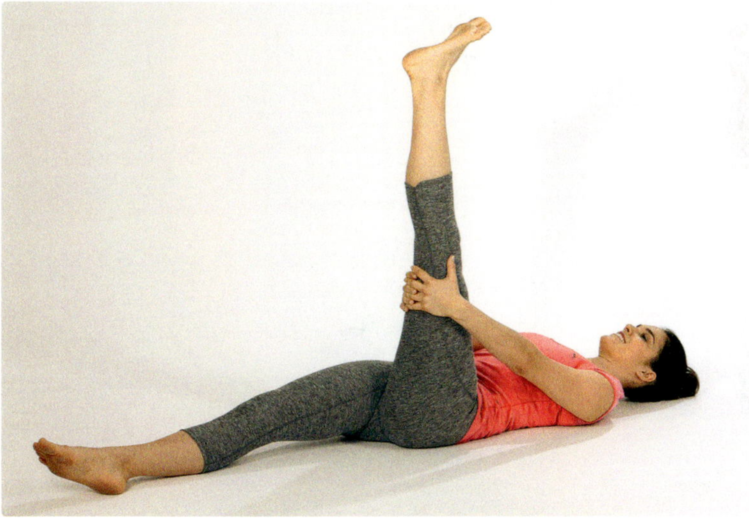

Testen Sie Ihre Beine: Sie dürfen durchaus mit dem Oberkörper dem Knie ein bisschen entgegenkommen.

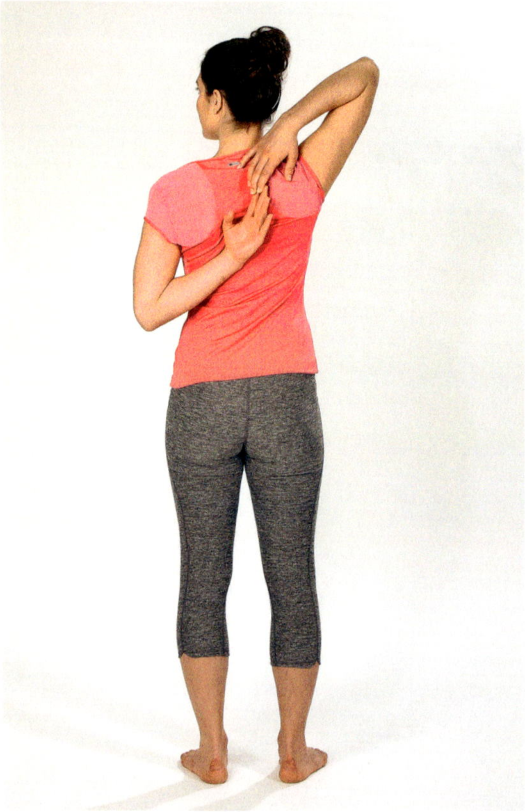

Testen Sie Arm und Schulter: Um zu sehen, wie Sie die Hände annähern können, stellen Sie sich vor einen Spiegel.

Testen Sie Ihre Arme: Achten Sie darauf, dass Sie nicht den Oberkörper nach rechts oder links verdrehen!

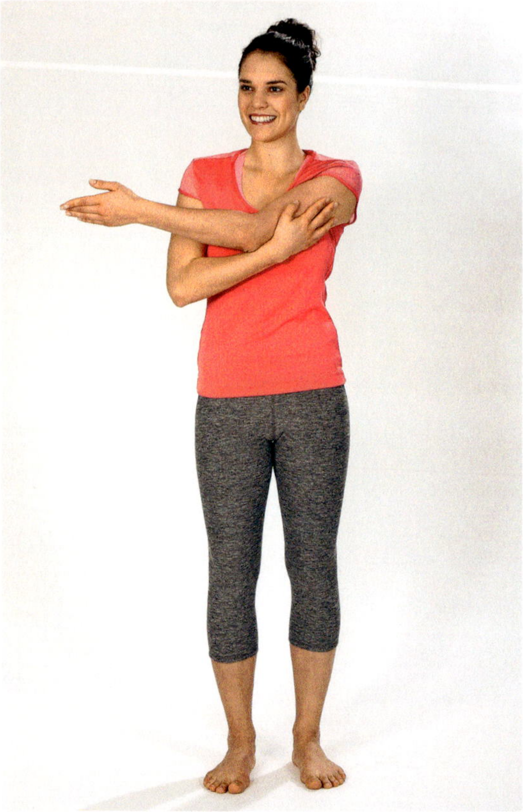

Schulter-Arm-Test im Stand

Dieser Test zeigt, wie beweglich Ihre Schultergelenke sind und wie elastisch die Schulter-Arm-Muskeln.

Test 1: Geben Sie sich hinter dem Rücken die Hände: Eine Hand greift von oben über die Schulter, die andere Hand von unten nach oben. Dann wechseln Sie die Hände. Prüfen Sie die Spannung. Fühlen Sie, wie viel noch fehlt.

Test 2: Strecken Sie den linken Arm vor dem Körper nach rechts. Greifen Sie mit der rechten Hand den linken Arm am Ellbogen und drücken Sie den linken Arm weiter nach rechts. Danach mit der anderen Seite wiederholen. So testen Sie die Beweglichkeit der Schultergelenke und die Elastizität der Armmuskeln. Prüfen Sie die Spannung auf der Rückseite des Oberarms.

Rumpf-Wirbelsäulen-Test

So testen Sie das allgemeine Bewegungsverhalten der Lenden-Becken-Hüftregion (LBH-Region).

Test 1: Beugen Sie den Oberkörper bei gestreckten Beinen nach vorne unten: Versuchen Sie, die Fingerspitzen an den Boden zu bringen. Prüfen Sie die Spannung in der Lendenregion. Schätzen oder messen Sie den Abstand der Fingerspitzen bis zum Boden.

Test 2: Verschränken Sie die Arme vor der Brust und drehen Sie den Oberkörper nach rechts und links. Vergleichen Sie die zwei Bewegungsrichtungen: Spannung? Steifigkeit? Schmerzen? Prüfen Sie die Spannung jeweils auf der Gegenseite der Drehrichtung. Damit testen Sie zum einen die Drehfähigkeit Ihrer Wirbelsäule und gleichzeitig auch die Elastizität Ihrer Faszien bei einer Drehbeanspruchung.

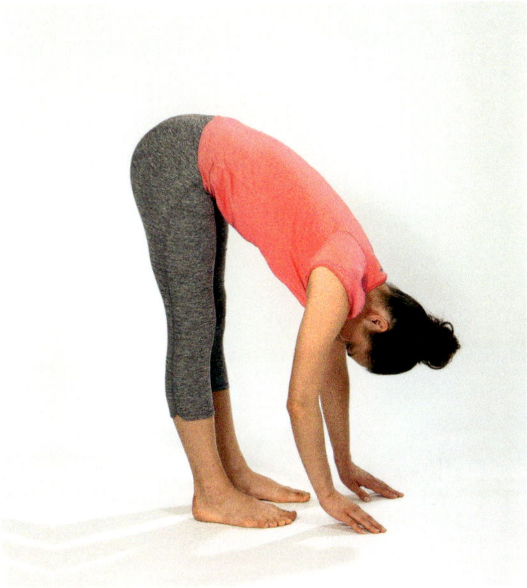

Testen Sie Rumpf und Wirbelsäule: Nach einigem Training werden Sie merken, wie gelenkig Sie werden.

Testen Sie Rumpf und Wirbelsäule weiter. Achten Sie darauf, dass Sie das Gesäß gerade halten.

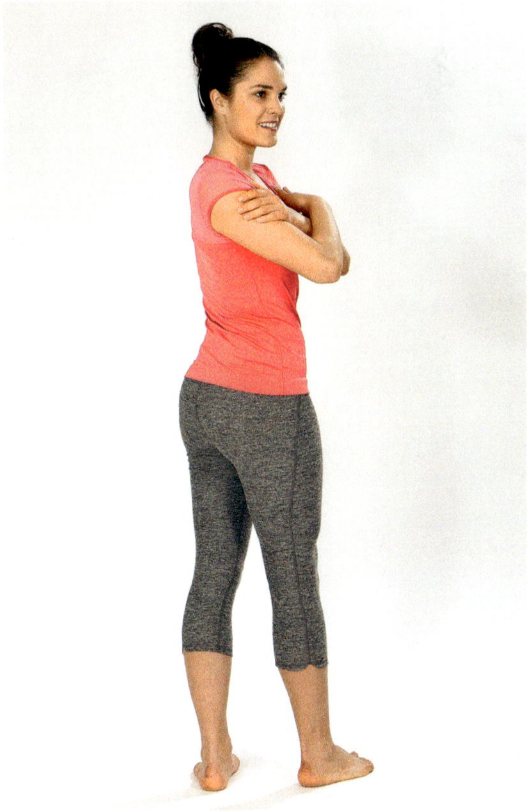

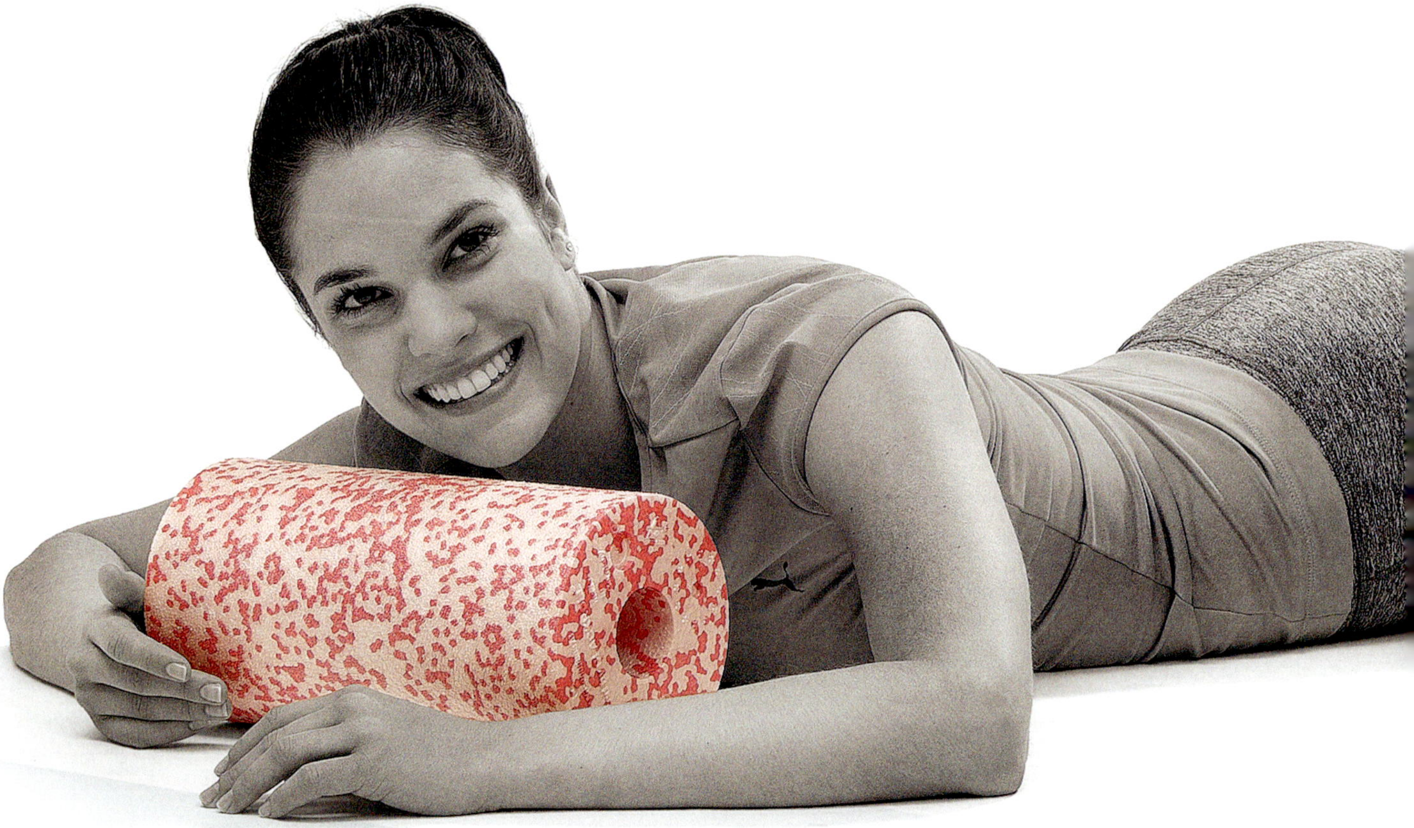

ÜBUNGEN FÜR GLÜCKLICHE FASZIEN

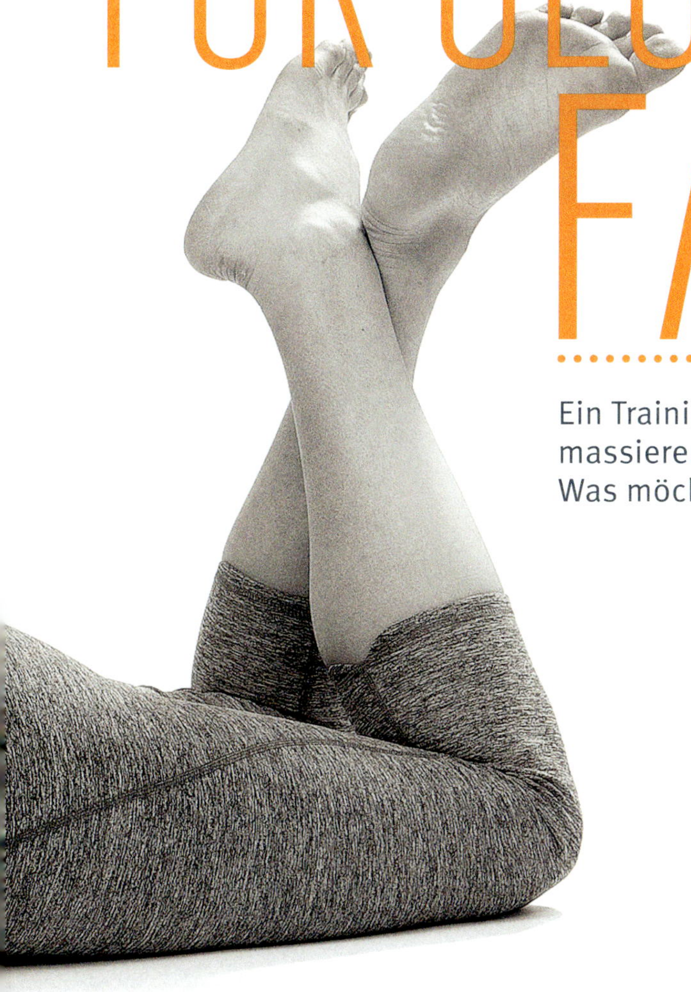

Ein Training für alle Fälle: Mit oder ohne Gerät können Sie massieren, entspannen, mobilisieren, kräftigen, dehnen. Was möchten Sie noch mehr?

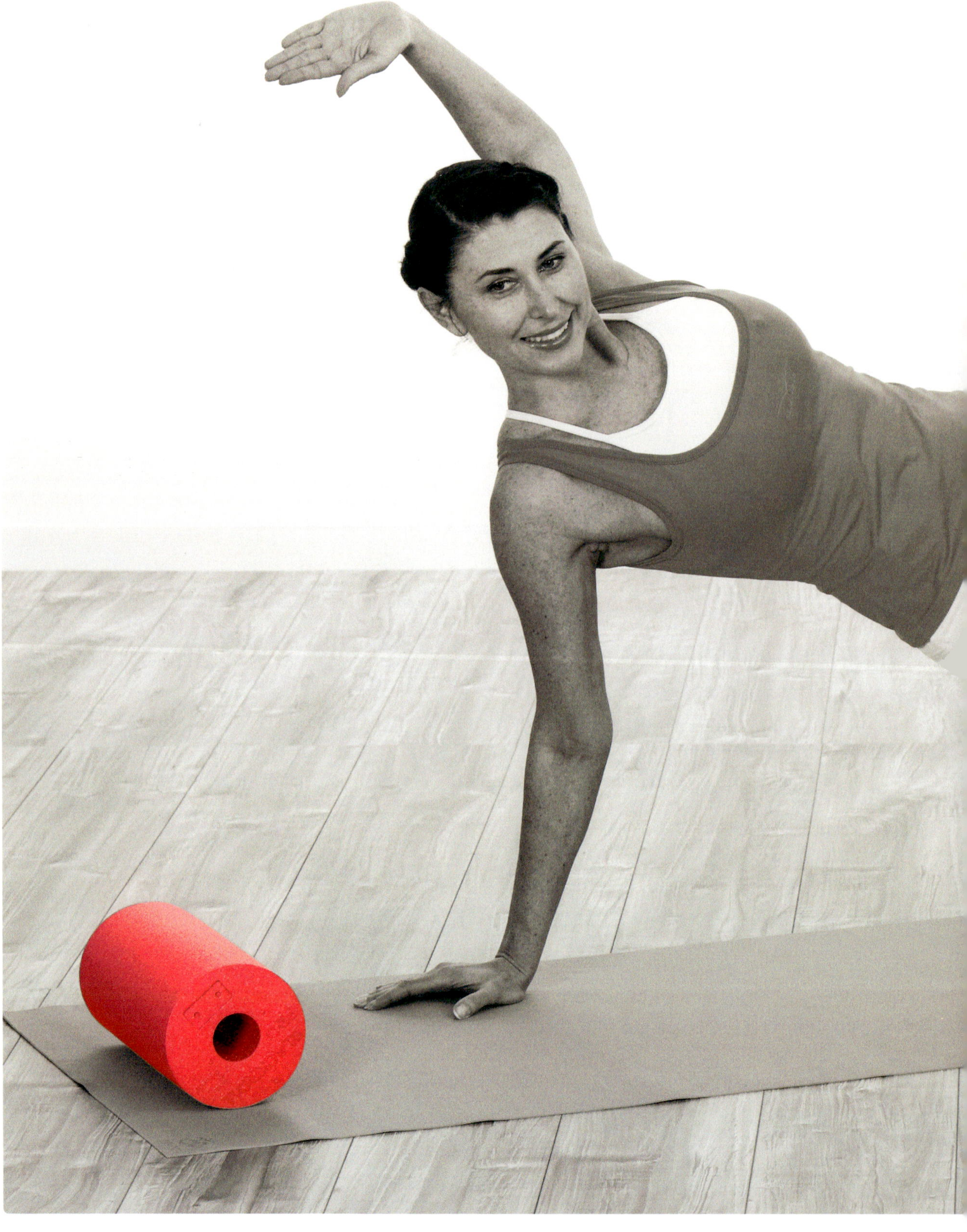

WARM-UP

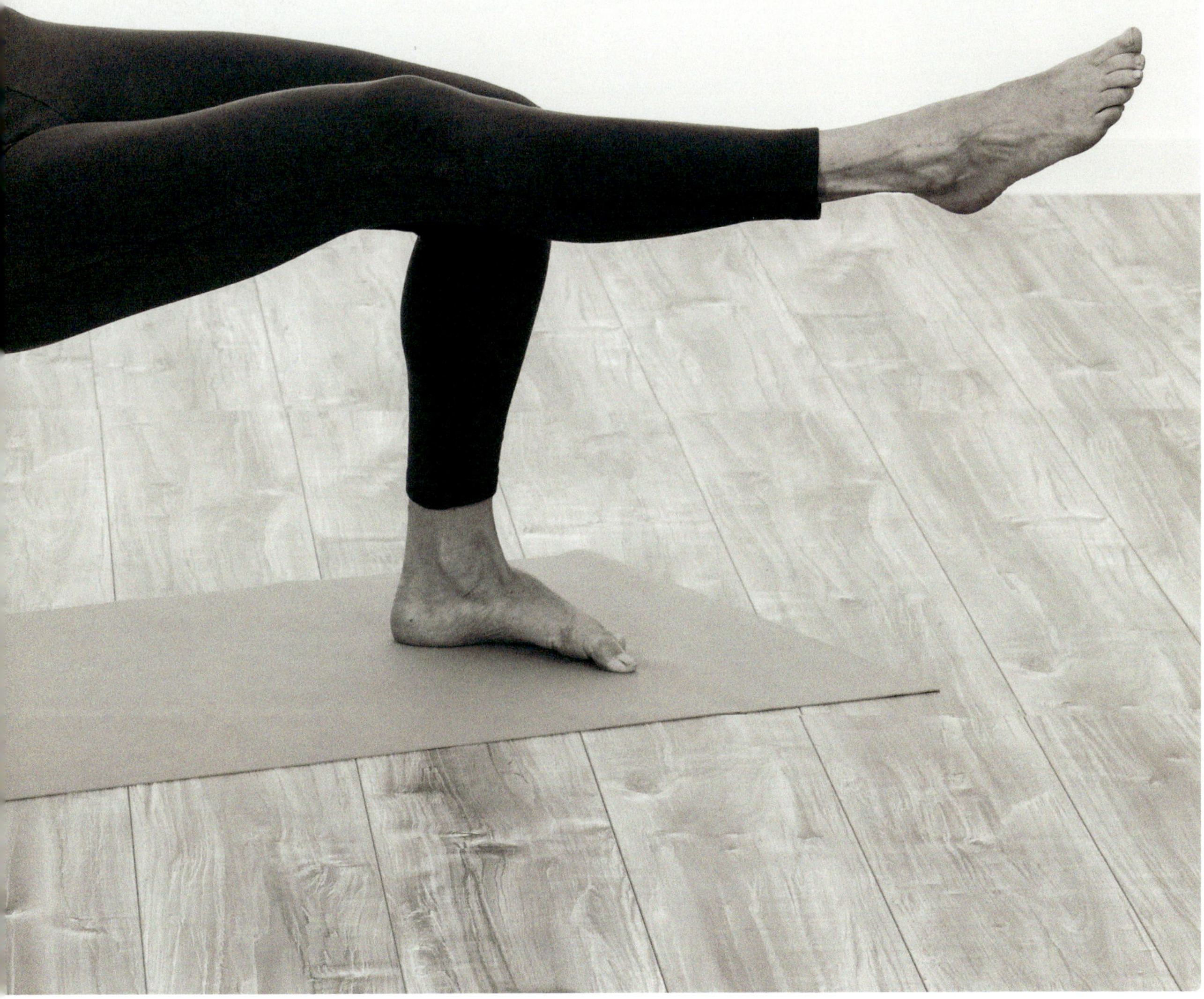

Hüpfer

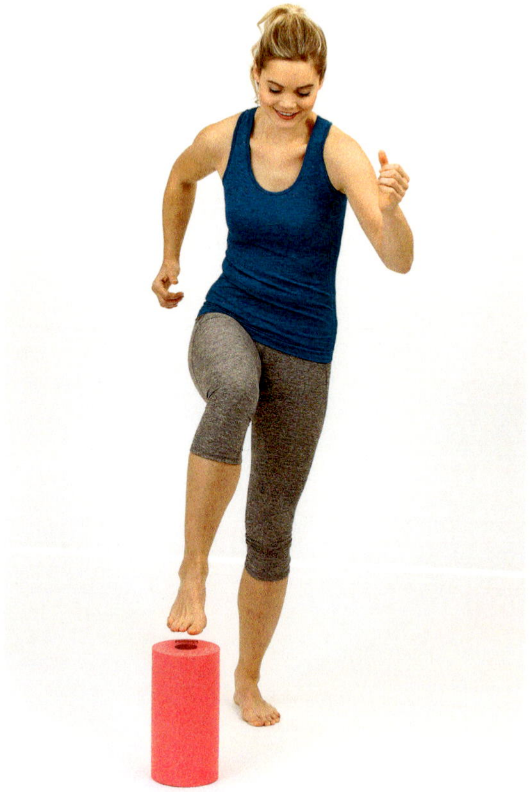

Wechselsprung bedeutet, dass ganz kurz beide Füße in der Luft sind. Halten Sie die Knie während der Übung die ganze Zeit leicht gebeugt.

Skippings – Wechselsprünge – eignen sich bestens, um Herzfrequenz und Durchblutung schnell zu steigern. Sie fördern auch die Koordination und die Nervenimpulsrate.

AUSGANGSPOSITION: Sie stehen vor der Blackroll. Alternativ können Sie sich vor einer Treppenstufe positionieren, auf die Sie im Wechsel den rechten und linken Fuß aufstellen. Wenn Sie rutschsichere Schuhe bei der Übung tragen, können Sie auch auf eine Matte verzichten. Machen Sie die Übung in Socken, ist eine rutschsichere Unterlage empfehlenswert.

BEWEGUNG: Sie tippen immer im Wechsel mit der Zehenspitze eines Fußes auf die Blackroll (oder auf die Treppenstufe) und wechseln »fliegend« – mit einem Wechselsprung – auf das andere Bein. Wechselsprung bedeutet, es gibt einen kurzen Moment, in dem beide Füße in der Luft sind und keinen Bodenkontakt haben. Achten Sie darauf, dass Ihr Oberkörper gerade bleibt. Stabilisieren Sie ihn über eine gute Spannung in der Bauchmuskulatur.

Die Knie sind während der Übung immer leicht gebeugt und zu keinem Moment komplett gestreckt. Hinsichtlich der Sprungfrequenz versuchen Sie, sich an Sekunden zu orientieren: eine Bewegung pro Sekunde. Dazu können Sie am einfachsten von 21 an aufwärts zählen, mit jeder Zahl kommt ein »Hüpfer«. Beginnen Sie mit 5-mal 20 Wiederholungen, die Sie im Laufe der Zeit auf 5-mal 1 Minute steigern können.

ENDPOSITION: Das Ende der Bewegung ist erreicht, wenn Sie einen Fuß auf die Blackroll tippen. Halten Sie diesen Kontakt nur kurz und leiten Sie unverzüglich den nächsten Wechselsprung ein.

Auf und nieder

Indem Sie die Arme bewegen, beteiligen Sie fast alle Körpermuskeln an der Bewegung. Das beschwingt den Kreislauf und aktiviert die Nerven.

AUSGANGSPOSITION: Sie stehen aufrecht, die Füße stehen etwa beckenbreit auseinander. Halten Sie die Blackroll mit beiden Händen und strecken Sie sie zur Zimmerdecke. Die Knie sind leicht gebeugt, die Muskeln in Bauch und Oberschenkel sind aktiviert. Halten Sie das Becken aufgerichtet.

BEWEGUNG: Gehen Sie langsam und kontrolliert in die Kniebeuge. Beugen Sie die Knie maximal 90 Grad an, sie sollten sich zu Beginn nie über die Zehenspitzen hinausschieben. Gleichzeitig beugen Sie die Arme im Ellbogen an und führen die Blackroll in den Nacken. Drücken Sie dabei den Kopf nicht zu weit nach vorn. Später können Sie die Übung auch tiefer durchführen.

In der Kniebeuge halten Sie die Bewegung kurz an, um die Arme mit der Blackroll lang nach vorn zu strecken und dort zu halten. Gehen Sie dabei nicht in das Hohlkreuz! Halten Sie diese Position kurz. Dann nehmen Sie Blackroll und Arme wieder an den Oberkörper heran und richten sich auf (Ausgangsposition). Verteilen Sie etwa so: 1 Sekunde für die Kniebeuge, 2 Sekunden für die Armhaltung nach vorn und 1–2 Sekunden für die Wiederaufrichtung.

ENDPOSITION: Sie haben die Endposition erreicht, wenn Sie wieder aufrecht stehen und die Blackroll wieder auf dem Weg in die Ausgangsposition ist (mit beiden Händen nach oben gestreckt).

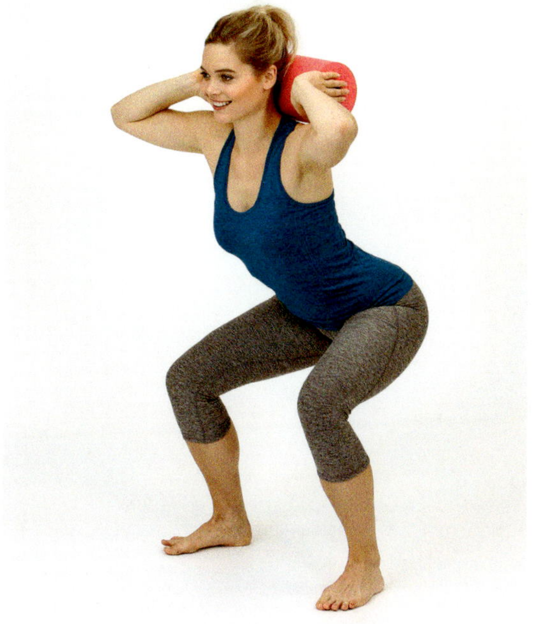

Beugen Sie die Knie leicht und aktivieren Sie die Muskeln in Bauch und Oberschenkeln. Richten Sie das Becken auf.

Achten Sie darauf, dass Sie in der Kniebeuge nicht in das Hohlkreuz gehen.

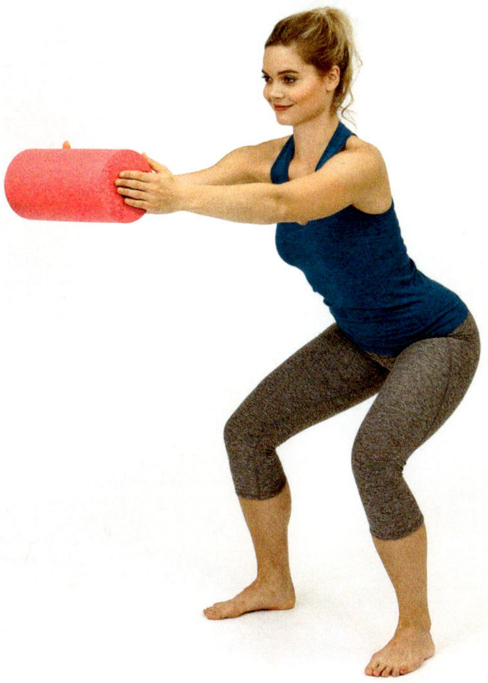

8er-Touren

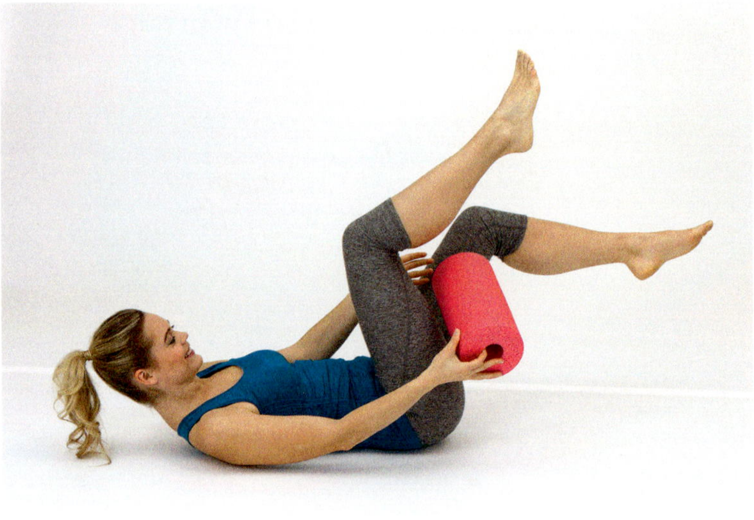

Sie können den Kopf erhoben halten oder ihn auf dem Boden ablegen.

Die »8er-Touren« wärmen die Körpermitte. Damit sensibilisieren Sie Bauch- und Rückenmuskeln optimal.

AUSGANGSPOSITION: Sie liegen rücklings auf einer Gymnastikmatte, haben die Beine angehoben und die Blackroll in den Händen. Den Kopf können Sie während der Übung mit anheben oder ablegen. Spannen Sie die Bauchmuskeln an, achten Sie darauf, dass Becken und Lendenbereich nicht im Hohlkreuz sind.

BEWEGUNG: Geben Sie die Blackroll in 8er-Touren zwischen den Beinen durch. Wechseln Sie zwischendurch die Richtung, um einseitige Belastungen zu vermeiden. Machen Sie 10–30 8er-Touren in jede Richtung. Davon machen Sie 4–6 Durchgänge, zwischen denen Sie je eine kurze Pause von etwa 20–30 Sekunden einbauen.

ENDPOSITION: Das Ende der Bewegung ist erreicht, wenn Sie mit der Blackroll eine 8er-Tour vollständig bewegt haben.

Die Diagonale

Diese Übung fördert einen stabilen Rücken. Versuchen Sie, das Becken nach unten zu kippen, wenn Sie Arm und Bein strecken, und das Becken nach oben aufzurichten, wenn Sie sie absenken.

AUSGANGSPOSITION: Begeben Sie sich in den Vierfüßlerstand und legen Sie die Blackroll unterhalb der Kniescheiben ab. Sie können die Zehenspitzen anfangs noch auf dem Boden aufstellen. Das ist stabiler.

BEWEGUNG: Heben Sie im Wechsel diagonal Arm und Bein gestreckt an, bis sie parallel zum Boden verlaufen. Wiederholen Sie das 15- bis 30-mal, bevor Sie eine kurze Pause einlegen. So können Sie 5–8 Durchgänge dieser Übung machen.

ENDPOSITION: Die Endposition einer Diagonale (z. B. rechter Arm und linkes Bein sind angehoben) ist dann erreicht, wenn sich Arm und Bein auf derselben Höhe wie der Oberkörper (parallel zum Boden) befinden. Stoppen Sie die Bewegung hier.

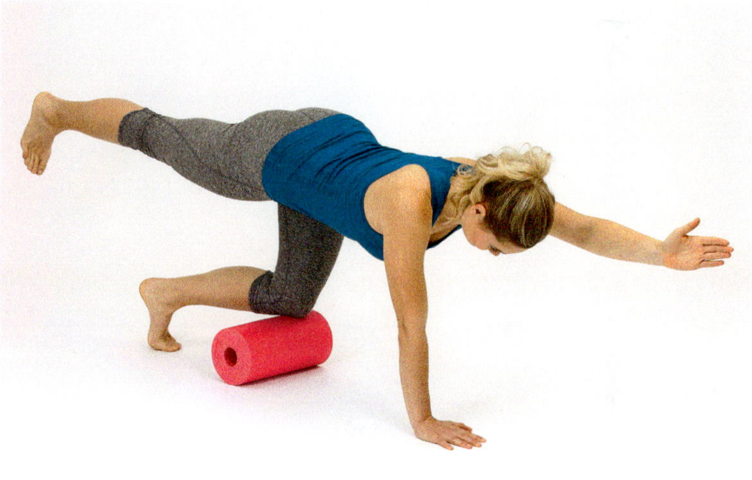

Arme und Beine sollten in einer Linie mit dem Oberkörper am Ende der Bewegung sein.

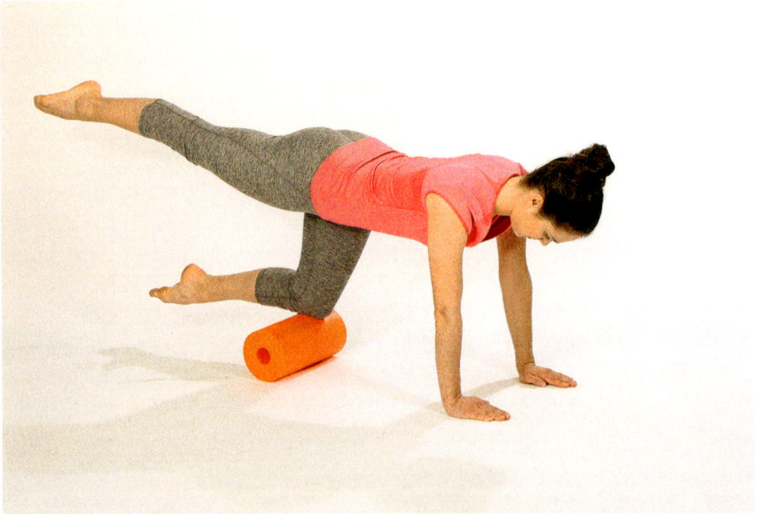

Beinheber: Bei beiden Varianten sind Steigerungen möglich.

Diagonaler Arm- und Beinheber: Sicherlich eine anspruchsvolle Übung: Bitte vergessen Sie das Atmen nicht!

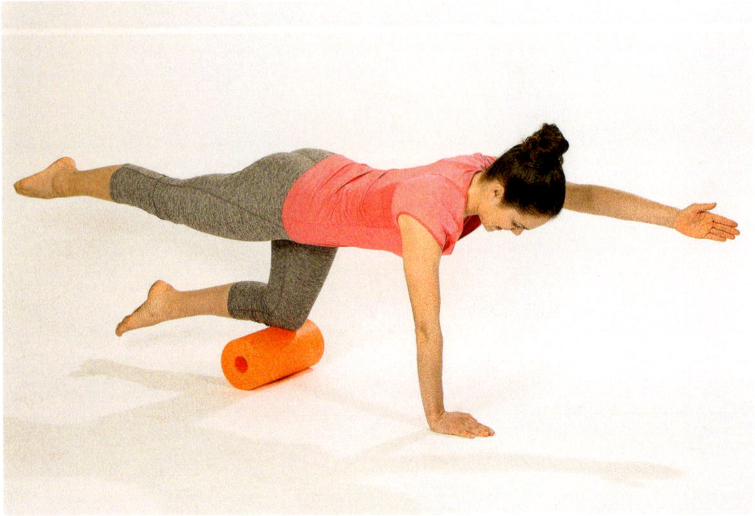

Beinheber

- Sie begeben sich in den Vierfüßlerstand und stellen die Knie auf die Blackroll. Nun strecken Sie ein Bein nach hinten aus. Anfangs können Sie sich selbstverständlich noch mit dem anderen Fuß auf dem Boden abstützen. Sind Sie geübt, versuchen Sie auch den anderen Fuß vom Boden zu lösen, während Sie das andere Bein nach hinten ausgestreckt halten.

- Steigerung: Die koordinative Steigerung ist, anschließend Arm und Bein diagonal ausgestreckt zu halten. Wieder lassen Sie anfangs die aufgestellten Zehenspitzen des anderen Beins auf dem Boden. Fühlen Sie sich sicher, versuchen Sie auch einmal, den Fuß wieder abzuheben und sich nur mit Hand und Knie zu stützen.

Wechselsprünge

AUSGANGSPOSITION: Gehen Sie in Schrittstellung. Dabei ist ein Bein vorne. Halten Sie die Knie leicht gebeugt, richten Sie den Oberkörper entlang der Wirbelsäule auf und straffen Sie die Schultern etwas nach hinten. Ziehen Sie dazu die Schulterblätter Richtung Wirbelsäule zusammen und halten Sie diese Spannung während der gesamten Übung. Die Faszienrolle halten Sie in einer Hand – diagonal zum vorne stehenden Bein (das heißt, steht das rechte Bein vorne, halten Sie die Rolle in der linken Hand und umgekehrt). Sie können die Rolle auch am Lochausschnitt festhalten.

DURCHFÜHRUNG: Führen Sie Wechselsprünge durch. Dabei springen Sie vom Boden ab, nehmen im Sprung das vordere Bein nach hinten und das hintere Bein nach vorne und landen in der umgekehrten Schrittstellung. Versuchen Sie die Beine ungefähr an derselben Stelle aufzusetzen. Während des Sprungs übergeben Sie die Rolle an die diagonale Hand zum vorderen Bein. Um die Übung intensiver zu gestalten, können Sie die Wechselsprünge auch aus einer tieferen Beugung der Knie ausführen.

ENDPOSITION: Sie entspricht der Ausgangsposition. Wenn Sie also mit dem rechten Bein vorne starten, dann ist das auch Ihre Endposition.

ZU BEACHTEN: Halten Sie während der Übung die Bauchmuskeln angespannt, um die Wirbelsäule zu schützen, und halten Sie den Oberkörper aufrecht.

TIPP: Diese Warm-up-Übung können Sie auch ohne strikte Wiederholungszahl einfach für eine bestimmte Zeit durchführen (z. B. 1–3 Minuten lang). Oder Sie zählen die erreichte Wiederholungszahl in Ihrer gewählten Zeit. Je mehr Wiederholungen Sie in 3 Minuten schaffen, desto besser haben Sie die Übung koordiniert.

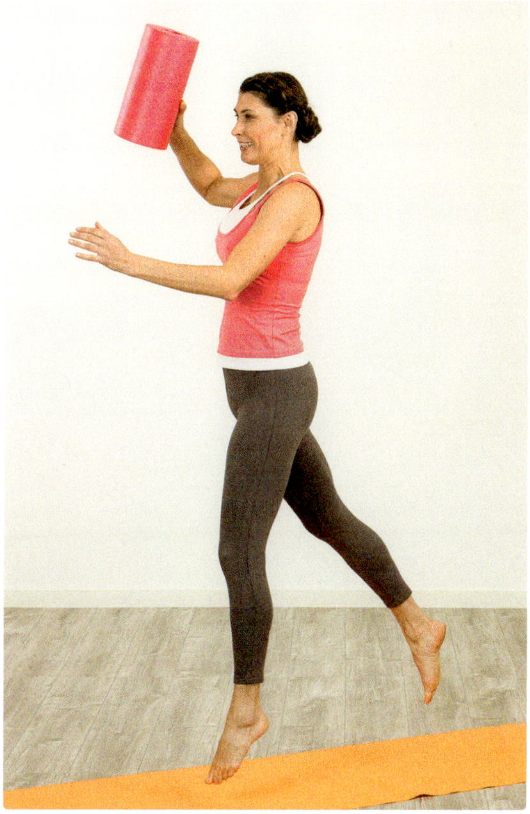

Rolle wechseln während des Sprungs.

Sicheres Landen nach dem Sprung.

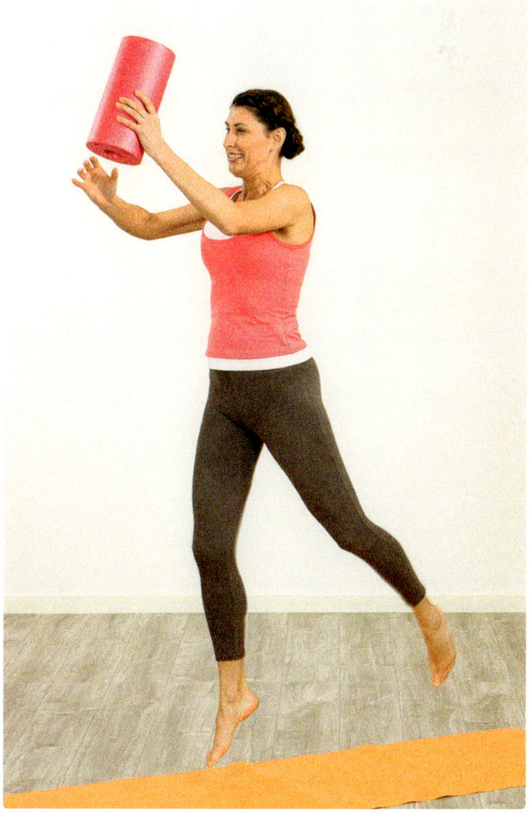

Gestützte Hocksprünge

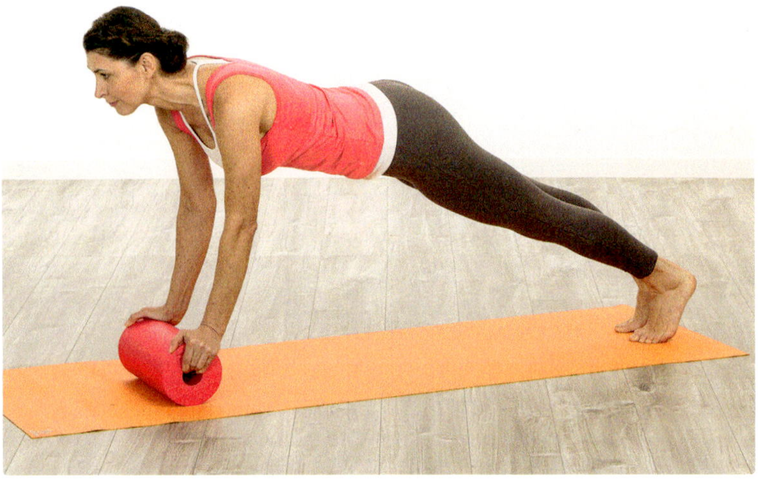

Stabile Körpermitte.

Hocksprung unter den Oberkörper.

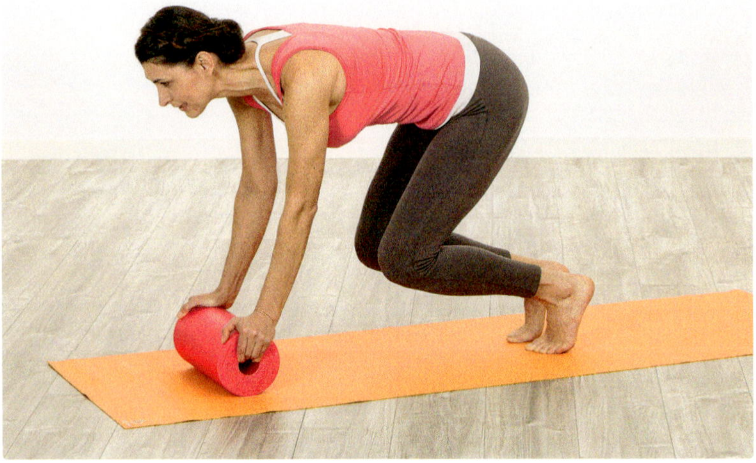

AUSGANGSPOSITION: Sie starten im Bärenstand. Legen Sie dafür die Hände auf der Faszienrolle (stecken Sie am besten die Finger seitlich in den Lochausschnitt der Rolle für einen besseren Halt), die Füße stehen etwa beckenbreit auseinander. Je weiter die Füße nach hinten vom Körper weggestellt werden, desto anstrengender ist die Position. Testen Sie, bei welchem Abstand Hände – Füße Sie die Übung noch korrekt ausführen können. Ellbogen und Knie sind leicht gebeugt, durch leichtes Anspannen der Bauchmuskulatur stützen Sie die Wirbelsäule und den Oberkörper während der Übung. Der Oberkörper muss stabil bleiben.

DURCHFÜHRUNG: Springen Sie nun in einer fließenden Bewegung mit beiden Beinen unter den Oberkörper, sodass Sie in eine Hockposition kommen. Danach springen Sie wieder nach hinten zurück in die Ausgangsposition. Alternativ können Sie mit beiden Beinen beim Anhocken auch nach rechts oder links (am Oberkörper vorbei) nach vorne springen.

ENDPOSITION: Sie entspricht der Ausgangsposition, eine Wiederholung ist also 1-mal vor- und zurückspringen.

ZU BEACHTEN: Stützen Sie durch Anspannen der Bauchmuskulatur Ihre Wirbelsäule. Führen Sie die Bewegung stets kontrolliert durch und vermeiden Sie anfangs zu ruckartige Bewegungen.

TIPP: Auch diese Übung können Sie ohne eine bestimmte Wiederholungszahl auf Zeit durchführen (z. B. wieder 3 Minuten). Zählen Sie die erreichten Wiederholungen in Ihrer vorgegebenen Zeit. Je mehr Wiederholungen Sie schaffen, desto besser haben Sie die Übung koordiniert.

Wechselnder Fersenheber

AUSGANGSPOSITION: Stellen Sie sich breitbeinig auf eine Matte. Wenn Sie die Übung mit Turnschuhen durchführen, können Sie auch auf dem Boden stehen. Stabilisieren Sie Ihre Körpermitte, indem Sie die Bauchmuskeln anspannen. Stellen Sie die Füße etwa zwei Beckenbreiten voneinander entfernt auf und beugen Sie die Knie leicht. Der Oberkörper ist aufgerichtet und die Schultern sind nach hinten angespannt – aber nicht hochziehen! Die Hände legen Sie auf die Oberschenkel oder stemmen sie in die Taille.

DURCHFÜHRUNG: Verlagern Sie Ihr Körpergewicht auf ein Bein und heben Sie das andere Bein vom Boden ab. Nun führen Sie die Ferse des angehobenen Beins zum Gesäß und stellen das Bein danach wieder an derselben Stelle ab. Machen Sie die Bewegung im Wechsel mit dem linken und rechten Bein. Als zusätzliche Variante können Sie beim Anheben eines Beins auch die Arme nach oben oder nach vorne anheben. Wenn das Bein wieder auf dem Boden aufkommt, nehmen Sie auch die Arme wieder zurück an die Hüften.

ENDPOSITION: Wenn Sie die Bewegung einmal mit dem linken und rechten Bein durchgeführt haben, ist eine Wiederholung geschafft.

ZU BEACHTEN: Bleiben Sie mit dem Oberkörper stabil in der Mitte. Wenn Sie die Arme mitnehmen, darf der Oberkörper auch ein wenig zur Seite schwingen. Achten Sie auf jeden Fall auf die Bauchmuskelspannung, damit die Körpermitte stabil bleibt. Vergessen Sie dabei nicht zu atmen!

TIPP: Auch hier können Sie wieder ohne eine bestimmte Wiederholungszahl einfach auf Zeit arbeiten (z. B. wieder 3 Minuten). Zählen Sie die erreichten Wiederholungen in Ihrer vorgesehenen Zeit.

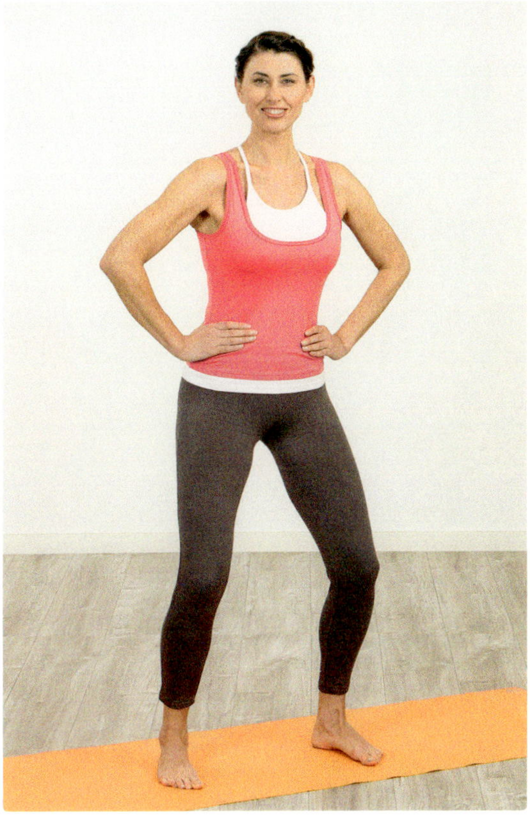

Stabile Körpermitte für mehr Dynamik.

Ferse zum Gesäß.

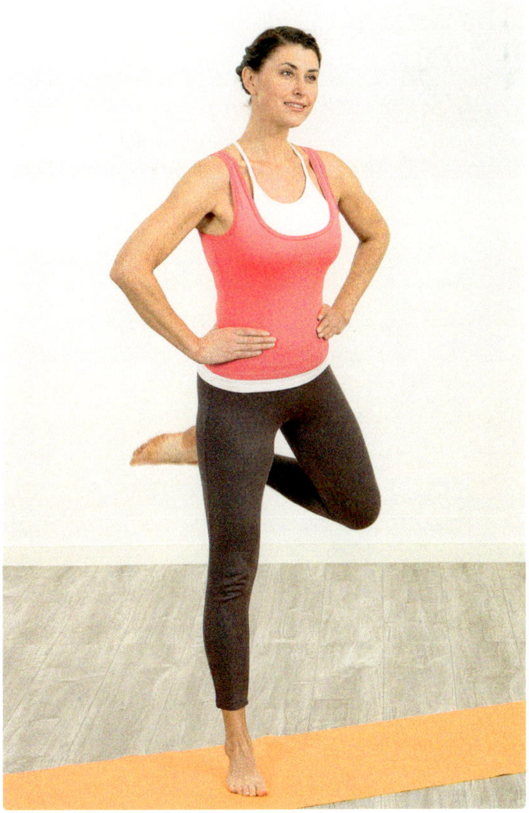

Twister

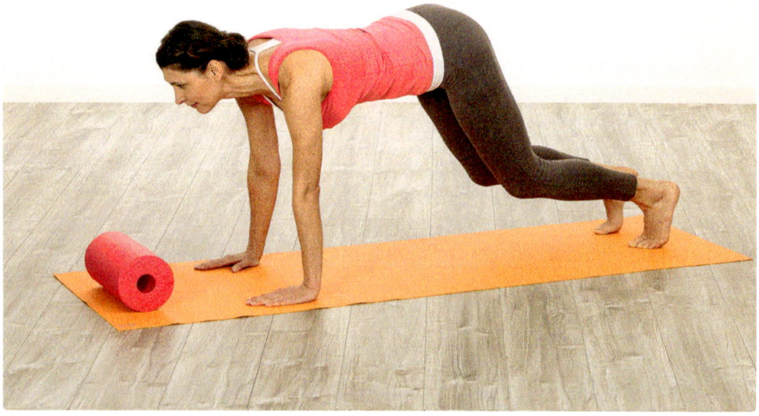

Knie kontrolliert hängen lassen.

Drehen und diagonal strecken.

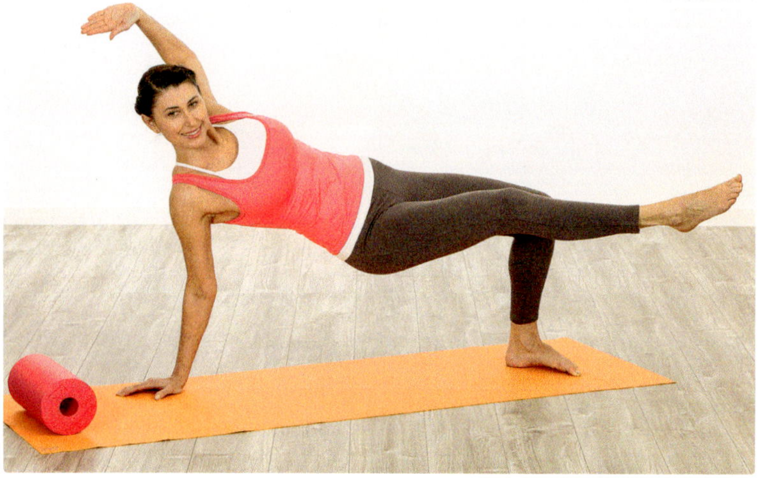

AUSGANGSPOSITION: Sie beginnen im Bärenstand. Die Hände stehen etwas vor den Schultern, die Kniegelenke sind nicht ganz gestreckt. Je weiter Sie die Füße vom Körper weg aufstellen, desto mehr Stabilisationsarbeit muss Ihre Rumpfmuskulatur leisten. Testen Sie, mit welcher Fußstellung Sie die Übung noch korrekt ausführen können.

DURCHFÜHRUNG: Lösen Sie ein Bein und den diagonalen Arm vom Boden (z. B. rechtes Bein und linken Arm). Bewegen Sie den Arm nach oben; dabei bewegt sich das angehobene Bein zwischen dem noch aufgestellten Arm und dem aufgestellten Bein hindurch auf die andere Körperseite. Dabei dreht sich der Oberkörper mit. Halten Sie das Bein kurz (für etwa 3–5 Sekunden) frei schwebend über dem Boden, bevor Sie wieder in die Ausgangsstellung zurückdrehen und die Bewegung mit dem anderen Bein ausführen. Strecken Sie Ihre Wirbelsäule und den Oberkörper am Bewegungsende, wenn Sie die Drehung durchgeführt haben, lang durch.

ENDPOSITION: In der Endposition haben Sie den Oberkörper nach oben aufgedreht und halten ein Bein über dem Boden in der Luft. Wenn Sie nach Ausführung der Übung zu beiden Seiten wieder in der Ausgangsstellung angekommen sind, haben Sie eine Wiederholung absolviert.

ZU BEACHTEN: Spannen Sie die Bauchmuskeln an, um die Körpermitte zu stabilisieren und die Bewegung kontrollieren zu können. Nutzen Sie den angehobenen Arm als Gegengewicht und bremsen Sie die Bewegung sanft vor der Endposition ab, um ein Überdrehen zu vermeiden. Mit zunehmender Übung können Sie die Bewegung auch mit mehr Schwung durchführen oder sogar von einer Seite auf die andere springen. Auch bei dieser Übung können Sie Ihre Wiederholungen für einen bestimmten Zeitraum zählen.

Blackroll-Sprünge

AUSGANGSPOSITION: Diese Sprungübung erfolgt im Stehen. Am besten stehen Sie auf einer Matte, ansonsten besteht eventuell Rutschgefahr. Stellen Sie sich neben die Blackroll. Sprünge sind eine gute Möglichkeit, die Muskeln der Beine im Zusammenspiel mit Gelenken und Nerven zu trainieren, da viele kleine Justierungen (motorische Feineinstellungen) während der Übung erforderlich sind.

DURCHFÜHRUNG: Springen Sie beidbeinig vom Boden ab und setzen Sie über die Rolle. Dann geht es zurück auf die Ausgangsseite. Sie können die Sprünge auch variieren: Versuchen Sie es einbeinig oder setzen Sie die Füße bei der Landung versetzt (einer vorne und einer weiter hinten) auf. Solche Variationen stellen neue koordinative Herausforderungen an ihre Bewegungssteuerung – das Zusammenspiel zwischen Nervensystem und Bewegungsapparat (Muskeln, Faszien und Gelenke) wird gefördert. Auch ein Mitbewegen der Arme bei Sprung intensiviert Ihr Training: Bewegen Sie die Arme dazu nach oben oder zu einer Körperseite.

ENDPOSITION: Die reine Bewegung ist ein Sprung über die Rolle. Wenn Sie wieder auf der Startseite sind, haben Sie eine Wiederholung erledigt. So trainieren Sie in einer Wiederholung beide Körperseiten.

ZU BEACHTEN: Sicherheit geht vor: Achten Sie bei den Übersprüngen auf die Rolle und pausieren Sie, wenn nötig. Wenn Sie aus Erschöpfung falsch landen und dabei auf die Rolle treten, könnten Sie sich verletzen.

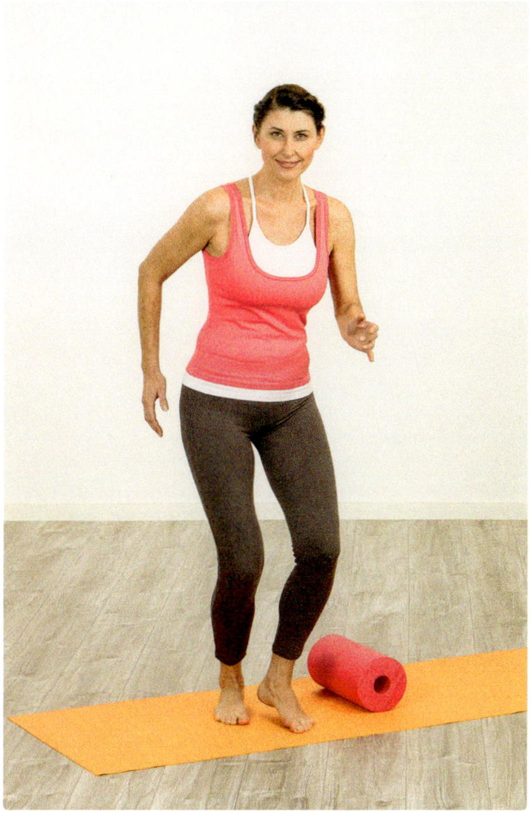

Helfende Armpendel für den Schwung.

Sicheres Überspringen der Rolle.

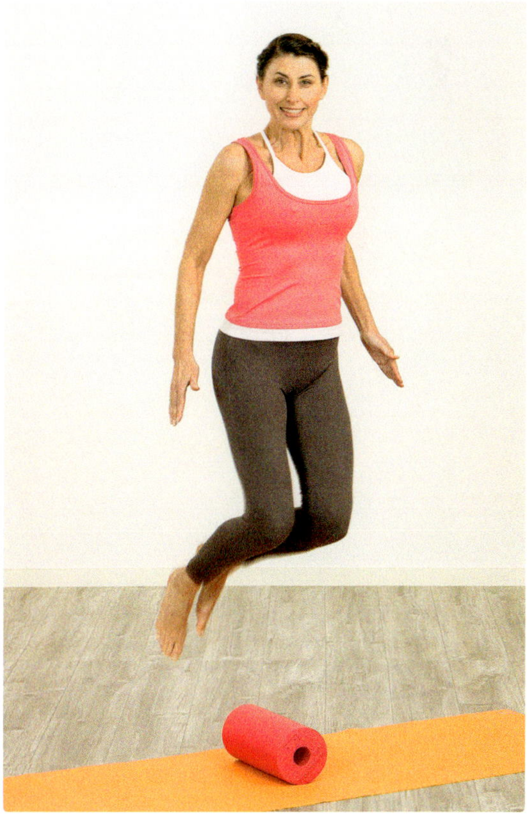

Backline lösen

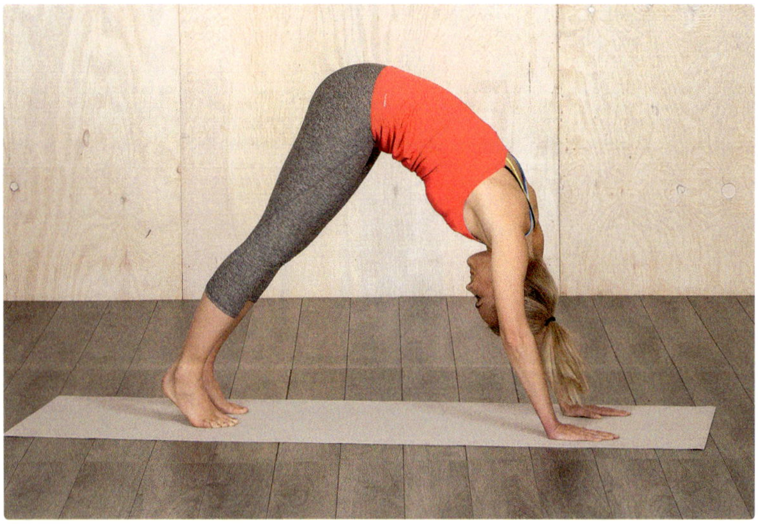

Herabschauender Hund oder Bärenstand – beides löst Verspannung.

AUSGANGSPOSITION: Im Yoga heißt diese Ausgangsposition »der herabschauende Hund«, in der Physiotherapie ist es der »Bärenstand«. Beide Füße und beide Hände stehen auf der Matte. Sie heben das Becken bei gestreckten Beinen nach oben an, der Oberkörper knickt nach unten. In dieser Position sorgen stabile Arme und Beine für die nötige Unterstützung. Den Abstand zwischen Händen und Füßen sollten Sie anfangs so gestalten, dass sich zwischen Oberkörper und Beinen in etwa ein 90-Grad-Winkel ergibt. Später können Sie den Abstand auch kleiner oder größer wählen. Die Füße stehen etwa beckenbreit, die Hände sind etwas mehr als schulterbreit auseinander aufgestellt. Auch diese Position gibt Ihnen viele Möglichkeiten, den Spannungszustand der Faszien zu beeinflussen.

DURCHFÜHRUNG: Heben Sie im Wechsel eine Ferse vom Boden ab. Gleichzeitig dürfen Sie die Knie anbeugen und die Bewegung einen fließenden und elastischen Charakter annehmen. So lassen sich die Beingelenke leicht und locker durchbewegen und sie nehmen die entstehende Drehbewegung bis in das Becken und die Hüften auf. Versuchen Sie, die Drehbewegung bis in den Oberkörper zu fühlen und dort die Wirbelsäule und die Rippen in diese elastische Bewegung miteinzubeziehen.

ZU BEACHTEN: Atmen Sie regelmäßig – und weiter.

Zur Seite zeigen

AUSGANGSPOSITION: Vierfüßlerposition. Strecken Sie Arm und Bein (z. B. den linken Arm mit dem rechten Bein) diagonal aus und stabilisieren Sie sich in dieser Position.

DURCHFÜHRUNG: Bewegen Sie Arm und Bein abwechselnd zur gleichen Seite nach rechts und links (linker Arm und rechtes Bein bewegen sich gleichzeitig zur linken Körperseite hin). Dabei bleibt der Oberarm immer dicht an Ihrem Ohr, Arm und Bein sollten stets in derselben Position gestreckt bleiben. Ihr Oberkörper neigt sich mit einer kleinen seitlichen Biegung in diese Bewegung hinein. Die Körperspannung sorgt für die Bewegungskontrolle der gestreckten Hebel (Arm und Bein). Führen Sie diese Bewegung zur rechten und linken Körperseite hin durch und wechseln Sie dann die Diagonale. Beispiel: linker Arm und rechtes Bein je 3 × 3 Wiederholungen nach rechts und links, dann wechseln.

ENDPOSITION: Wenn sich der Oberkörper nicht weiter zur Seite neigen kann. Halten Sie den Arm und das diagonale Bein gestreckt.

ZU BEACHTEN: Arbeiten Sie mit Vorspannung: Beginnen Sie mit einer Gegenbewegung (3–5 Zentimeter) und beschleunigen Sie dann den Oberkörper, den Arm und das diagonale Bein in die eigentlich anvisierte Bewegungsrichtung.

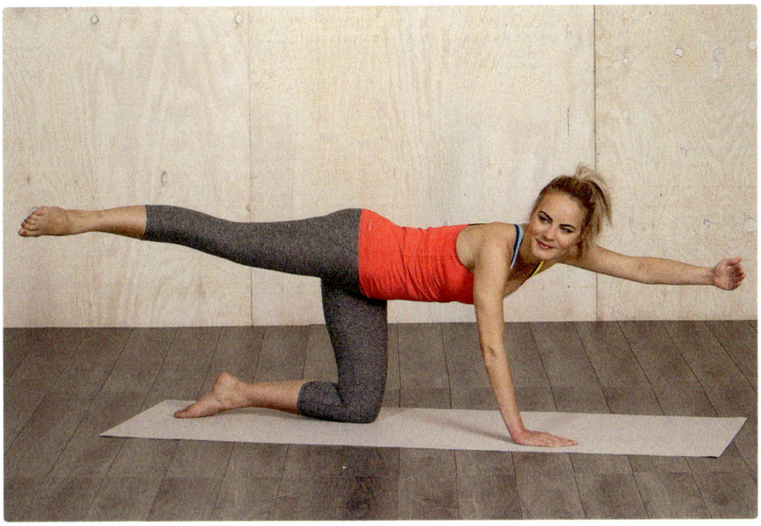

Der Oberarm bleibt dicht an Ihrem Ohr, Arm und Bein sollten stets in derselben Position gestreckt sein.

Arbeiten Sie mit einer aktiven Vorspannung, nutzen Sie eine kleine Gegenbewegung von etwa 3–5 Zentimetern.

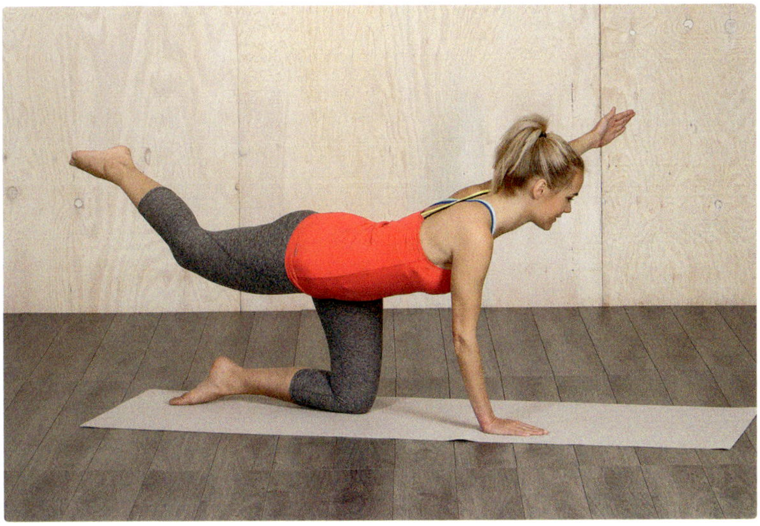

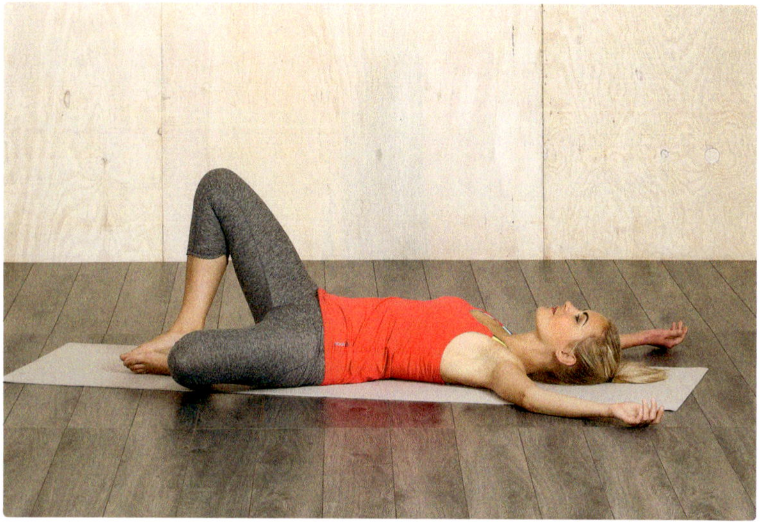

Die Fußsohlen bleiben während der Bewegung in Kontakt und die Arme stabilisieren den Oberkörper.

Treffen Sie nicht zu heftig mit den Beinen auf. Vermeiden Sie ein Hohlkreuz.

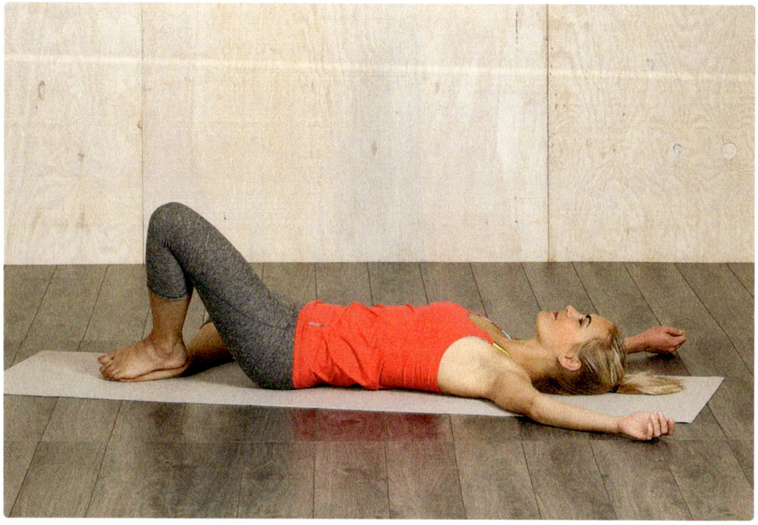

Beckenschaufel

AUSGANGSPOSITION: Legen Sie sich bequem auf den Rücken, stellen Sie die Fußsohlen aufeinander und legen Sie die Arme seitlich nach oben locker auf dem Boden ab.

DURCHFÜHRUNG: Die Fußsohlen bleiben während der gesamten Bewegung in Kontakt und die Arme stabilisieren dabei den Oberkörper. Durch den Kontakt über die Fußsohlen spannen Sie die Beine nach außen auf. Nun drehen Sie Ihr Becken mitsamt den Beinen von rechts nach links, bis Sie der Bodenkontakt stoppt. Beginnen Sie mit einer langsamen und kontrollierten Drehung des Beckens. Ist Ihre Bewegungskontrolle schon besser geworden, darf die Übung schneller werden und soll es auch. Kurze und schnelle Bewegungen sorgen für mehr Aktivität im Muskel-Nerv-Kontakt und geben Ihnen mehr Stabilität im Sport.

ENDPOSITION: Sie haben das Ende der eigentlichen Bewegung erreicht, wenn Sie mit der Außenseite eines Oberschenkels auf dem Boden angekommen sind.

ZU BEACHTEN: Vermeiden Sie zu hartes Auftreffen der Beine auf dem Boden bei der Drehbewegung. Achten Sie auch auf die Haltung der Wirbelsäule und verhindern Sie eine zu starke Hohlkreuzbildung.

Körperquirl

AUSGANGSPOSITION: Vierfüßlerstand. Nun bewegen Sie einen Arm unter dem anderen hindurch und legen Ihre Schulter (und den Arm) auf dem Boden ab. Stabilisieren Sie diese Position und strecken Sie ein Bein, vom Boden abgehoben, lang nach hinten aus.

DURCHFÜHRUNG: Nun können Sie mit dem angehobenen und gestreckten Bein einige Bewegungsvarianten durchführen. Bewegen Sie das gestreckte Bein abwechselnd nach links und rechts. Halten Sie dabei das gestreckte Bein immer parallel zum Boden. Becken und Oberkörper dürfen der Bewegung durch eine leichte Drehung folgen. Sie können auch das Knie abwechselnd beugen und strecken. Zurück in der Ausgangsposition, legen Sie den anderen Arm auf die andere Seite vor und beginnen zur anderen Seite.

ENDPOSITION: Wenn sich Becken und Wirbelsäule der Beinbewegung anschließen, aber Sie das Gleichgewicht halten können.

ZU BEACHTEN: Kontrollieren Sie die Hebelwirkung des gestreckten Beins, vermeiden Sie zu Beginn schwungvolle Bewegungen. Wenn das Timing stimmt, können Sie schneller werden – auch wieder mit einer vorbereitenden Gegenbewegung des Beins starten, um die Elastizitätskräfte zu steigern.

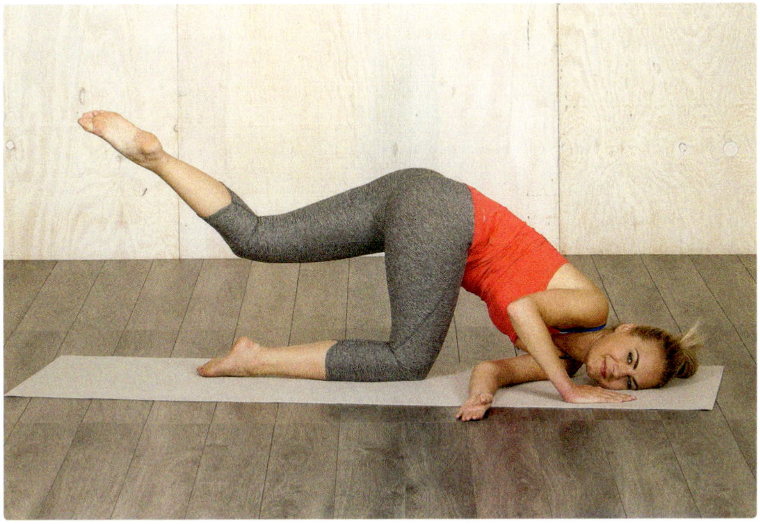

Bewegen Sie das gestreckte Bein nach links und rechts, bleiben Sie dabei parallel zum Boden.

Kontrollieren Sie die Hebelwirkung des gestreckten Beins, starten Sie langsam, nicht schwungvoll.

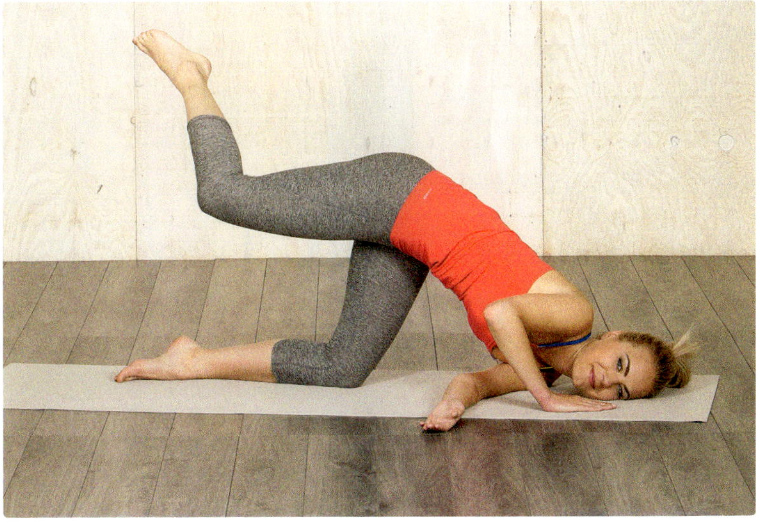

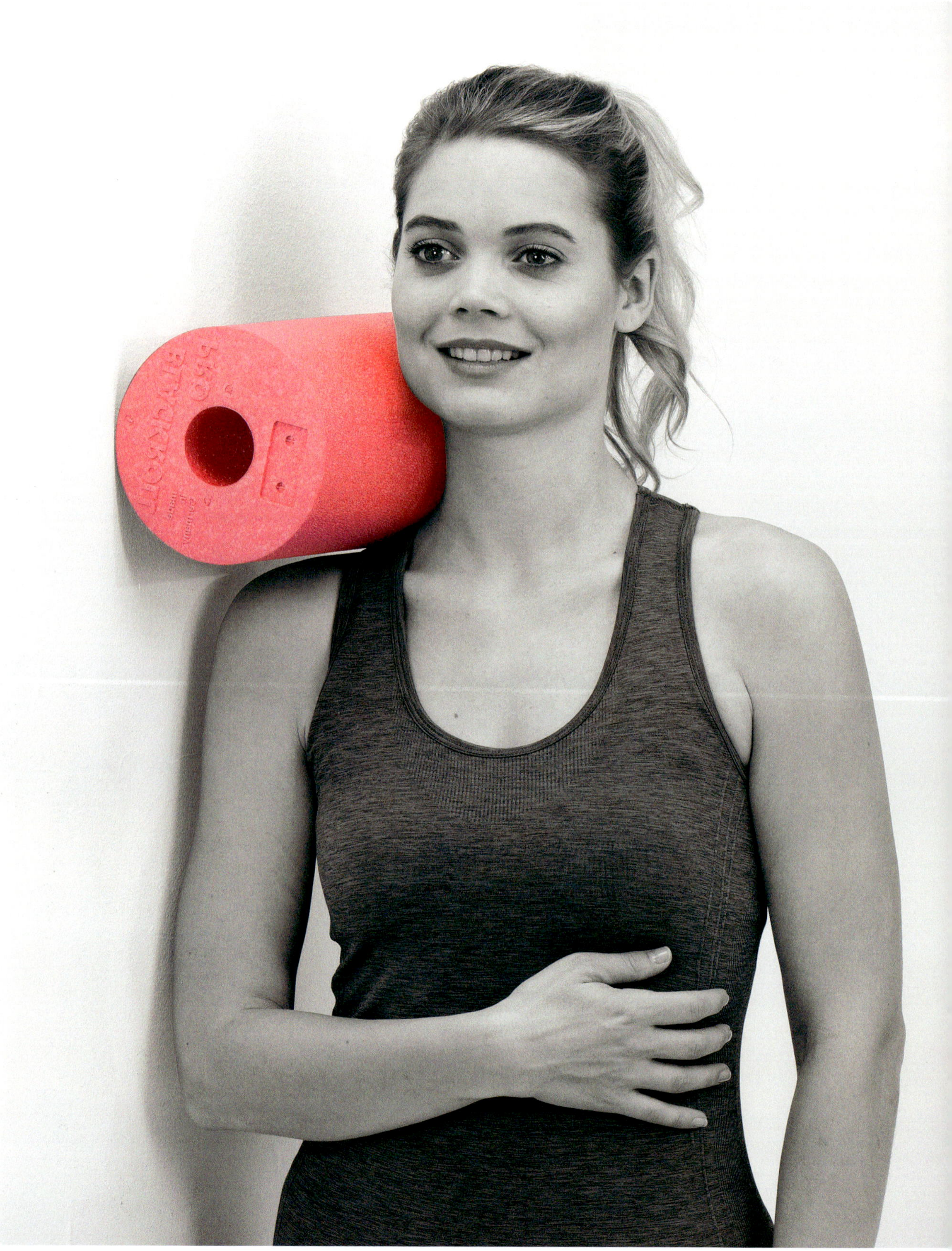

HALS & NACKEN

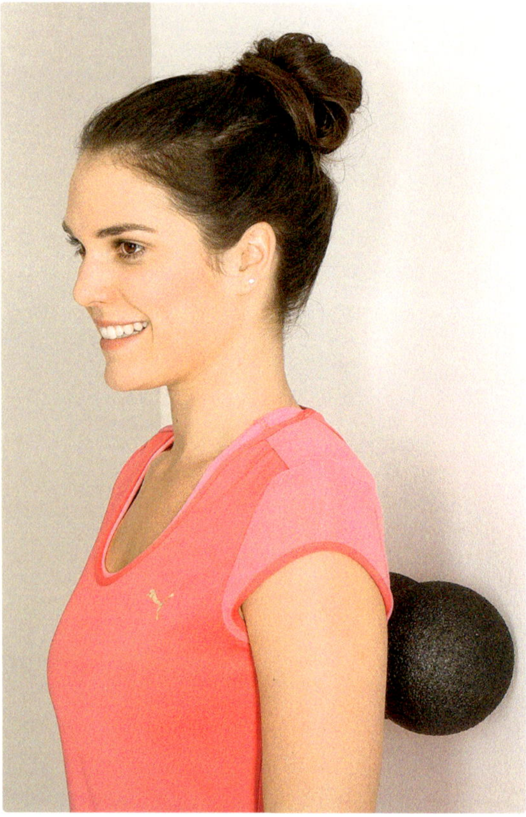

Wirbelsäule mobilisieren mit dem Duo Ball: Der Duo-Ball eignet sich hervorragend für die Wirbelsäule, weil er die Dornfortsätze etwas entlastet.

Rollout der Halswirbelsäule: Der Blackroll-Duo-Ball passt sich perfekt der Form der Halswirbelsäule an.

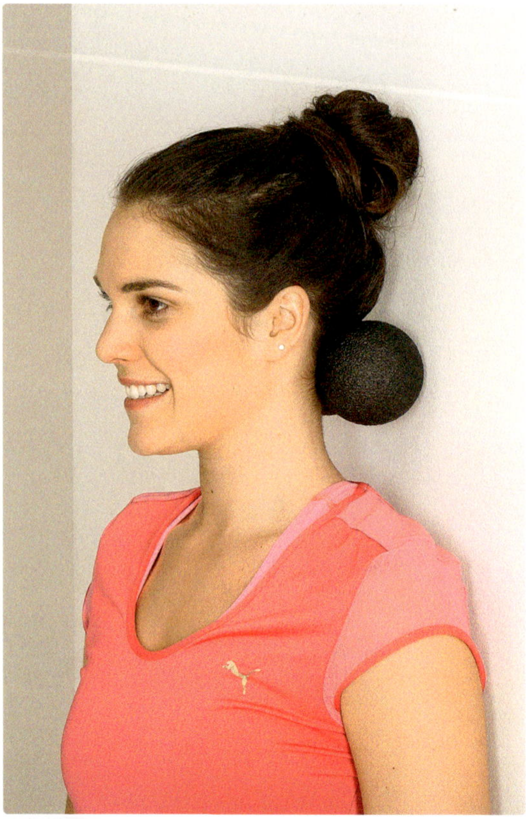

Wirbelsäule mobilisieren

- Brustwirbelsäule: Legen Sie den Duo-Ball so in den Rücken, dass er neben der Wirbelsäule liegt. Sparen Sie die Mitte, die Knochen der Wirbelsäule aus. So klemmen Sie den Duo-Ball zwischen Rücken und Stuhllehne ein. Nun bewegen Sie den Oberkörper über den Duo-Ball nach hinten: Sie strecken den Rücken nach hinten. Führen Sie dabei kleine Bewegungen durch und wiederholen Sie die Übung in unterschiedlichen Höhen der Wirbelsäule.

- Halswirbelsäule: Sie ist ein klarer Fall für den Blackroll-Duo-Ball – das liegt an seiner Form. Positionieren Sie die Rolle in der hinteren Halsbeuge. Über kleine Kniebeugen rollen Sie die Halswirbelsäule aus. Seien Sie zu Beginn vorsichtig und bringen Sie noch keine zu hohen Druckkräfte auf. Grundsätzlich können Sie diese Übung auch mit der großen Blackroll durchführen, wobei Sie jedoch im Bereich der Halswirbelsäule äußerst vorsichtig vorgehen sollten.

Triggern am Rumpf

In der Körperregion zwischen den Schulterblättern sammeln sich viele Spannungen, die die Wirbelsäule (Hals- und Brustwirbelsäule) in ihrer Beweglichkeit einengen können.

- Positionieren Sie den Ball zwischen Schulterblatt und Wirbelsäule und legen Sie sich darauf. Halten Sie den Druck für 40–90 Sekunden. Danach legen Sie den Ball etwas tiefer an der Wirbelsäule wieder zwischen Schulterblatt und Wirbelsäule unter und halten den Druck wieder. So verfahren Sie an drei bis vier Punkten auf der rechten Seite der Wirbelsäule und wiederholen dieses Vorgehen auf der linken Seite.

Der Druck wird anfangs sicherlich schmerzhaft sein. Der Schmerz lässt erfahrungsgemäß nach wenigen Minuten deutlich nach. Sie können auch die Intensität der Druckwirkung mit konzentrierten Atemzügen beeinflussen. Atmen Sie tief ein und versuchen Sie, den Atem an die Druckstelle zu lenken.

WEITERE MÖGLICHKEITEN, DIE ÜBUNG ZU BEEINFLUSSEN:

- Machen Sie kleine Bewegungen mit den Armen.
- Bewegen Sie die Schultern nach oben und unten.
- Bewegen Sie die Beine (stellen Sie z. B. einen Fuß auf dem Boden auf).
- Stellen Sie beide Beine auf und kippen Sie die Beine nach rechts und links.

VARIANTE: Auch die Brustmuskulatur verspannt sich schnell. Das kann sogar dazu beitragen, dass sich die Körperhaltung verändert und die Schultern bleibend nach vorne gezogen sind. Legen Sie den Ball zwischen die Brustmuskulatur (vor der Schulter) und den Boden. Halten Sie den Druck für 40–90 Sekunden. Sie können auch wieder kleine Bewegungen auf dem Ball durchführen.

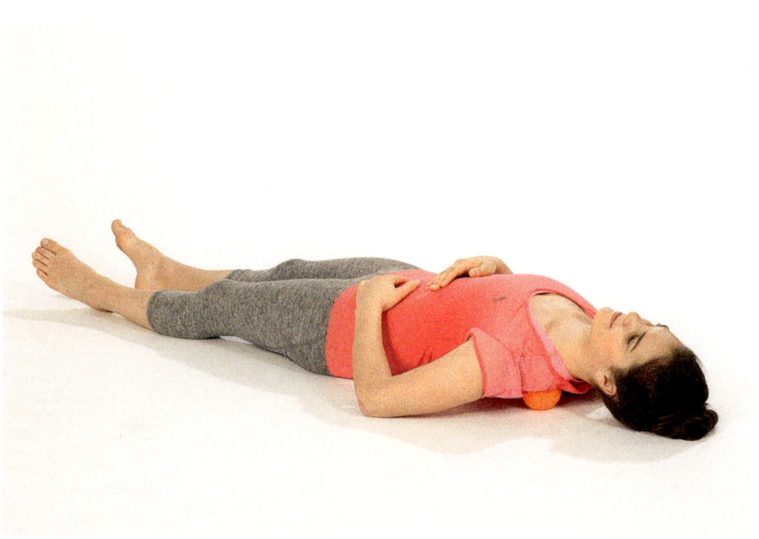

Triggern an Rücken und Schulter: Versuchen Sie bei dieser Übung, mit dem Atmen zu arbeiten.

Triggern am Brustmuskel: den Kopf dabei ablegen.

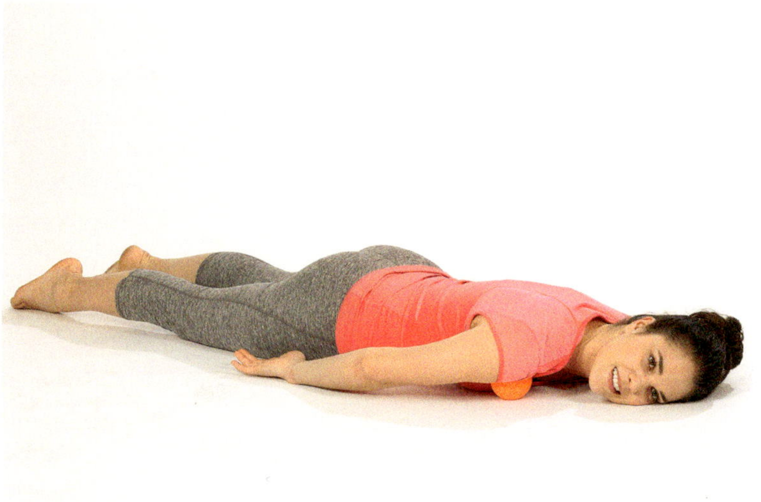

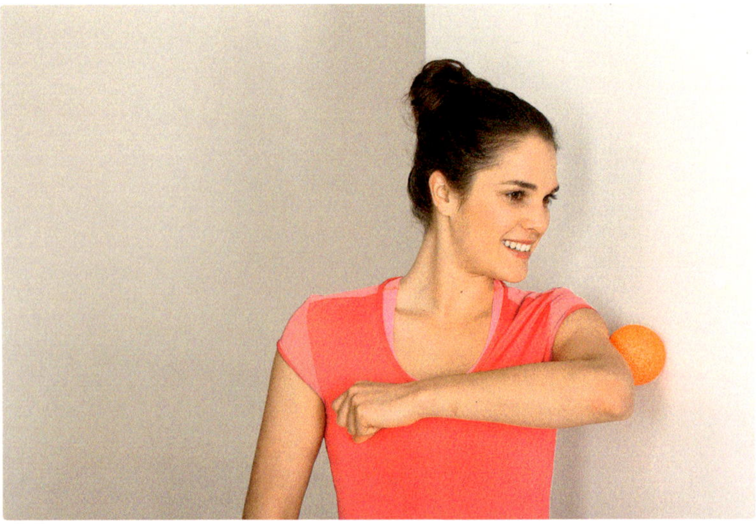

Triggern an der Schulter im Stehen: Achten Sie darauf, dass Sie in geradem Abstand von der Wand stehen und nicht etwa nach vorne gebeugt oder mit den Füßen direkt an der Wand.

Triggern an der Schulter: Um etwas Druck vom Ball zu nehmen, können Sie den oberen Arm aufstützen und darüber regulieren.

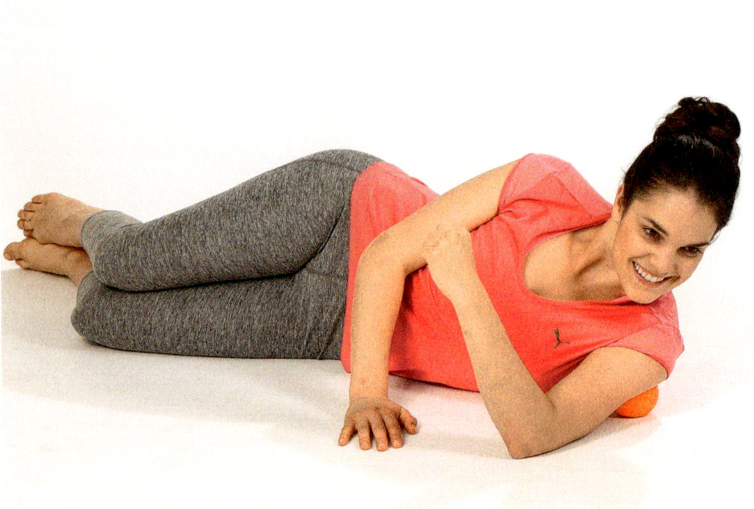

Triggern an der Schulter

Die Trigger-Technik mit dem Blackroll-Ball können Sie für die Schulter sehr gut im Liegen (Seitlage) oder im Stehen anwenden.

- Legen Sie den Ball an einem unangenehmen oder schmerzhaften Druckpunkt an. In Seitlage klemmen Sie den Ball zwischen Schulter und Boden. Der Oberarm zeigt dabei vom Körper weg.

Nun können Sie den Druck dosieren, indem Sie mehr oder weniger Körpergewicht auf den Ball verlagern. Halten Sie den Druck für 40–90 Sekunden und achten Sie auf Veränderungen: Die Muskulatur wird entspannter, der Druck lässt nach …

VARIANTE: Klemmen Sie den Ball zwischen Schulter und Wand ein. Sie können die Trigger-Technik auch mit kleinsten Bewegungen verbinden. Beispiel: Halten Sie im Ellbogengelenk etwa 90 Grad ein. Nun bewegen Sie den Unterarm nach innen und außen, sodass sich der Oberarm dreht. Führen Sie diese Bewegung sehr klein aus.

Nacken massieren

Wäre es nicht klasse, Sie könnten die Verspannungen einfach aus dem Nacken rollen wie die Klümpchen aus einem Teig? Sozusagen ein Verspannungsteigroller zum persönlichen Gebrauch. Genau das ist mit der Blackroll Mini und einem kleinen Stab (Kochlöffel) möglich. Die kleine Blackroll ermöglicht so ein einfaches Rollout nach dem Teigprinzip.

AUSGANGSPOSITION: Stecken Sie den Kochlöffel durch die Bohrung der Blackroll Mini und halten Sie die Enden fest. Für diese Übung können Sie stehen oder sitzen. Halten Sie Ihren Nacken lang dabei (nehmen Sie das Kinn Richtung Hals und strecken Sie den Hinterkopf Richtung Decke), dann vergrößern Sie die Rollfläche für Ihren Verspannungsroller. Sie können auch während des Rollouts den Kopf etwas drehen oder ihn zur Seite neigen. So kommen Sie an immer neue verspannte Stellen heran und können dort ebenfalls für Entspannung und mehr Beweglichkeit sorgen.

BEWEGUNG: Nun können Sie mit Ihrem Verspannungsroller den gesamten Nacken (seitlich, hinten) abrollen und die Druckrichtung dabei immer variieren und kontrollieren. Rollen Sie in beide Richtungen (nach oben und unten) am Nacken.

ENDPOSITION: Jeweils am Schultergürtel oder am knöchernen Hinterkopf stoppen Sie das Rollout und kehren in die Ausgangsposition zurück.

STABILISATIONSÜBUNG: Klemmen Sie einen kleinen Ball unter das Kinn. Beugen Sie den Kopf nicht zu weit nach vorn, halten Sie den Nacken aufgerichtet. Nun können Sie z. B. den Kopf drehen, ohne den Ball zu verlieren. Auch dergestalt hinsetzen und aufstehen fordern heraus.

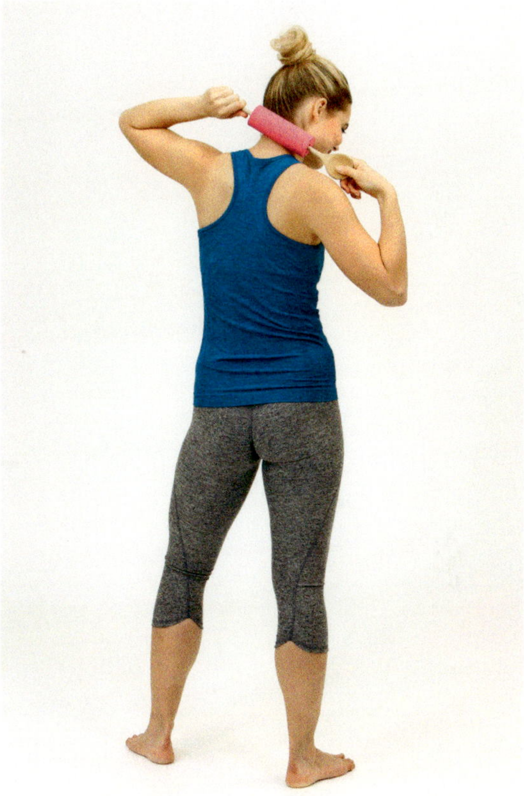

Drehen Sie den Kopf oder neigen Sie ihn während des Rollouts. Stoppen Sie die Bewegung am Schultergürtel oder am knöchernen Hinterkopf.

Kopfgelenke stabilisieren

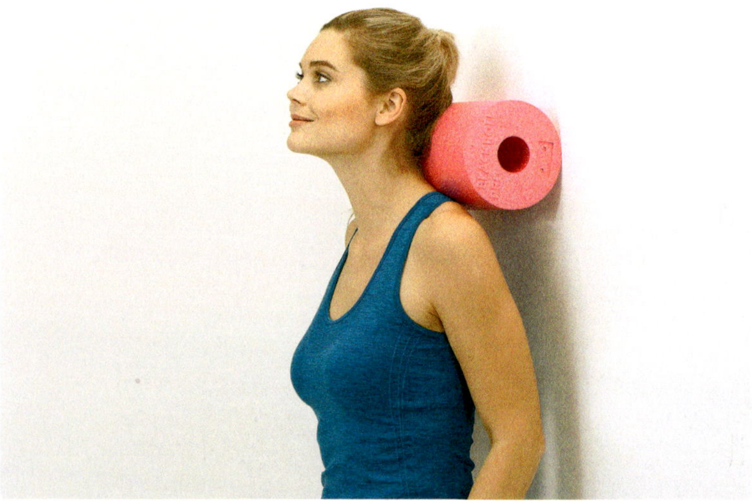

Halten Sie die Nickbewegung klein. Es reicht, wenn Sie die Rollbewegung der Blackroll gerade noch wahrnehmen.

Mit der Nickbewegung (Sie richten dabei den Blick gen Boden) rollen Sie die Rolle nach oben.

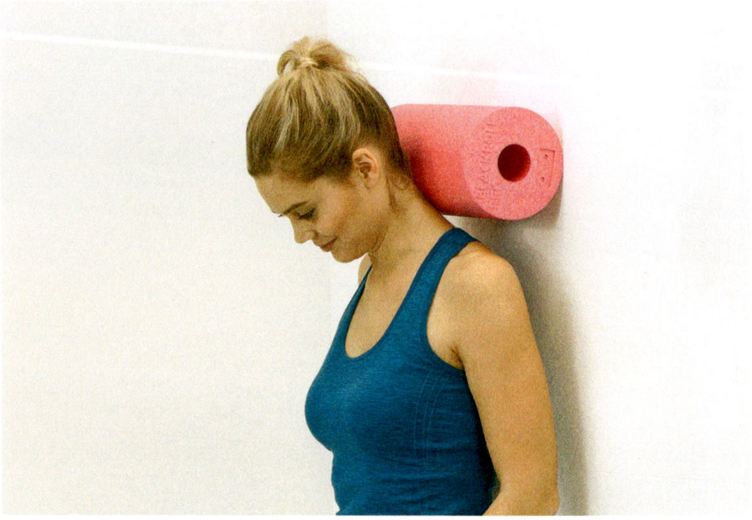

Mit der kleinen »Nickbewegung« stabilisieren Sie vornehmlich die oberen Kopfgelenke. Sie bringt die kurzen Nackenstreckmuskeln in eine angenehme Verlängerung, die Sie mit kleinen Rollout-Bewegungen noch zusätzlich entspannen können. Die Nackenbeuger auf der Vorderseite sind oft eher schwach, werden so aber intensiv aktiviert und müssen in die Bewegung eingreifen – ob sie wollen oder nicht.

AUSGANGSPOSITION: Sie stehen mit dem Rücken zur Wand, haben die Knie nur leicht gebeugt und die Rolle am Hinterkopf zwischen Wand und Kopf eingeklemmt. Das Becken/Gesäß können Sie bei dieser Übung gerne an der Wand ablegen. Positionieren Sie die Rolle so, dass sie sich noch leicht über den Hinterkopf in den oberen Nacken rollen lässt.

BEWEGUNG: Mit einer kleinen »Nickbewegung« des Kopfs (der oberen Kopfgelenke) rollen Sie den Hinterkopf sanft über die Rolle. Die Nickbewegung müssen Sie wirklich klein halten. Sie soll gerade einmal so groß sein, dass Sie die Rollbewegung der Blackroll noch wahrnehmen. Es handelt sich dabei um eine Bewegung zwischen Kopf und Nacken, so als würde sich der Kopf auf dem Nacken drehen. Stellen Sie sich eine Kette mit drei Perlen vor: Kopf, Nacken und Rumpf. Nun findet die Bewegung zwischen den Perlen Kopf und Nacken statt. Mit der Nickbewegung (Sie richten dabei den Blick gen Boden) rollen Sie die Rolle nach oben. Wenn Sie den Kopf wieder anheben (der Blick geht geradeaus), rollen Sie nach unten ab. Betonen Sie ruhig versuchshalber beide Richtungen des Rollouts (nach oben und nach unten) mit dem Druck in die Rolle. Testen Sie, welche Richtung für Sie angenehmer ist.

ENDPOSITION: Die Rollout-Bewegung ist zu Ende, wenn Sie das Gefühl eines »langen Nackens« erreicht haben. Wenn die Rolle gerade über den knöchernen Wulst am Hinterkopf rutschen möchte, können Sie die Bewegung stoppen.

Rückseitigen Nacken ausrollen

Vor allem die im rückseitigen Nacken liegenden Streckmuskeln neigen dazu, sich anzuspannen, was schnell zu Kopf- oder Gesichtsschmerzen führen kann. Kennen Sie das Gefühl, wenn sich die Spannung von hinten wie eine Kapuze über Nacken, Kopf bis in die Stirn ausbreitet? Dann ist diese Übung ideal für Sie.

AUSGANGSPOSITION: Sie stehen mit dem Rücken zur Wand, die Füße sind etwa eine Fußlänge von der Wand entfernt und Sie haben die Rolle im Nacken. Je weiter Sie die Füße von der Wand entfernt aufstellen, desto intensiver wird der Druck, den Ihr Körper auf die Rolle bringt. Holen Sie Ihr Kinn etwas nach vorn unten und halten Sie den Nacken dadurch lang. In der Nackenregion benötigen Sie keinen sehr intensiven Druck für ein effektives Rollout. Dieser Bereich ist da eher etwas sensibel.

BEWEGUNG: Geben Sie einen noch angenehmen Druck auf die Rolle und versuchen Sie, diesen Druck möglichst flächig zu halten. Warten Sie eventuell mit der ersten Rollout-Bewegung so lange, bis sich Ihr Nacken etwas an den Druck gewöhnt hat.

Dann starten Sie: Für das Rollout haben Sie die Rolle im Nacken, knapp oberhalb der Schultern. Wenn Sie nun in die Knie gehen (mit leichtem Druck), rollen Sie die Faszie nach oben durch. Sie können mit der Übung auch umgekehrt verfahren. Dann beginnen Sie mit gebeugten Knien, mit der Rolle knapp unterhalb des Hinterkopfs. Mit der Kniestreckung rollen Sie nun nach unten (Richtung Schultern) ab. Sie können auch den Kopf etwas dabei drehen.

ENDPOSITION: In der ersten Version, wenn Sie nach oben abrollen, endet das Rollout am Hinterkopf. In der zweiten Version endet das Rollout an der Schulter. Stoppen Sie hier und kommen Sie in Ihre Ausgangsposition zurück.

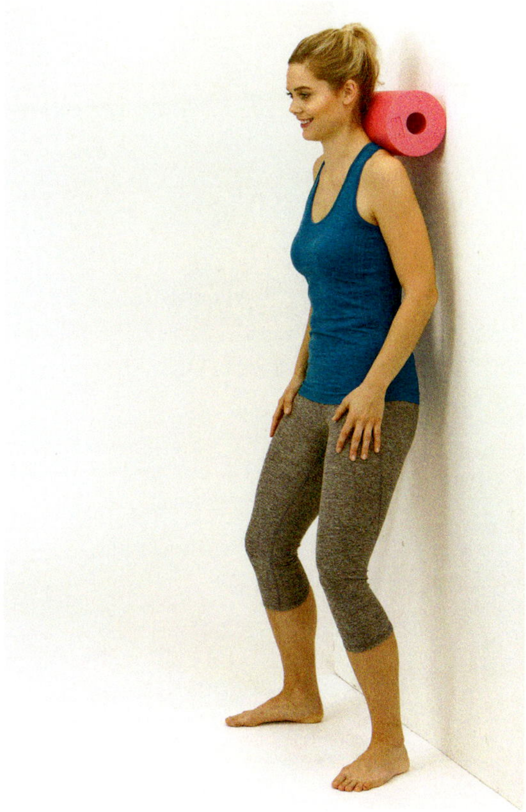

Beginnen Sie vorsichtig. Gewöhnen Sie Ihren Nacken an die Arbeit mit einer kleinen Vorübung.

Wirbelgelenke mobilisieren

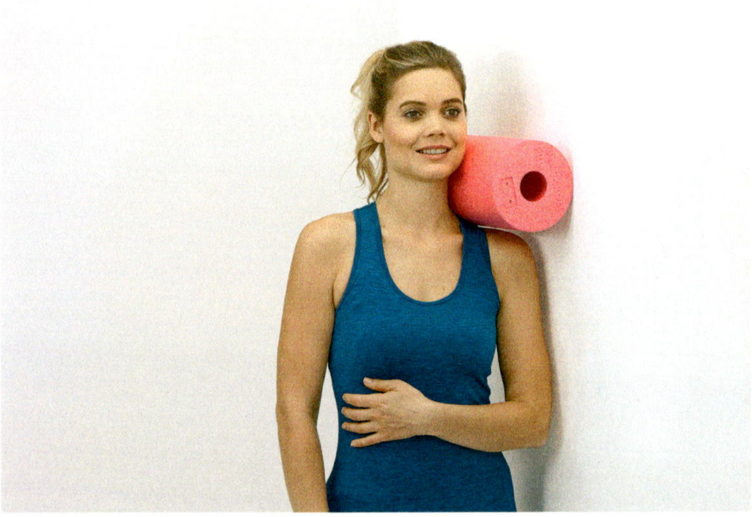

Suchen Sie die Stelle, die besonders schmerzhaft ist. Bauen Sie anfangs aber keinen zu hohen Druck auf.

Sie »knicken« (oder beugen) den Nacken seitlich an. Beginnen Sie zuerst mit einer kleinen Bewegung.

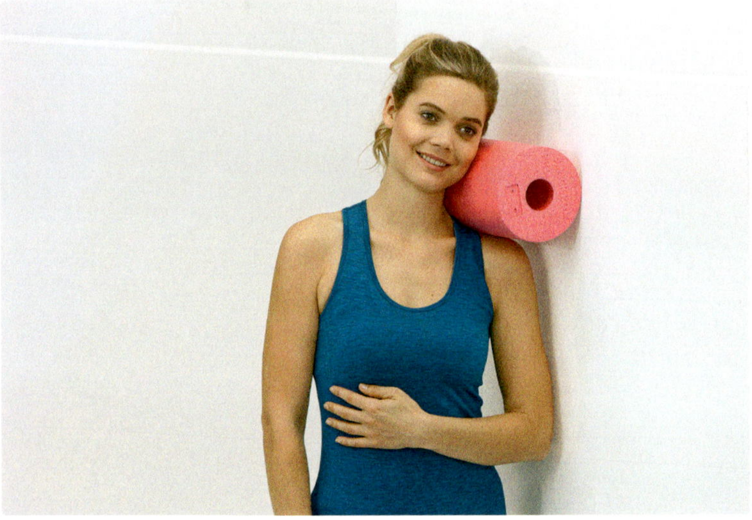

Die Faszienrolle können Sie auch sehr gut als Instrument für die Mobilisation nutzen. So können Sie die Wirbelgelenke der Halswirbelsäule über die Rolle (als »Umlenkrolle«) bewegen und lockern. Darüber bringen Sie gezielte Bewegungsreize in die Gelenke und erreichen mehr Beweglichkeit, bessere Bewegungskontrolle und reduzierte Schmerzen.

AUSGANGSPOSITION: Sie stehen seitlich an der Wand und haben die Rolle an der Stelle am Nacken platziert, an der Sie Ihre Bewegungsstörung (z. B. Schmerz oder Steifigkeit) spüren. Dazu benötigen Sie vorerst noch keinen starken Druck auf die Rolle. Sie können Ihre Füße also näher an die Wand setzen.

Die Füße stehen nebeneinander oder in einer leichten Schrittstellung.

BEWEGUNG: Bewegen Sie den Kopf über die Rolle in Richtung Wand. Dabei »knicken« Sie – oder besser: beugen – den Nacken seitlich an. Sie können diese Übung anfangs mit einem kleinen Ausmaß der Bewegung vornehmen. Mit der Zeit, wenn sich die Übung bei Ihnen bewährt hat, vergrößern Sie das Bewegungsausmaß langsam, aber kontinuierlich. Achten Sie auch auf ein angenehmes Bewegungstempo und vermeiden Sie ruckartige Bewegungen.

ENDPOSITION: Sie haben das Ende der Bewegung erreicht, wenn sich das Ohr der Rolle angenähert hat. Das merken Sie daran, dass keine weitere harmonische Beugung zur Seite mehr möglich. Stoppen Sie die Bewegung an dieser Stelle und kehren Sie in die Ausgangsposition zurück.

Seitlichen Nacken ausrollen

Ein Rollout für den Nacken ist grundsätzlich eine angenehme Sache. Dabei können Sie die Nackenmuskulatur und die zugehörigen Fasziensysteme ordentlich durcharbeiten. Gerade der Nacken ist im Alltag hohen Belastungen ausgesetzt und fühlt sich oft an, als sei er durch den Wolf gedreht worden. Nicht zuletzt ist der Nacken auch häufig Ausgangspunkt für Kopfschmerzen. Das liegt an den veränderten Faszienzügen und daraus resultierenden Irritationen der Nerven.

AUSGANGSPOSITION: Für diese einfache Rollout-Übung können Sie im Stehen loslegen. Der Abstand der Füße zur Wand beeinflusst die Intensität des Rollouts: Je weiter die Füße von der Wand entfernt stehen, desto mehr Druck kommt in die Rolle. Sie stehen seitlich zur Wand und klemmen die Blackroll zwischen Wand und Ihre Nackenseite. Beginnen Sie direkt auf der Schulter mit der Übung. Das heißt, die Rolle liegt auf Ihrer Schulter dicht am seitlichen Nacken. Die Füße haben Sie entweder nebeneinander oder in einer leichten Schrittstellung stehen. Dabei nehmen Sie immer das Bein, das dichter an der Wand steht, nach vorn.

BEWEGUNG: Sie gehen langsam in die Knie und rollen dabei den seitlichen Nacken nach oben ab. Achten Sie darauf, die Rolle immer in engem Kontakt zum seitlichen Nacken zu halten. Vermeiden Sie zu viel Druck zu Beginn. Gewöhnen Sie sich erst für eine Weile an diese neue Übung und erhöhen Sie Druck und Intensität langsam. Später können Sie auch den Kopf und den Nacken etwas seitlich drehen, um so an andere Stellen mit dem Rollout zu gelangen. Je mehr Fläche Sie ausrollen, desto effektiver wirkt die Übung. Machen Sie wirklich kleine Bewegungen.

ENDPOSITION: Das Rollout endet, wenn die Rolle knapp unter dem Hinterkopf (knapp vor dem Unterrand des Ohrläppchens) angekommen ist. Stoppen Sie die Bewegung und gehen Sie in die Ausgangsposition zurück.

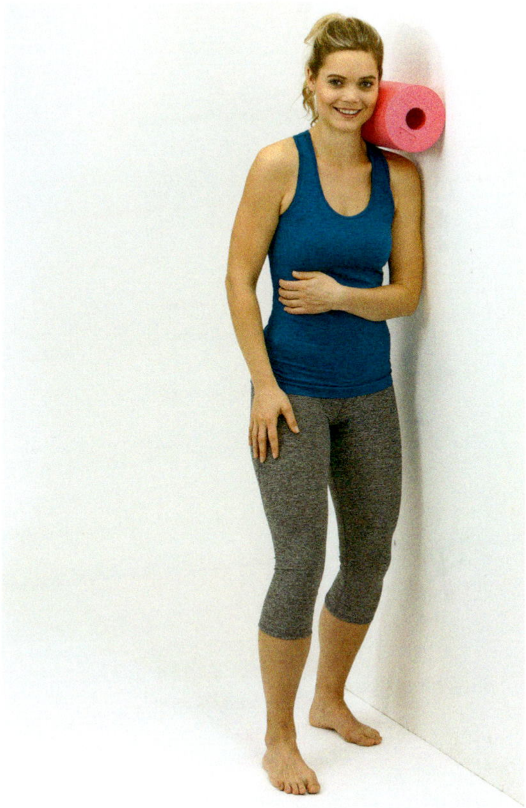

Die Intensität der Übung regulieren Sie darüber, wie weit Ihre Füße von der Wand wegstehen.

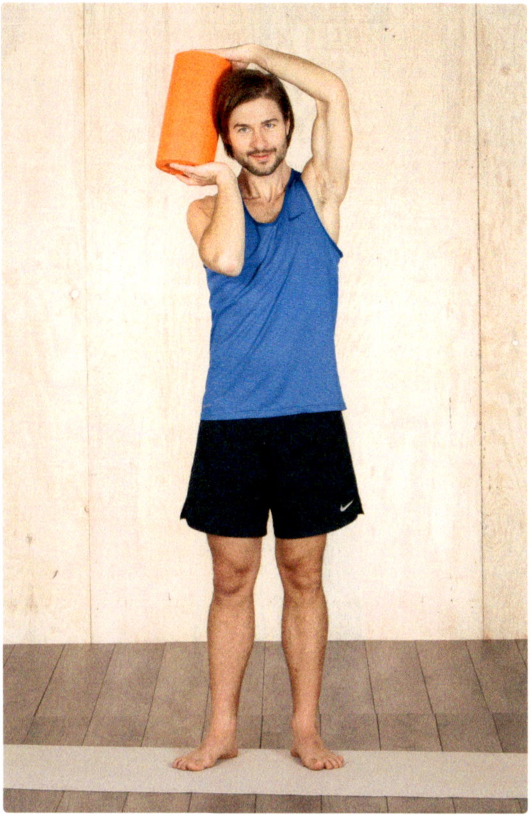

Variieren Sie die Bewegungsgeschwindigkeit, die Armposition und zwischendurch die Bewegungsrichtung.

Stabilisieren Sie Ihre Körperlängsachse vom Becken hinauf bis in den Nacken.

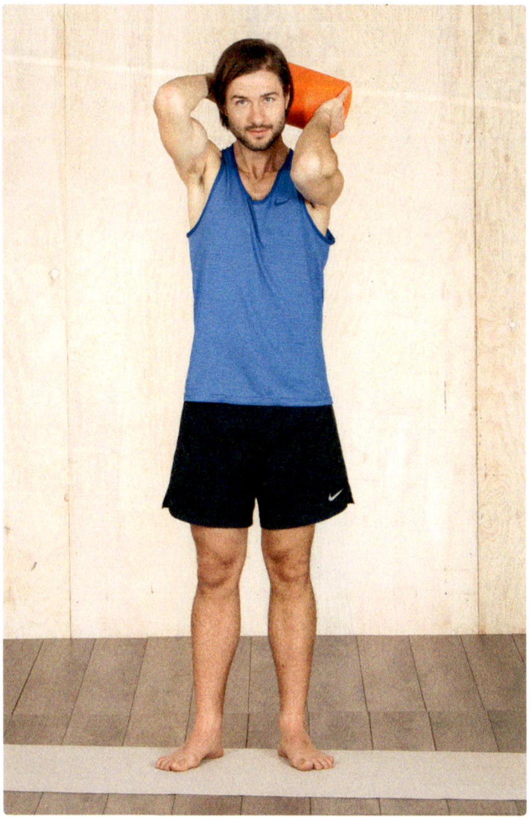

Blackroll kreisen

AUSGANGSPOSITION: Im Stehen halten Sie die Blackroll mit beiden Händen. Grundsätzlich können Sie diese Übung auch im Sitzen durchführen. Alternativ zur Blackroll eignen sich für diese Übung ein Handtuch oder ein Holzstab.

DURCHFÜHRUNG: Lassen Sie nun die Blackroll um Ihren Kopf kreisen. Führen Sie dazu beide Arme mit der Rolle seitlich am Kopf vorbei, bewegen Sie die Rolle am Hinterkopf vorbei auf die Gegenseite und bringen Sie sie hier wieder nach vorn. Halten Sie dabei den Kopf in der neutralen aufgerichteten Position. Variieren Sie auch die Bewegungsgeschwindigkeit und die Armposition (z. B. können Sie Ihre Ellbogen weiter nach hinten drücken oder einfach weiter vorn halten). Ändern Sie zwischendurch die Bewegungsrichtung mit der Rolle (von links nach rechts – von rechts nach links um den Kopf herum geben).

ENDPOSITION: Das Ende der Bewegung ist erreicht, wenn Sie wieder in der Ausgangsposition sind.

ZU BEACHTEN: Stabilisieren Sie Ihre Körperlängsachse vom Becken hinauf bis in den Nacken durch eine angemessene Rumpfspannung, die Ihnen aber noch genügend Freiraum für Bewegungen lässt.

Stehender Schwungliegestütz

AUSGANGSPOSITION: Sie stehen an der Wand und stützen sich mit beiden Händen ab. Alternativ können Sie diese Übung auch während Ihres Trainings an einem Baumstamm oder einer Hauswand machen.

DURCHFÜHRUNG: Lassen Sie Ihren Oberkörper ein wenig gegen die Wand sinken (vorbereitende Gegenbewegung, um die elastischen Kraftfähigkeiten der Faszienketten zu nutzen). Nehmen Sie den so generierten Schwung für die nun folgende Abstoßbewegung: Stoßen Sie sich von der Wand ab und fangen Sie sich wieder mit beiden Armen ab. Sie können diese Übung auch mit nur einem Arm machen. Oder Sie stoßen sich mit beiden Armen ab und fangen sich mit nur einem Arm wieder auf (oder umgekehrt).

ENDPOSITION: Das Ende der Bewegung ist die gestützte Körperposition nach dem Abfangen der Stoßbewegung.

ZU BEACHTEN: Halten Sie Ihren Oberkörper möglichst gerade, kontrollieren Sie Ihre dynamische Rumpfspannung während der Durchführung.

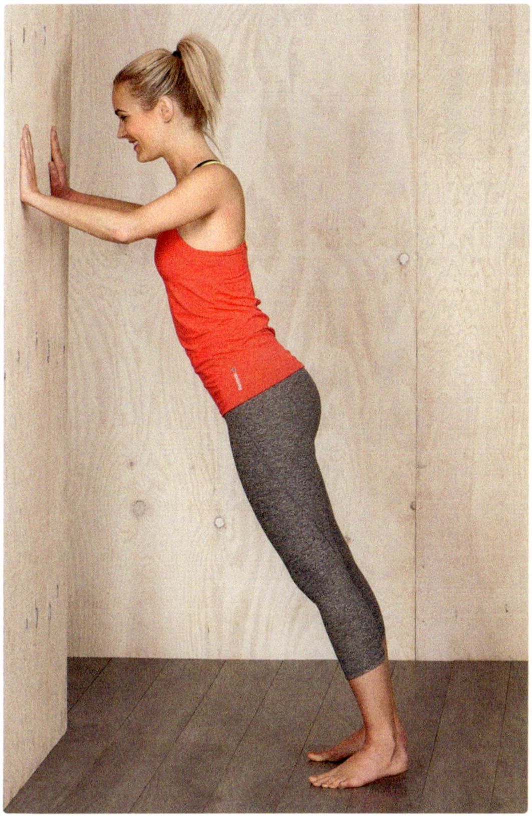

Als vorbereitende Gegenbewegung sinkt Ihr Oberkörper ein wenig gegen die Wand.

Halten Sie den Oberkörper gerade, kontrollieren Sie die Muskelspannung.

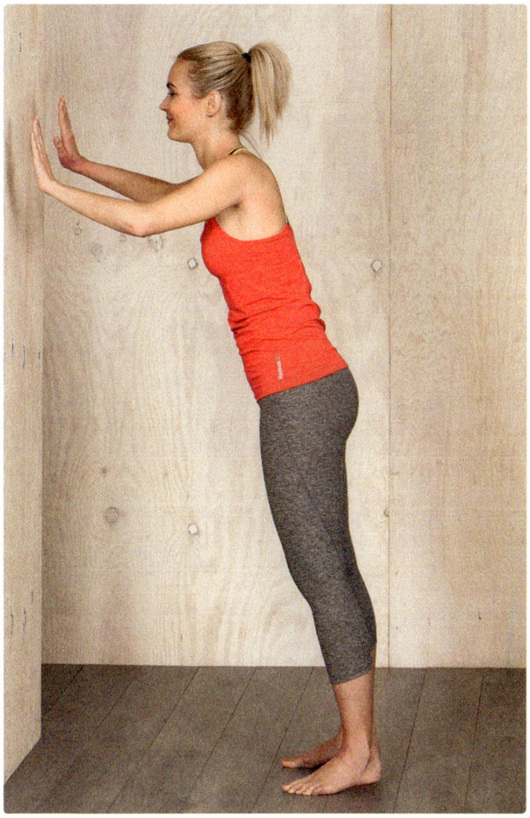

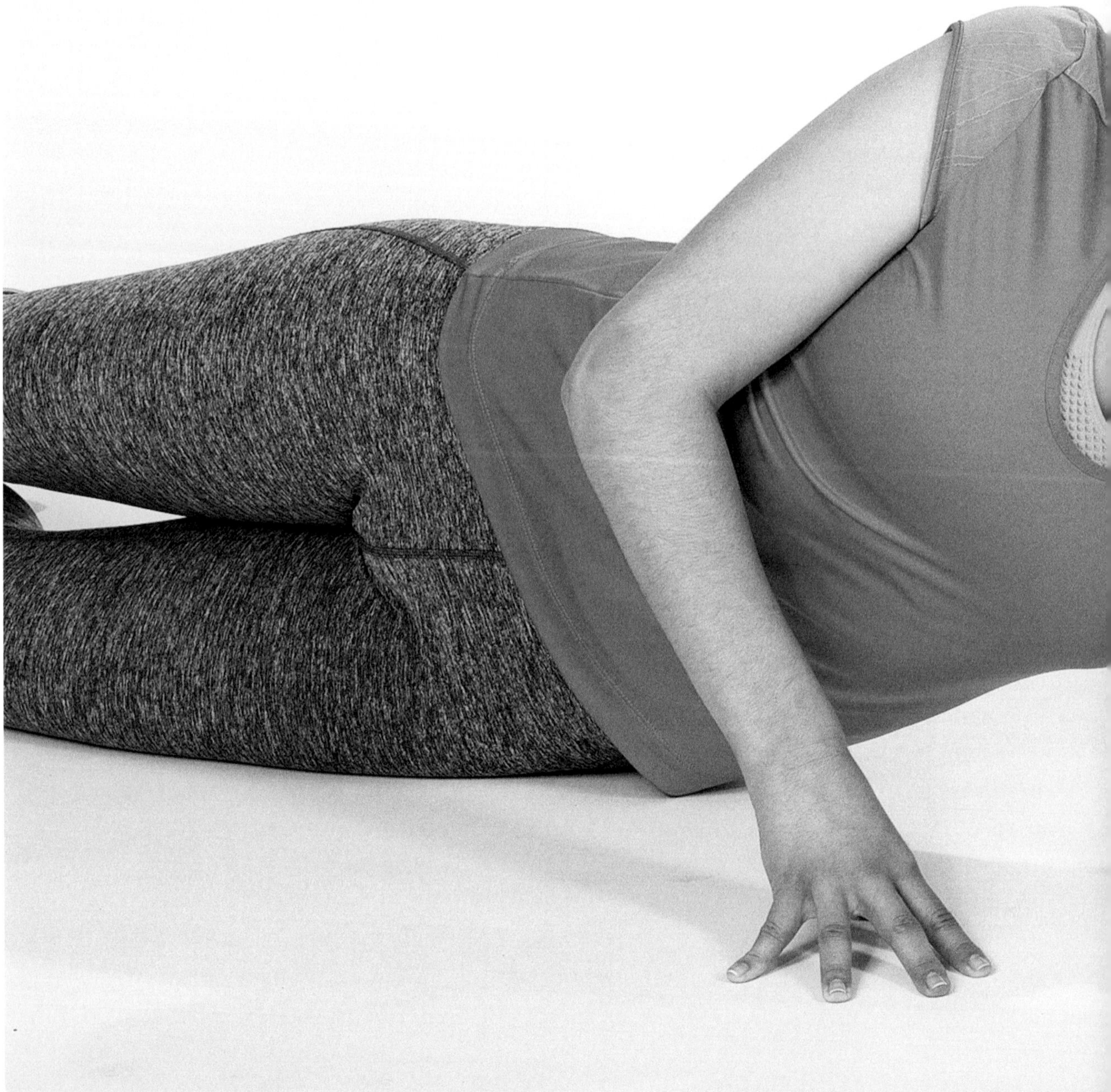

ARME

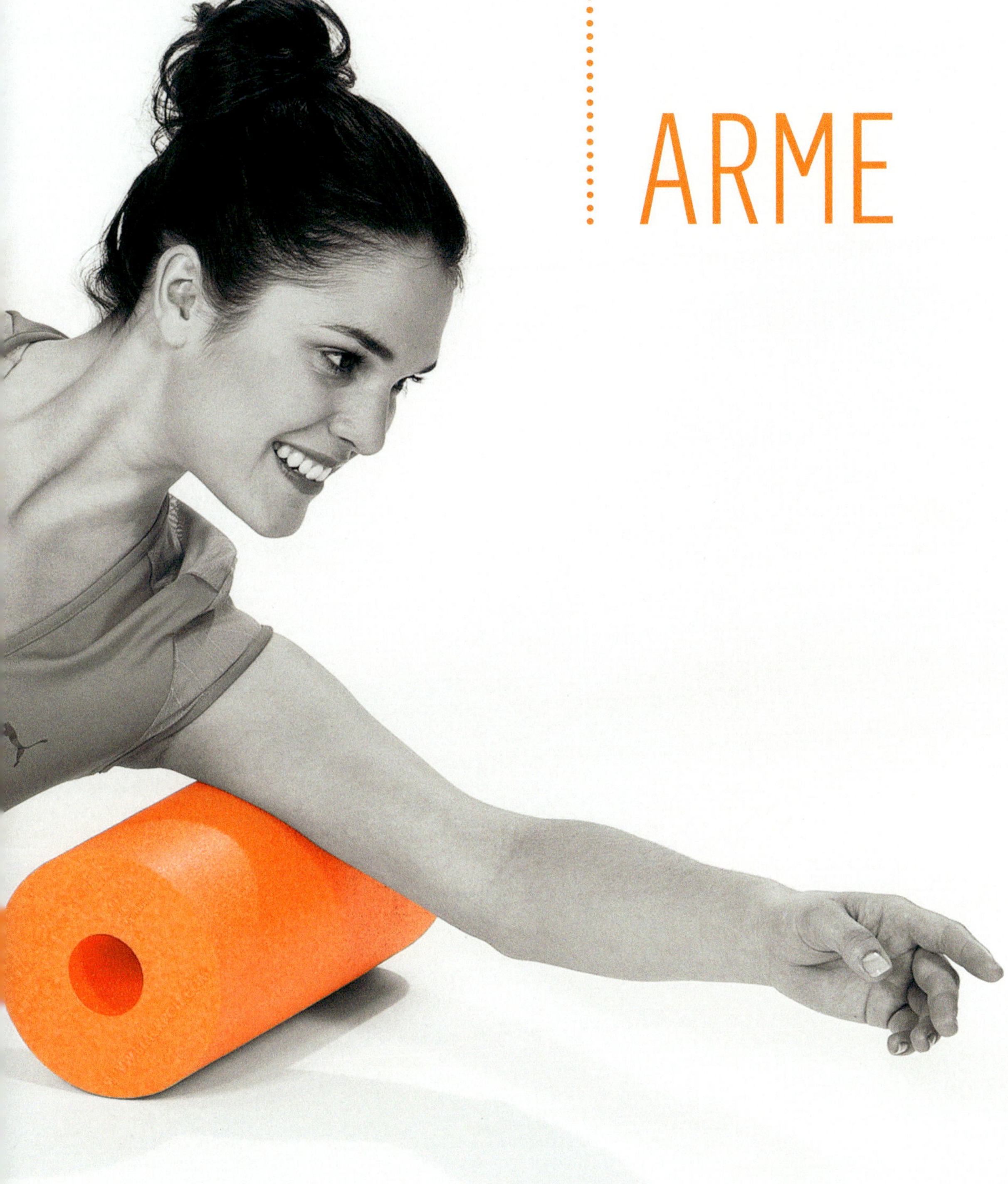

Rollout seitlicher Oberarm

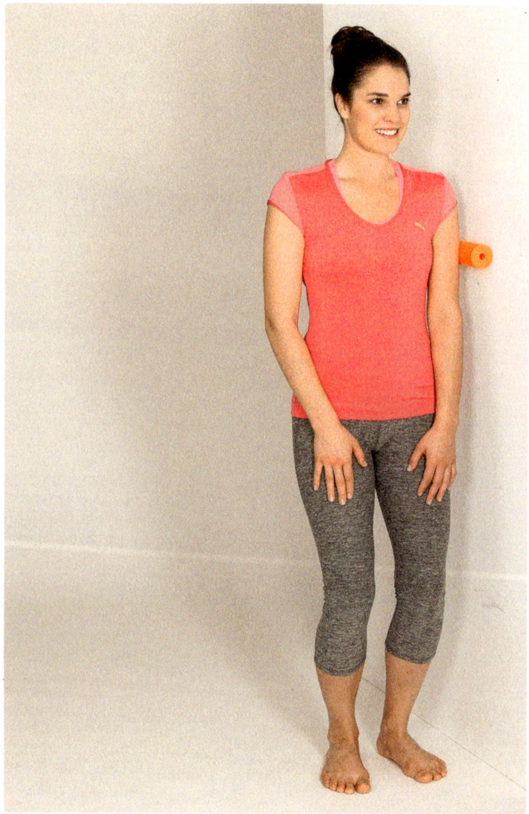

Rollout des seitlichen Oberarms: Die Blackroll Mini eignet sich besonders gut für dieses Workout.

Die Region des seitlichen Oberarms können Sie ebenfalls im Stand ausrollen. Dazu legen Sie die Blackroll Mini zwischen Oberarm und Wand.

- Ein kleines Rollout leiten Sie durch das Hochziehen der Schulter ein. Möchten Sie eine größere Fläche mit dem Rollout erreichen, vergrößern Sie die Bewegung. Das kann durch eine Kniebeuge geschehen: Gehen Sie an der Wand entlang leicht in die Knie, bis Sie ihre Rollout-Zone durchgearbeitet haben.

TIPP: Alle Übungen für den Arm-Schulter-Bereich sind besonders für Tennis- oder Badmintonspieler geeignet. Und auch jede junge Mutter kann sicher ein Lied davon singen, wie stark sich das tägliche Tragen des Babys auf die Arm-Schulter-Region auswirkt. Die Übungen helfen dabei, die Beweglichkeit in diesem Bereich zu erhalten und die Kräfte beim Sport besser zu verteilen.

Rollout rückseitiger Oberarm

Um das Rollout für die Rückseite des Oberarms zu starten, stehen Sie mit dem Rücken zur Wand und positionieren die Blackroll Mini zwischen Wand und Oberarmrückseite. Durch Heben und Senken der Schulter können Sie eine kleine Fläche bearbeiten. Wie intensiv die Übung sein soll, können Sie durch den Druck Ihres Armes gegen die Rolle variieren und anpassen. Für ein größeres Rollout gehen Sie mit dem gesamten Körper in der Bewegung mit in die Kniebeugung.

VARIANTE: Variieren Sie einfach einmal mit dem Druck auf die Blackroll: Drücken Sie beim Anheben der Schulter verstärkt in die Blackroll und beim Absenken der Schulter reduzieren Sie diesen Druck wieder. Gönnen Sie den verspannten Muskeln Ihres Oberarms dieses effektive Rollout – z. B. nach dem wöchentlichen Großeinkauf oder nach einem Nachmittag voller anstrengender und einseitiger Gartenarbeit.

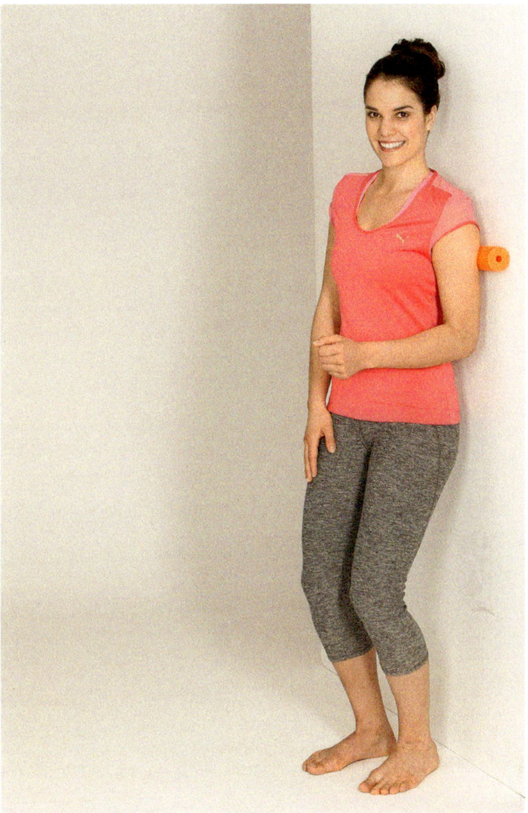

Rollout der Oberarmrückseite: Diese Übung lässt sich hervorragend über den Druck und die Art der Bewegung variieren.

Rollout der Arme

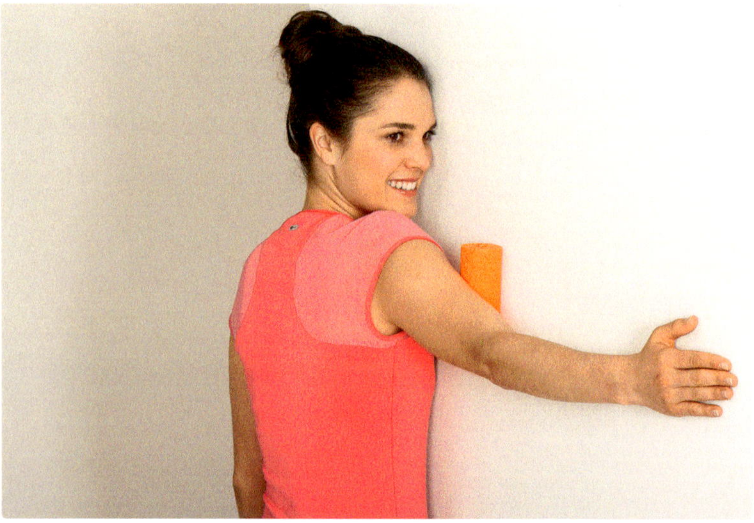

Rollout der Arminnenseite: Durch Drehen des Oberarms können Sie unterschiedliche Bereiche der Muskeln massieren.

Rollout der Armvorderseite: Im Handumdrehen bearbeiten Sie die andere Seite Ihres Oberarms.

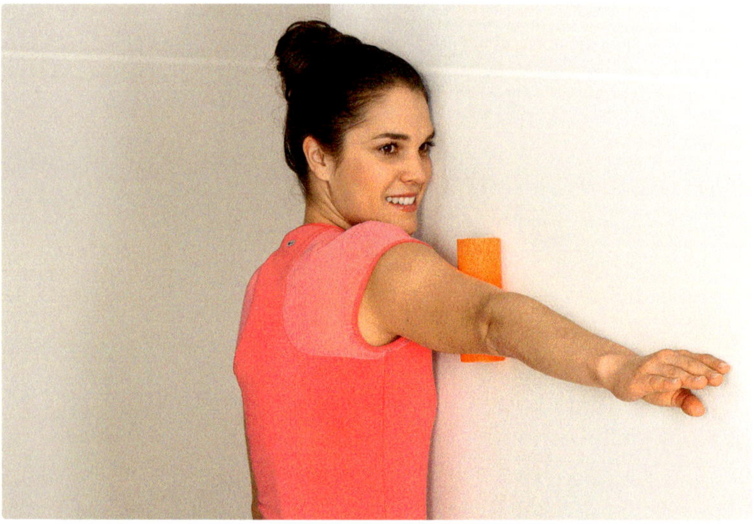

Die Seiten der Arme können Sie am einfachsten im Türrahmen ausrollen.

- Rollout der Innenseite: Dazu eignet sich besonders die Blackroll Mini (natürlich geht die Übung auch mit der großen Blackroll). So gehen Sie vor: Klemmen Sie die Blackroll zwischen Arm und Wand ein. Die Bewegung kann über zwei Wege erfolgen. Entweder Sie starten, indem Sie aus der Schulter heraus den Arm nach vorne schieben, oder Sie bewegen den ganzen Körper mit. Dazu gehen Sie dann ein bis zwei Schritte vor und zurück.

- Rollout der Vorderseite: Um das Rollout auf der Armvorderseite anzuwenden, drehen Sie den Arm mit der Daumenseite zur Wand. Das Rollout starten Sie wieder aus der Schulter heraus (den Arm nach vorne schieben) oder indem Sie den gesamten Körper bewegen.

Suchen Sie mit den Übungen besonders die Stellen auf, an denen Sie Ihre Beschwerden finden oder die besonderen Widerstand bei der Bewegung bieten. Dort rollen Sie mehrfach – zuerst mit wenig Druck, dann mit langsam steigendem Druck – über die Stellen und lösen so die vorhandenen Verklebungen und Verspannungen im Gewebe der Faszien.

TIPP: Das Rollout für die Arme ist besonders bei Beschwerden in den Armen, wie z. B. Schmerzen im Ellbogenbereich oder auch bei Schmerzen in der Schulterregion, zu empfehlen. Gerade auch bei ausstrahlenden Beschwerden, die in Arm, Hand oder Finger verlaufen, können sie erleichternde Effekte erzielen. Hintergrund: Die Faszienübungen bewegen alle Gewebestrukturen und treffen so auch die Nervenstrukturen.

Schultergürtel mobilisieren

Die Mobilisationsreise durch unseren Körper geht weiter zum Schulterbereich.

- Eine sanfte Mobilisation der Schultergelenke können Sie in Rückenlage auf der Blackroll vornehmen. Die Rolle liegt dabei unter Ihren Schulterblättern. Dann stellen Sie die Füße auf dem Boden auf und strecken beide Arme nach oben in Richtung Decke. Nun bewegen Sie im Wechsel einen gestreckten Arm nach unten hinten (bis etwa auf Kopfhöhe).

- Intensives Rollout: Begeben Sie sich in die Vierfüßlerposition, Sie stehen dann auf Händen und Knien. Nun legen Sie die Unterarme auf der Blackroll auf und rollen darauf nach vorne, bis die Oberarme auf der Blackroll liegen. Dann rollen Sie zurück. Um die Körperspannung zu steigern und die Körpermitte intensiv zu trainieren, können Sie die Knieposition weiter nach hinten oder weiter nach vorne variieren.

- Schultergürtel mobilisieren: Ist der Schultergürtel Ihr »Problemkind«, können Sie ihn in Rückenlage auf der längs ausgerichteten Blackroll weiter mobilisieren. Dann strecken Sie zunächst beide Arme nach oben in Richtung Decke. Nun schieben Sie die gestreckten Arme abwechselnd aus der Schulter heraus weiter nach oben und ziehen die gestreckten Arme wieder aus der Schulter heraus nach unten.

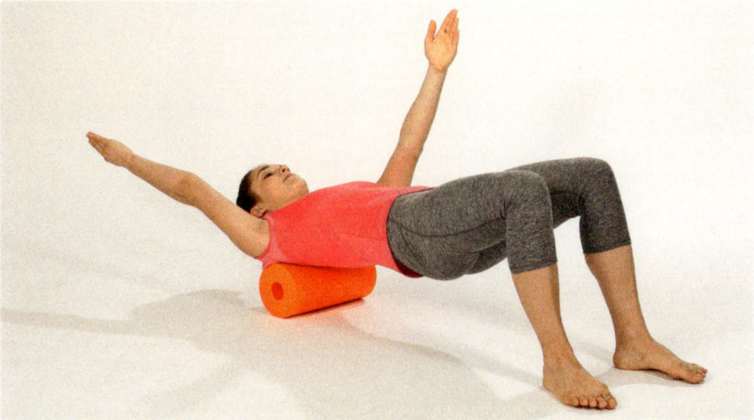

Mobilisation der Schultergelenke: Schon einmal darüber nachgedacht, die Lieblingsmusik zum Training aufzulegen?

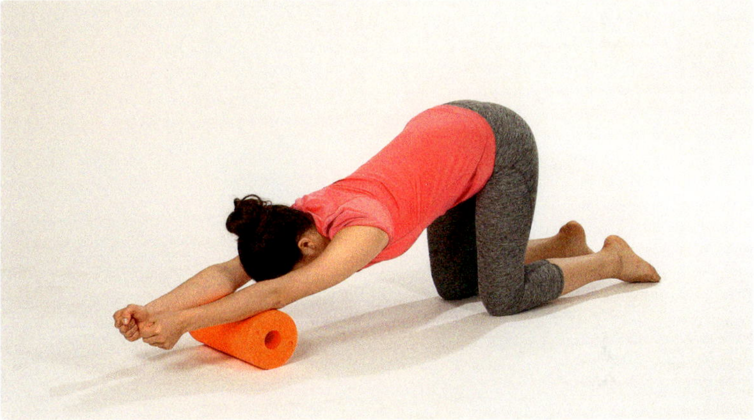

Mobilisation von Schulter und Wirbelsäule: Achten Sie auch hier darauf, dass die Körpermitte stabil bleibt und nicht ausweicht.

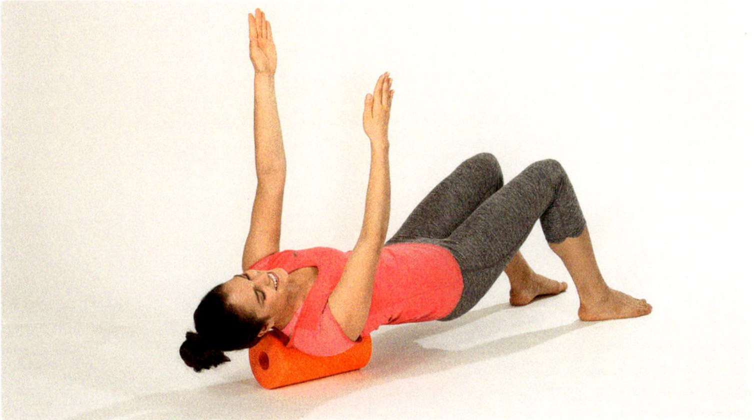

Mobilisation des Schultergürtels: Stellen Sie sich wirklich vor Ihrem inneren Auge vor, wie die Kraft und die Bewegung aus der Schulter heraus kommt.

Arme und Beine einsetzen

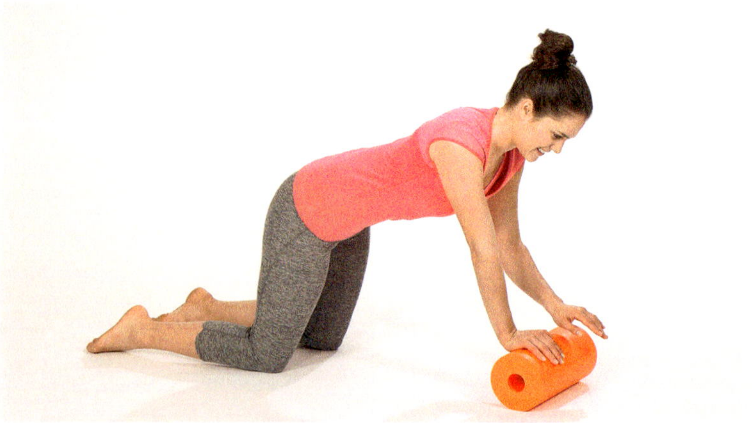

Blackroll rollen mit den Armen: Um die Übung zu intensivieren, können Sie auch ein Bein gerade nach hinten strecken. Das Bein sollte aber nicht höher als der Rücken sein.

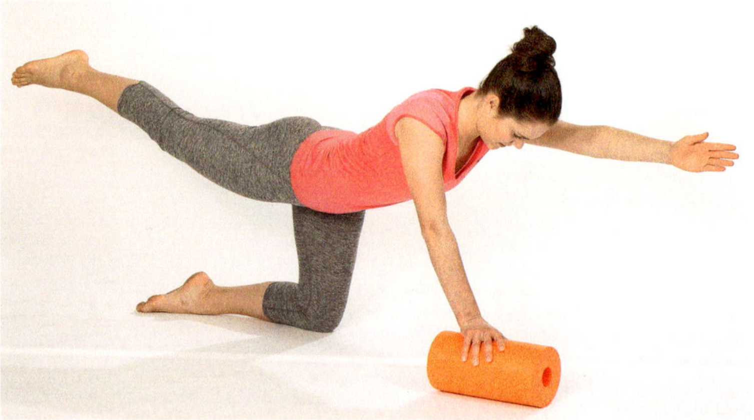

Diagonales Strecken Bein/Arm: Wenn Sie in die andere Diagonale gehen möchten, stützt sich die andere Hand auf der Blackroll ab.

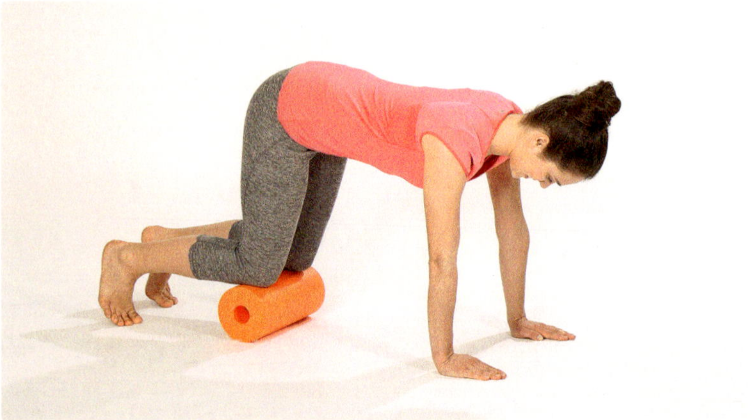

Blackroll rollen mit den Beinen: Heben Sie die Hand zu Beginn nur so weit vom Boden ab, dass Sie gerade noch ein Blatt Papier darunterschieben könnten.

- Rollen Sie die Blackroll im Vierfüßlerstand mit den Armen vor und zurück. Dabei können Sie mit der Blackroll bis zu den Knien unter den Oberkörper rollen und nach vorne, bis die Arme fast gestreckt sind. Das Becken bleibt stets über den Knien stehen. Um die Intensität zu steigern, heben Sie die Knie vom Boden ab und stehen nur noch auf den Zehenspitzen bei der Rollbewegung. Dabei achten Sie bitte unbedingt auf eine gute Spannung in der Körpermitte.

- Im Vierfüßlerstand nehmen Sie die Blackroll der Länge nach und stützen sich mit einer Hand darauf ab. Darüber halten Sie die Blackroll nach rechts und links stabil. Nun strecken Sie im Wechsel diagonal Arm und Bein.

- Stellen Sie beide Knie auf der Blackroll ab. Dabei sind die Zehenspitzen auf dem Boden. Um sich an die Übung zu gewöhnen, können Sie nun wechselseitig eine Hand ein wenig vom Boden abheben. Diese Position halten Sie ein paar Sekunden und wechseln dann auf die andere Hand.

Rollout für Schulter-region und Oberarm

Den Achselbereich über die Schulter bis in den Oberarm hinein können Sie ebenfalls in einer Seitlage ausrollen.

- Positionieren Sie die Rolle an der Unterseite des Oberarms, dann müssen Sie lediglich den Rest Ihres Körpers hinterherschieben. Wobei eine kleine Schiebebewegung des Oberkörpers meist ausreicht, die Beine bleiben also ruhig liegen. Vor allem für die Rückseite des Oberarms (den Trizepsmuskel) ist diese Rollout-Übung sehr intensiv.

VARIANTE: Alternativ können Sie die Seiten des Oberarms (vorne, hinten, innen und außen) auch in Bauchlage, in Rückenlage oder im Stehen mit der Blackroll Mini ausrollen.

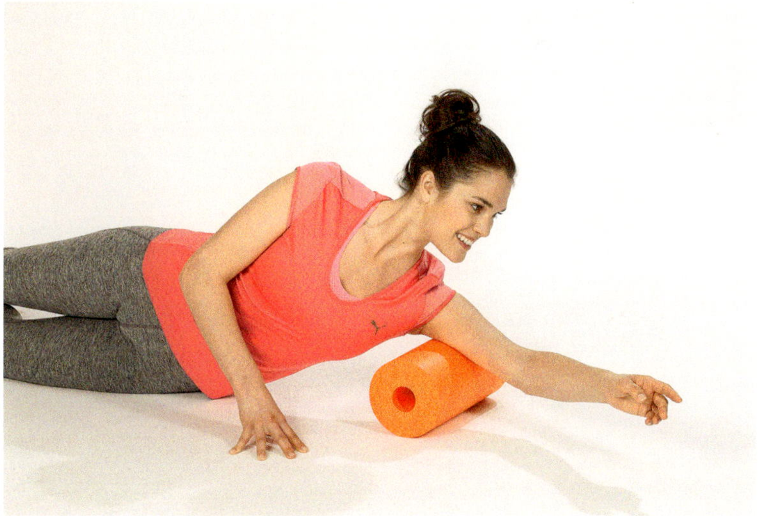

Rollout der Schultern: Sie können sich mit einer Hand vor dem Körper abstützen und stabilisieren.

Rollout für die Unterarme

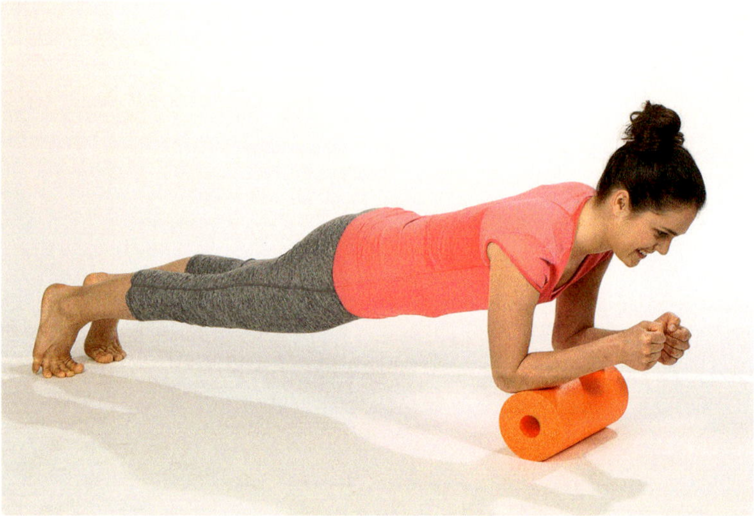

Intensives Rollout der Unterarme: Auch mit dieser Übung trainieren Sie viele Muskeln des Halteapparats.

- Bei dieser Übung knien Sie sich hin und legen die Unterarme auf die Rolle. Das sanfte Rollout erreichen Sie, indem Sie das Körpergewicht nach hinten in Richtung Gesäß verlagern. Je weiter die Hüfte nach vorne kommt, desto größer wird die Druckwirkung durch die Gewichtskraft Ihres Oberkörpers auf die Rolle und desto intensiver wird das Rollout.

- Intensives Rollout: Wer sich herausgefordert fühlt, kann das Rollout intensivieren: Den Druck auf die Unterarme können Sie steigern, indem Sie den Körper anheben und in eine Liegstützposition gehen. Für diese Übung müssen Sie den Körper gerade halten. Das erzeugt auch eine ordentliche Bauchmuskelspannung und trainiert zusätzlich die Körpermitte.

Liegestütz

Der altbekannte und bewährte Liegestütz wird koordinativ anspruchsvoller, wenn Sie sich auf einem beweglichen Untergrund abstützen. Bei der Liegestützposition werden sehr viele Muskelgruppen am Körper benötigt und aktiviert, um die Körperlängsachse zu stabilisieren.

- Zu Beginn reicht es völlig aus, wenn Sie die Position einfach nur für 8–10 Sekunden halten. Im nächsten Schritt führen Sie die Liegestützbewegung auf der Blackroll auch aus und machen anfangs 6–8 Wiederholungen in vier Durchgängen.

VARIANTE: Sie können den Effekt steigern, indem Sie die Blackroll unter den Körper und wieder nach vorne rollen. Achten Sie darauf, dass Ihre Wirbelsäule nicht durchhängt. Kontrollieren Sie Ihre Körperspannung über die Bauchmuskeln.

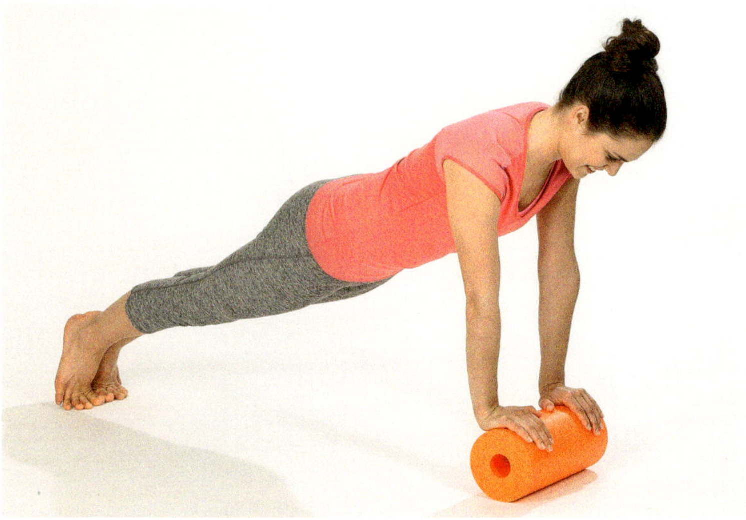

Liegestützposition: Achten Sie besonders darauf, die Körpermitte zu stabilisieren – damit schützen Sie die Wirbelsäule.

Liegestütz rückwärts auf der Rolle

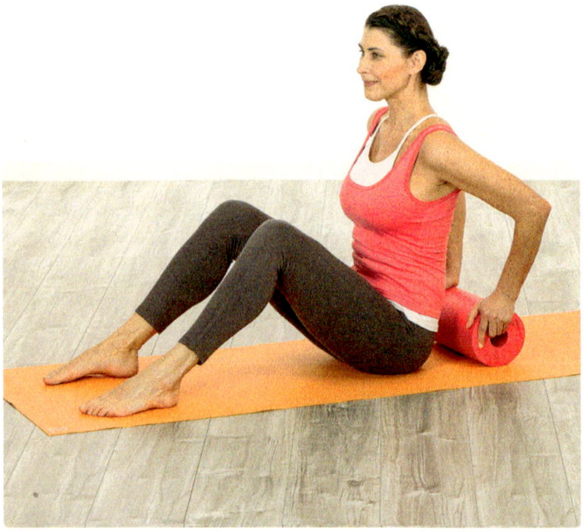

Griff in der Rolle.

Stabile Stützposition.

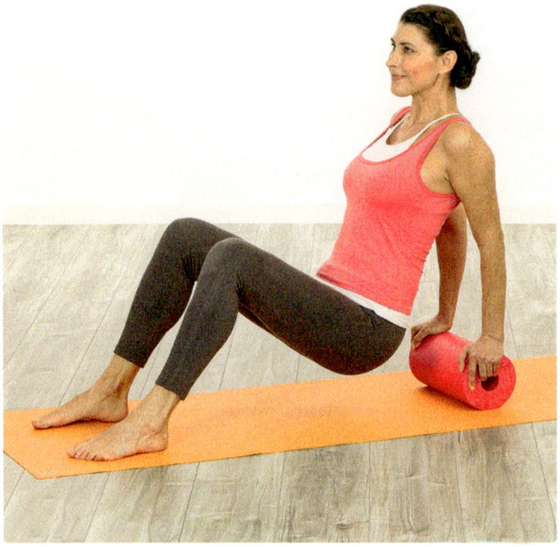

AUSGANGSPOSITION: Sie beginnen sitzend auf dem Boden oder auf einer Matte. Die Blackroll liegt hinter Ihnen auf dem Boden und Sie stützen sich mit beiden Händen auf ihr ab. Greifen Sie dazu am besten seitlich in die Lochung. Stellen Sie die Füße etwa beckenbreit auseinander auf, wobei Knie und Hüftgelenke in der 90/90-Position gehalten werden. Nun drücken Sie den Körper nach oben und halten das Becken mit gestreckten Ellbogen vom Boden abgehoben.

DURCHFÜHRUNG: Beugen Sie die Ellbogen nun langsam und kontrolliert wieder und lassen damit Ihren Körper nach unten absinken, bis Ihr Hintern wieder knapp vor dem Boden angekommen ist. Unterstützen Sie Ihre Armmuskeln, indem Sie Ihre Füße kräftig in den Boden stemmen. Halten Sie den Oberkörper dabei aufrecht und strecken Sie den Nacken lang nach oben – nicht das Kinn auf die Brust drücken. Mit dem erneuten Strecken der Ellbogen zurück in die Ausgangsposition drücken Sie auch Ihre Schultern nach unten und das Brustbein nach oben. So verstärken Sie noch die Aufrichtung des Oberkörpers.

ENDPOSITION: Das Ende der Bewegung ist erreicht, wenn Sie Ihren Oberkörper langsam abgelassen haben und knapp über dem Boden »schweben«. Sind Sie mit gestreckten Ellbogen wieder in der Ausgangsstellung angekommen, so haben Sie eine komplette Wiederholung absolviert.

ZU BEACHTEN: Ein aufrechter Oberkörper, die Konzentration auf das Absenken der Schulterblätter und das Anheben des Brustbeins sind die Schlüssel zu einer guten und sicheren Durchführung.

Kurze Liegestütze auf der Rolle

AUSGANGSPOSITION: Beginnen Sie die kurzen Liegestütze in der Vierfüßlerposition. Die Hände stützen Sie auf die Blackroll, die Sie auf Höhe der Schultern positioniert haben. Sie können dabei auch seitlich in die Lochung der Rolle greifen, um sie sicher im Griff zu haben. Die Knie befinden sich unter den Hüftgelenken, es sollte eine Faust dazwischenpassen.

DURCHFÜHRUNG: Beugen Sie die Ellbogen langsam und kontrolliert und lassen Sie Ihren Oberkörper absinken. Wenn Ihre Nasenspitze knapp über der Rolle steht, stoppen Sie die Bewegung und drücken Sie sich wieder nach oben. Halten Sie den Oberkörper während der gesamten Übung gestreckt.

ENDPOSITION: Das Ende der Bewegung haben Sie erreicht, wenn Sie Ihren Oberkörper mit gebeugten Ellbogen abgesenkt haben. Zurück in der Ausgangsstellung haben Sie eine vollständige Wiederholung hinter sich gebracht.

ZU BEACHTEN: In dieser Übung arbeiten Sie zunächst mit einem verkürzten Hebel durch die aufgestellten Knie im Vierfüßler. Achten Sie darauf, Ihren Oberkörper stabil zu halten – fallen Sie keinesfalls ins Hohlkreuz. Mit zunehmender Übung können Sie zu den langen Liegestützen wechseln.

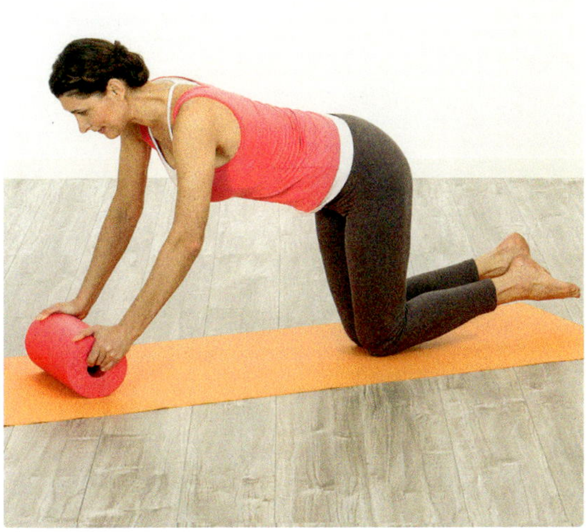

Füße sind hier angehoben.

Oberkörper kontrolliert absenken.

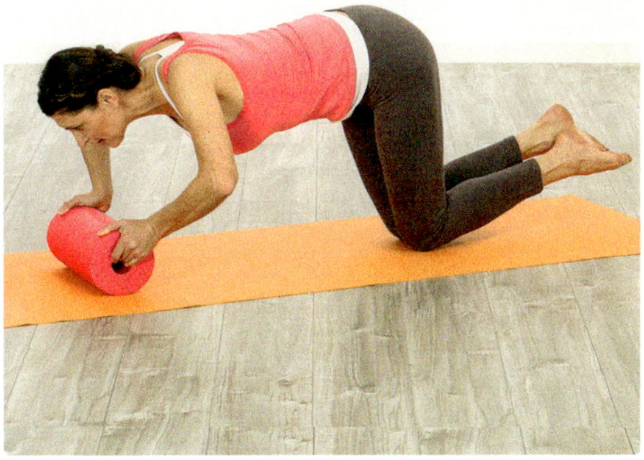

Lange Liegestütze auf der Rolle

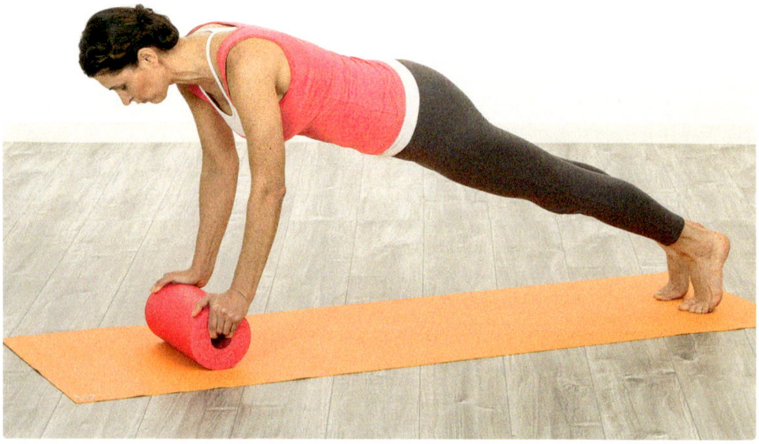

Stabile Körpermitte bei langer Stützposition.

Kontrolliertes Absinken.

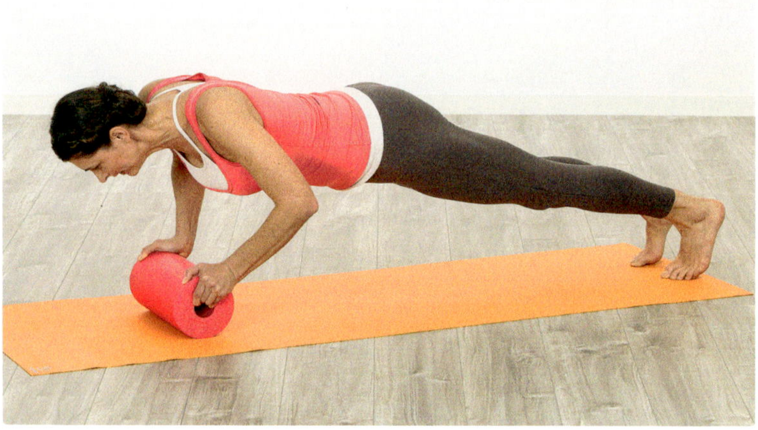

AUSGANGSPOSITION: Für die langen Liegestütze beginnen Sie ebenfalls in der Vierfüßlerposition – allerdings strecken Sie hier die Beine und stellen die Zehenspitzen auf dem Boden ab. Die Hände stützen Sie auf die Blackroll, die Sie unterhalb der Schultern positioniert haben. Heben Sie den Körper vom Boden ab und halten Sie diese Position, indem Sie die Rumpfmuskeln anspannen. Der längere Hebel der gestreckten Beine fordert die Bauchmuskulatur intensiv und auch die Armmuskeln müssen bei der Bewegung des Körpers nach unten und wieder nach oben mehr arbeiten als bei den kurzen Liegestützen.

DURCHFÜHRUNG: Lassen Sie den Oberkörper Richtung Boden ab, indem Sie die Ellbogen kontrolliert beugen. In der Endposition (die Nase ist knapp über der Rolle angekommen) können Sie auch kurz (2–4 Sekunden) verharren, bevor Sie sich wieder nach oben drücken. Ein Anspannen der Gesäßmuskulatur trägt zu einer stabileren Körpermitte bei und verhindert Fehlbelastungen im Bereich der Wirbelsäule.

ENDPOSITION: In Endposition befinden Sie sich mit dem Oberkörper knapp über dem Boden. Wenn Sie wieder oben angekommen sind, haben Sie eine ganze Wiederholung geschafft.

ZU BEACHTEN: Kontrollieren Sie den langen Hebel der Beine durch eine gute Rumpfspannung.

Trizepsdrücken an der Wand

AUSGANGSPOSITION: Stellen Sie sich in etwa Fußlängenabstand vor eine Wand und positionieren Sie die Blackroll etwa auf Stirnhöhe an der Wand. Stecken Sie ein paar Finger in die Lochung an der Seite, um die Rolle sicher im Griff zu behalten, und beugen Sie die Ellbogen auf etwa 90 Grad an. In der Startposition sind die Unterarme parallel zur Wand, die Ellbogen befinden sich knapp vor der Wand, berühren sie aber nicht. In dieser Position kippt der gesamte Körper schräg nach vorne. Halten Sie den gesamten Körper gerade und aufrecht und lassen Sie Ihre Wirbelsäule nicht durchhängen.

DURCHFÜHRUNG: Strecken Sie die Arme und drücken Sie so Ihren gesamten Körper von der Wand weg. Sie richten sich damit aus der Schräglage in den nahezu aufrechten Stand auf. Wenn Ihre Ellbogen fast komplett gestreckt sind, bewegen Sie sich durch Beugen der Gelenke kontrolliert nach vorne in die Ausgangsposition zurück und beginnen mit der nächsten Wiederholung.

ENDPOSITION: Das Ende der Bewegung haben Sie erreicht, wenn Sie Ihren Oberkörper von der Wand zurückgedrückt und aufgerichtet haben. Sind Sie wieder in der Ausgangsposition knapp vor der Wand, haben Sie eine komplette Wiederholung absolviert.

ZU BEACHTEN: Achten Sie vor allem auf die Aufrichtung Ihres Oberkörpers und auf gespannte Bauchmuskeln. Diese kontrollieren und stabilisieren Ihren Rumpf während der Übung. Führen Sie besonders den Rückweg in die Ausgangsposition, bei dem Ihre Arme den Körper nach vorne bremsen müssen, langsam und kontrolliert aus.

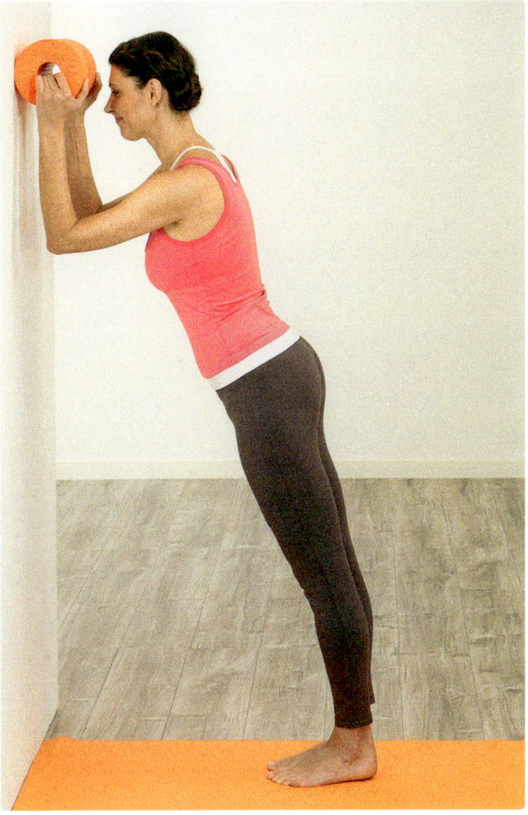

Unterarme stehen parallel zur Wand.

Die Arme werden gestreckt.

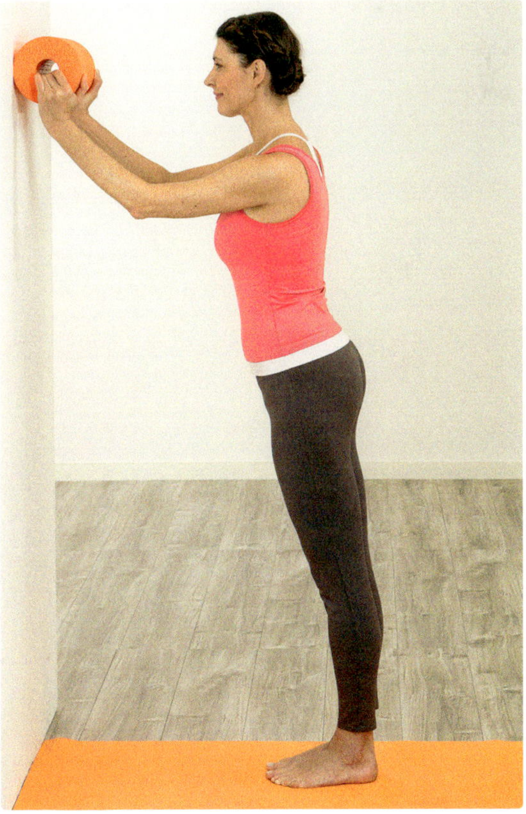

Power-Liegestütz

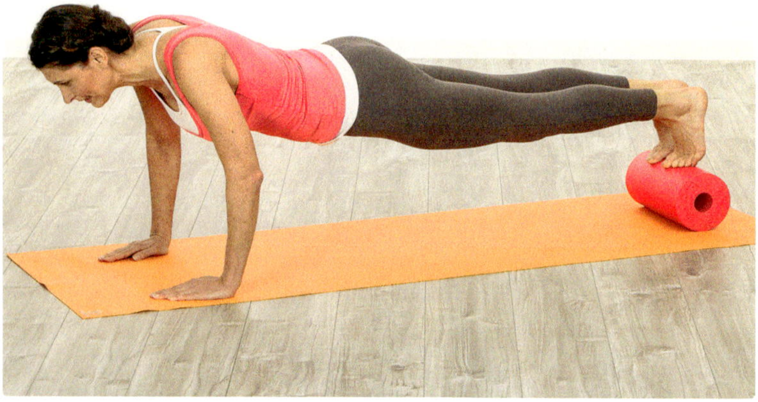

Sicheres Zehenstehen auf der Rolle.

Einbeiniges Anheben.

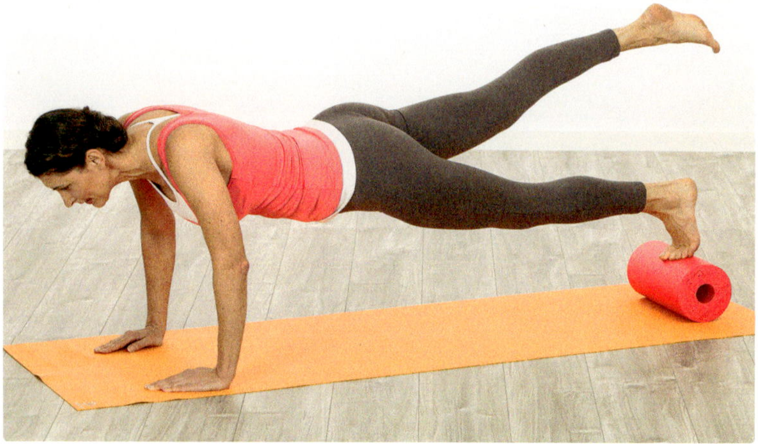

AUSGANGSPOSITION: In der Ausgangsposition befinden Sie sich mit gestreckten Beinen in der Liegestützposition. Positionieren Sie die Hände unter den Schultern und stellen Sie beide Füße auf die Blackroll. Für den Bewegungsstart gehen Sie in die untere Position der Liegestütze: Ellbogen gebeugt und Oberkörper knapp über dem Boden. Auch hier hilft eine gute Rumpfspannung (Bauch- und Rückenmuskulatur).

DURCHFÜHRUNG: Strecken Sie nun beide Arme durch und heben Sie Ihren Oberkörper nach oben an. Gleichzeitig erhöhen Sie die Anspannung Ihrer Rumpfmuskulatur und heben ein Bein von der Blackroll ab. Diese instabile Position fordert äußerste Körperkontrolle und ein gutes Gleichgewicht auf der beweglichen Unterlage. Stellen Sie das Bein wieder auf der Rolle ab und lassen Sie den Oberkörper wieder in die Ausgangsposition absinken, bevor Sie mit der nächsten Wiederholung beginnen. Wechseln Sie bei jeder Wiederholung das Bein.

ENDPOSITION: Das Ende der ersten Bewegung ist die angehobene (obere) Position im Liegestütz mit einem angehobenen Bein. Für eine vollständige Wiederholung dieser Übung kommen Sie zurück in die Ausgangsposition. Die nächste Wiederholung führen Sie zur anderen Seite aus.

ZU BEACHTEN: Achten Sie darauf, dass Sie nicht ins Hohlkreuz fallen und dass die Blackroll während der Übung nicht ins Rollen kommt.

Einarmige Dips in Seitenlage

AUSGANGSPOSITION: Begeben Sie sich in Seitenlage. Beugen Sie die Knie auf etwa 90 Grad an und stützen Sie sich mit der oberen Hand auf die vor Ihnen liegenden Blackroll. Den unteren Arm halten Sie vor dem Körper; halten Sie sich mit der Hand an der gegenüberliegenden Achsel oder am Schulterblatt fest.

DURCHFÜHRUNG: Strecken Sie nun den auf die Rolle gestützten Arm durch und stemmen Sie Ihren Oberkörper weg vom Boden nach oben. So können Sie den Oberkörper bis etwa 45 Grad anheben. Lassen Sie sich dann kontrolliert wieder nach unten sinken. Kurz bevor Sie den Boden berühren, starten Sie die nächste Wiederholung. Nach einem Durchgang wird dann die Seite gewechselt.

ENDPOSITION: Das Ende der Bewegung haben Sie erreicht, wenn Sie den oberen Arm gestreckt und den Oberkörper angehoben haben. Sind Sie wieder in der Ausgangsposition (knapp vor dem Boden), haben Sie eine ganze Wiederholung geschafft.

ZU BEACHTEN: Halten Sie das Becken gerade und verhindern Sie, dass es nach hinten oder nach vorne kippt. Auch den Oberkörper halten Sie gerade – nicht nach vorn oder hinten ausweichen.

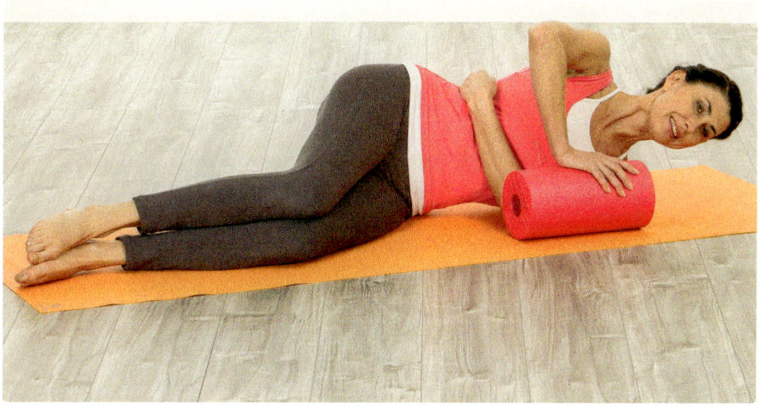

Seitliche Stützposition auf der Rolle.

Viel Kraft für den Trizepsmuskel.

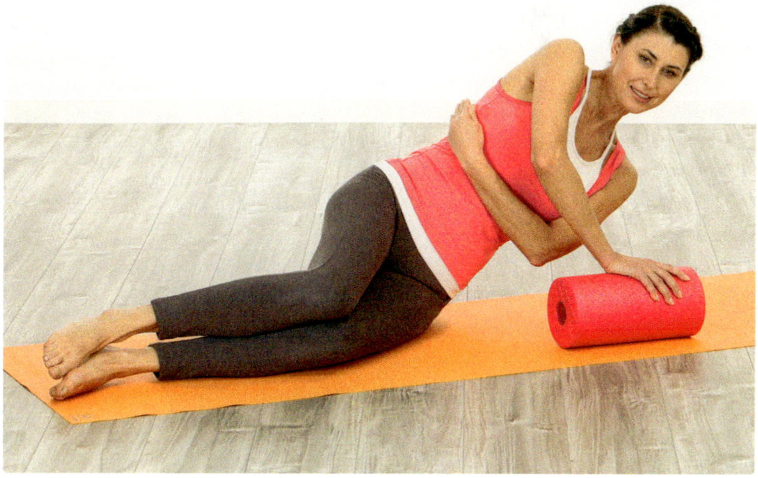

Fliegende Bewegung

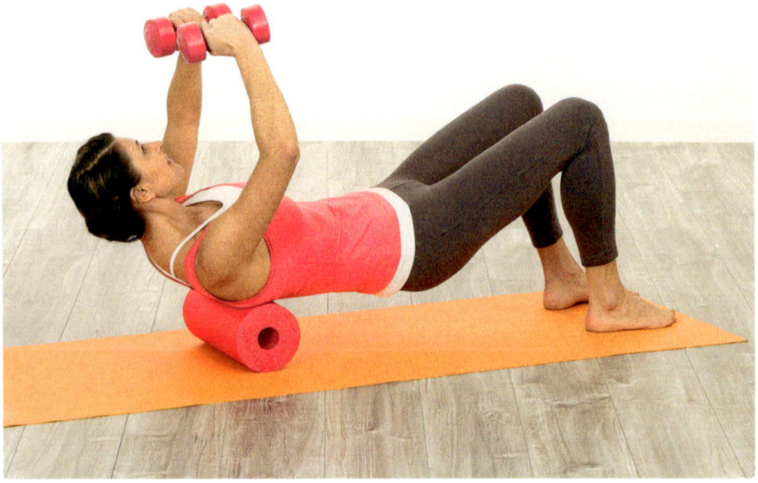

Beide Hanteln stehen vor der Brust.

Seitliches Ablassen der Gewichte.

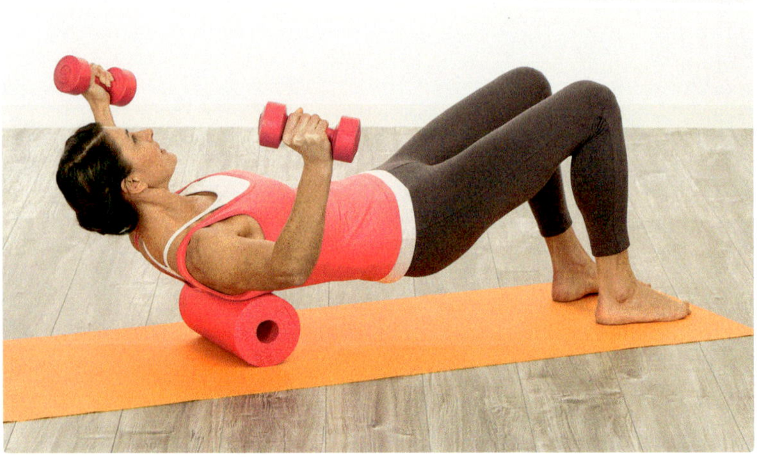

AUSGANGSPOSITION: Sie legen sich auf den Rücken und positionieren die Blackroll unterhalb der Schulterblätter (die Rolle liegt quer zum Oberkörper). Ihre Knie sind in einem Winkel von etwa 90 Grad gebeugt, die Füße auf dem Boden auf aufgestellt. Nehmen Sie Hanteln in beide Hände und strecken Sie diese auf Brusthöhe nach oben in Richtung Decke. Dabei zeigen die Ellbogen nach außen und sind ganz leicht gebeugt.

DURCHFÜHRUNG: Lassen Sie nun Ihre Arme seitlich nach außen absinken. Versuchen Sie dabei, die Ellbogengelenke während der gesamten Bewegung im selben Winkel zu belassen – nicht mehr oder weniger strecken. Stoppen Sie die Bewegung, wenn Ihre Ellbogen fast den Boden berühren. Durch die höhere Ausgangsposition auf der Blackroll befinden sich die Gewichte dann etwa auf Schulterhöhe.

ENDPOSITION: Das Ende der Bewegung ist erreicht, wenn die Ellbogen fast Bodenkontakt haben. Heben Sie die Arme mit den Gewichten wieder nach oben in die Ausgangsposition an, haben Sie eine komplette Wiederholung geschafft.

ZU BEACHTEN: Führen Sie die Bewegung vor allem zu Beginn langsam und kontrolliert durch und vermeiden Sie schwungvolle Bewegungen. So schützen Sie Ihre Gelenkkapsel und die Bänder des Schulterkomplexes.

Seitliches Armheben

AUSGANGSPOSITION: Beginnen Sie in der Vierfüßlerposition. Strecken Sie das rechte Bein nach hinten außen (etwa in einem Winkel von 45 Grad) und stellen Sie dort die Zehenspitzen auf dem Boden auf. Nun bewegen Sie beide Arme auf Ihre linke Körperseite. Der rechte Arm stützt Ihren Oberkörper auf dem Boden ab (am Anfang können Sie hier auch den Ellbogen zum Stützen mitablegen). Ihre rechte Schulter liegt auf der Blackroll und die linke Hand hält eine einzelne Hantel. Strecken Sie den linken Arm nicht ganz durch.

DURCHFÜHRUNG: Heben Sie den linken Arm mit der Hantel nach oben an und drehen Sie dabei Ihren Oberkörper mit in dieselbe Richtung. Auch der Kopf dreht mit, schauen Sie der Hantel nach – so können Sie die Übung optisch und motorisch besser kontrollieren. Diese wackelige Position stabilisieren Sie, indem Sie kräftigen Druck auf das nach außen aufgestellte Bein und den auf der Rolle abgelegten Arm ausüben. Spannen Sie immer Ihre Bauchmuskeln an.

ENDPOSITION: Das Bewegungsende ist erreicht, wenn Sie den Arm mit Gewicht nach oben angehoben haben. Sind Sie in der Ausgangsposition zurück, ist eine ganze Wiederholung geschafft.

ZU BEACHTEN: Der diagonale Druck von Arm und Bein in den Boden ist der Schlüssel zur Stabilität bei dieser Übung – und ein wenig Bauchspannung.

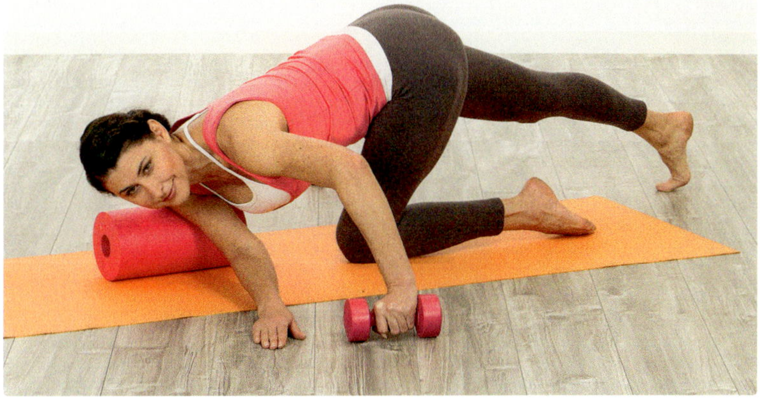

Verdrehte Ausgangsposition.

Kraftvolles Anheben des Arms.

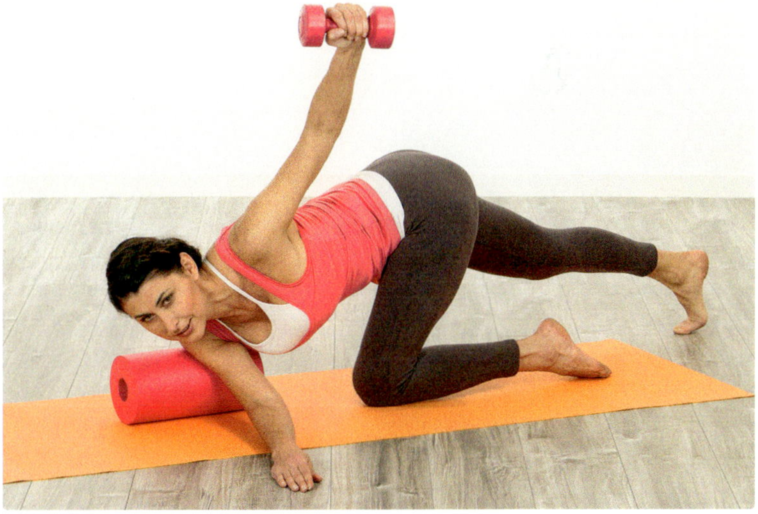

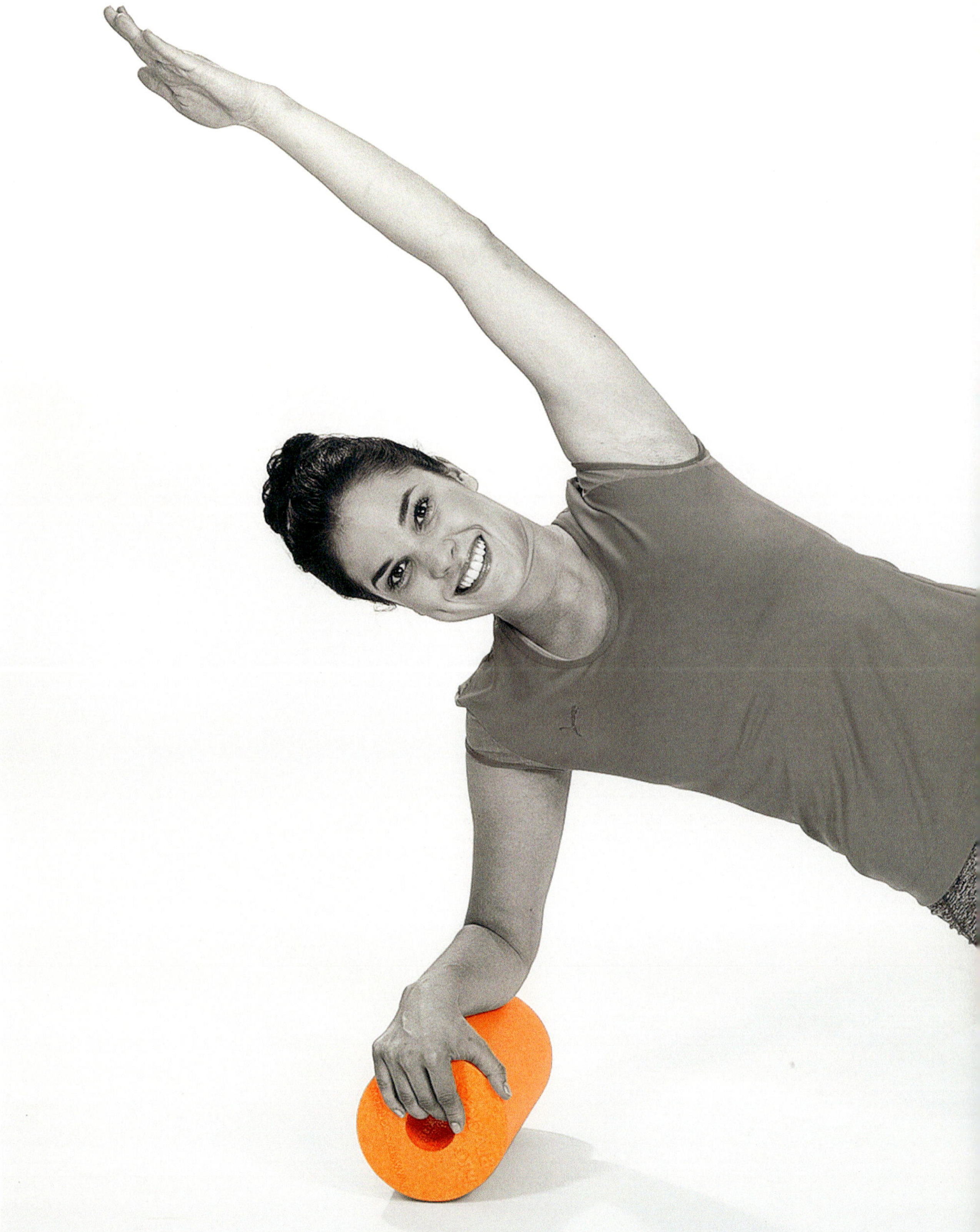

BRUST & SEITLICHER OBERKÖRPER

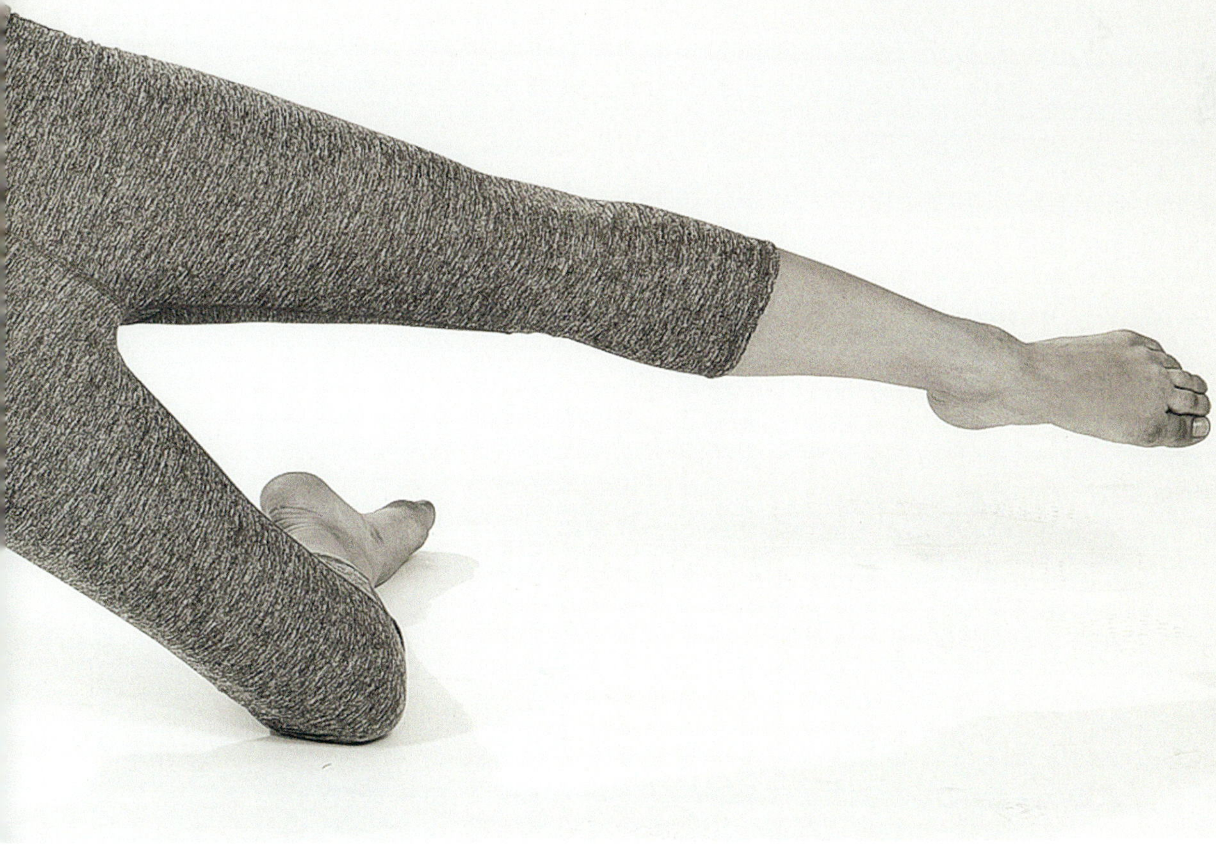

Rollout der Brustmuskulatur

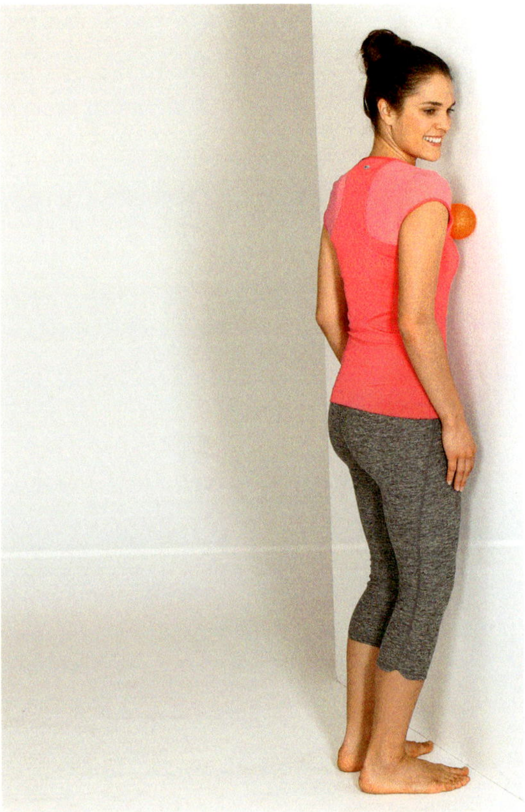

Rollout der Brustmuskulatur: Den Druck variieren Sie, indem Sie sich mit dem Oberkörper nach vorne lehnen, oder über eine Entlastung nach hinten.

Ein Rollout der Brustmuskulatur können Sie mit der Blackroll Mini oder dem Blackroll-Ball vornehmen. Der Ball erlaubt bei dieser Übung ein größeres Maß an Beweglichkeit und ermöglicht auch ein gezielteres Durcharbeiten der verspannten und unbeweglichen Bereiche der Brustmuskulatur.

- Sie stehen mit dem Gesicht zur Wand und haben den Ball zwischen Brust und Wand positioniert. Mit kleinen Bewegungen der Schulter oder des gesamten Oberkörpers rollen Sie nun den Ball über die Brustmuskulatur: von rechts nach links und zurück, von oben nach unten und zurück oder auch mit kreisenden Bewegungen.

Die Brustmuskulatur ist oft verspannt und leitet häufig weitere Verspannungen in den Schulter-Nacken-Bereich weiter. Ein entspannendes Rollout kann schlimmere Beschwerden verhindern.

Rollout des seitlichen Rumpfes

- Um die seitlichen Muskeln des Rumpfes zu bearbeiten, legen Sie sich seitlich mit dem Oberkörper auf die Blackroll. Rollen Sie die Region von der Schulter (Achsel) bis zur Taille aus. Beachten Sie: Der Druck an den Rippen kann am Anfang schmerzhaft sein.

Sie können diese Übung auch in zwei Etappen durchführen, da das Rollout in einer kompletten Bewegung von Hüfte bis Schulter zu Beginn etwas schwierig ist. Portionieren Sie deshalb die Gesamtbewegung.

- Dazu teilen Sie den Oberkörper in zwei Hälften: von den Rippen nach oben zur Schulter und von den Rippen nach unten zur Hüfte. Nun führen Sie das Rollout jeweils von den Rippen nach oben und nach unten aus. So halbieren Sie den Bewegungsweg auf der Blackroll und können die Bewegung besser kontrollieren. Achten Sie auf einen möglichst geraden Bewegungsweg, wenn Sie über die Blackroll rollen. Vermeiden Sie, dass sich die Hüfte nach hinten oder vorne wegdreht, und halten Sie das Becken während der Bewegung gerade.

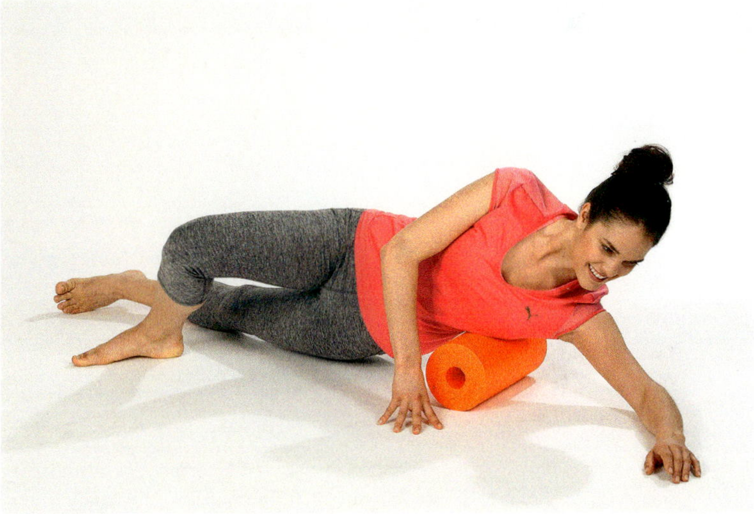

Rollout des seitlichen Rumpfes: Stellen Sie gerne ein Bein vor den Körper, so können Sie sich besser stabilisieren.

Seitstütz

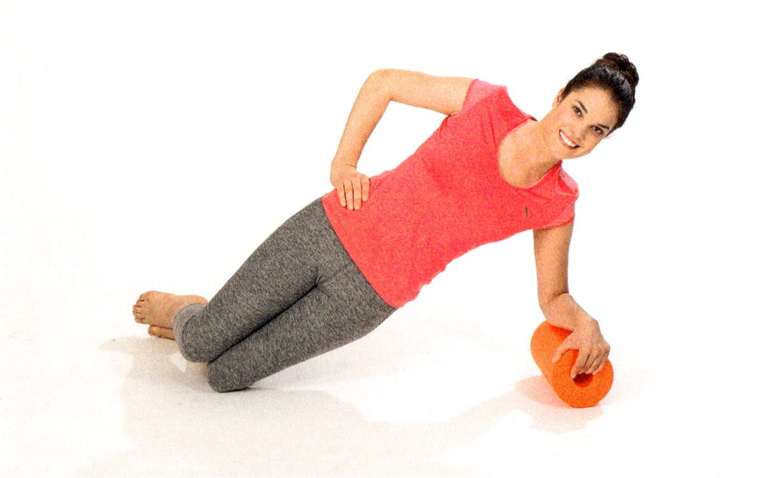

1. Seitstütz: Setzen Sie die Hand auf die Hüfte, dann spüren Sie, wenn die Hüfte Ausweichbewegungen machen möchte.

Schwerer Seitstütz: Fassen Sie mit den Fingern in die Rolle. Damit verhindern Sie ungewollte Rollbewegungen.

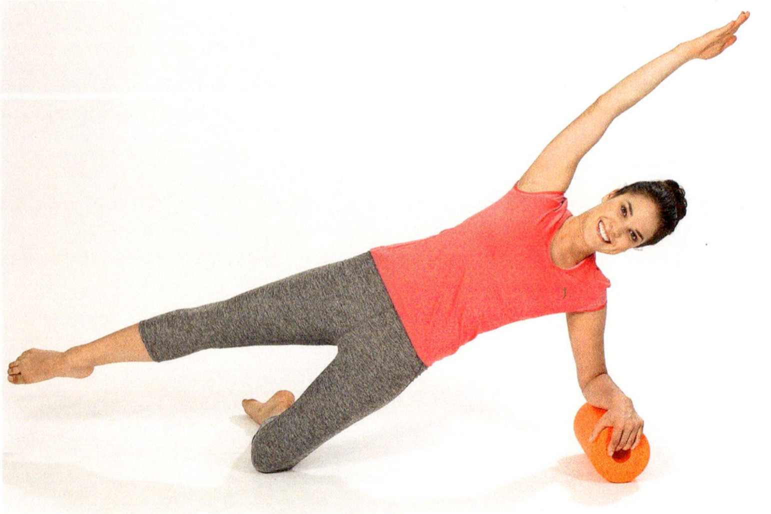

Um Stabilität und Koordination zu verbessern, ist auch der Seitstütz hervorragend geeignet. In der Seitlage reduziert sich Ihre Unterstützungsfläche. Das wiederum führt zu einer gesteigerten Muskelaktivität. Denn die benötigen Sie, um diese Körperhaltung gegen die Schwerkraft und gegen die Bewegungen zu behaupten und zu stabilisieren. Das zusätzliche Abstützen auf der beweglichen Blackroll fordert weitere Muskelaktivitäten.

- Begeben Sie sich in Seitlage und stützen Sie sich mit dem Unterarm auf der Blackroll ab. Achten Sie darauf, dass der Oberkörper und die Oberschenkel in einer geraden Linie zueinanderstehen. Verdrehen Sie nicht das Becken nach hinten oder nach vorne. Heben Sie nun die Hüfte vom Boden ab. Der Trick: Mit der Blackroll als Unterlage nehmen Sie sich die Stabilität und das stellt höhere Anforderungen an Ihre Muskeln. Auf der Blackroll müssen Sie nun um Ihr Gleichgewicht ringen und dazu benötigen Sie die Hilfe aller beteiligten Muskeln.

Wie geht es am besten?

Beginnen Sie mit gebeugten Knien, das entlastet zu Anfang. Fühlen Sie sich herausgefordert, strecken Sie die Beine: Dadurch verlängert sich der Hebel und Sie stellen damit höhere Anforderungen an Stabilität und Bewegungskoordination. Durch den langen Hebel der ausgestreckten Beine benötigen Sie viel Kontrolle in der Körpermitte: So trainieren Sie auch noch ganz nebenbei Ihre Bauchmuskeln. Mit gestreckten Beinen steigt auch die Anforderung der Beckenstabilität: Halten Sie diese Position für 10–20 Sekunden oder bewegen Sie dabei die Hüfte auf und nieder.

Laterallinie fördern

Mit dem Seitstütz aktivieren Sie die stabilisierenden Muskeln und die »Laterallinie« (Seite 21). Diese Übung erfordert von Ihnen viel Koordination und Kontrolle der Bewegung, vor allem auf der beweglichen Rolle.

AUSGANGSPOSITION: Legen Sie sich mit gestreckten Beinen auf eine Seite. Achten Sie darauf, dass sich Oberkörper, Becken und Oberschenkel in einer geraden Linie befinden. Stützen Sie sich auf dem Ellbogen und dem Unterarm ab und legen Sie beide Füße (unterhalb der Knöchel) auf die Rolle.

BEWEGUNG: Heben Sie das Becken vom Boden ab, bis Oberkörper und Beine in einer geraden Linie zueinanderstehen. Nun lassen Sie das Becken nach unten absinken (vorbereitende Gegenbewegung) und heben das Becken direkt wieder in die Ausgangsposition an. Lassen Sie das Becken nicht zu lange unten, sondern koppeln Sie das Anheben möglichst schnell an das Absinken des Beckens.

Halten Sie während der gesamten Bewegung das Becken gerade und lassen Sie es nicht nach vorn oder hinten kippen. Eine gute Anspannung der Bauchmuskeln erleichtert Ihnen diese Stabilitätsarbeit. Führen Sie anfangs 8–10 Wiederholungen in 3–5 Durchgängen durch. Steigern Sie die Wiederholungszahl bis 30.

ENDPOSITION: Die Bewegung geht von einer geraden Stützposition auf einer Körperseite in einen »hängenden« Stütz und in die Ausgangsposition zurück. Kontrollieren Sie die Rumpfspannung.

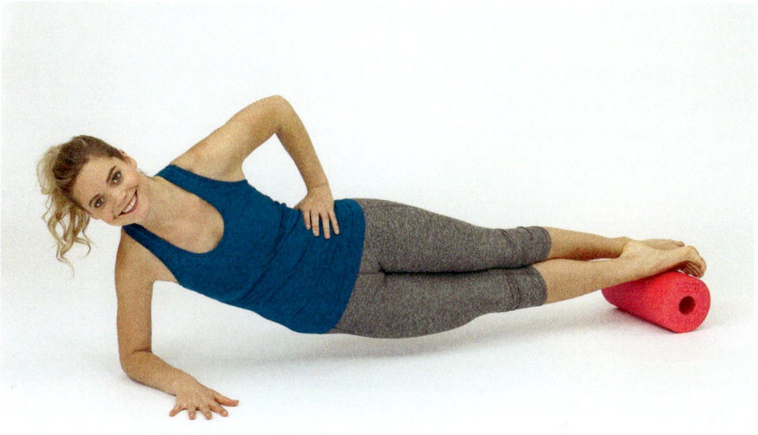

Oberkörper, Becken und Oberschenkel befinden sich in einer geraden Linie. Stützen Sie sich mit den Armen ab.

Lassen Sie das Becken nicht zu lange unten, sondern heben Sie es zügig wieder an.

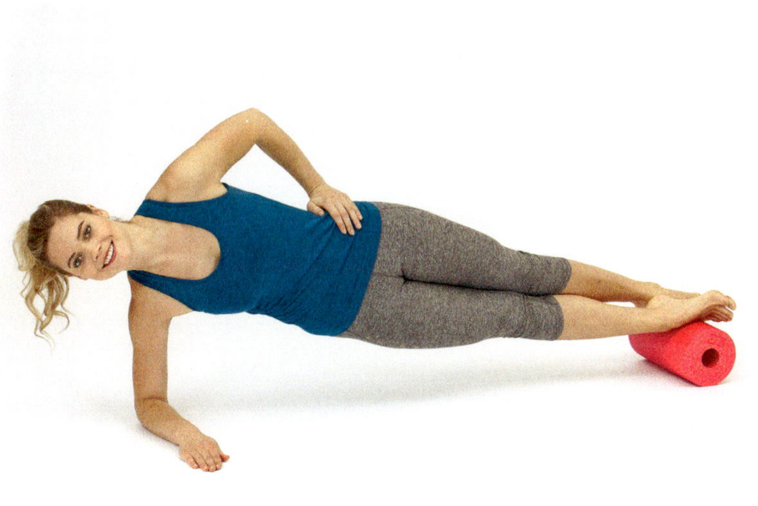

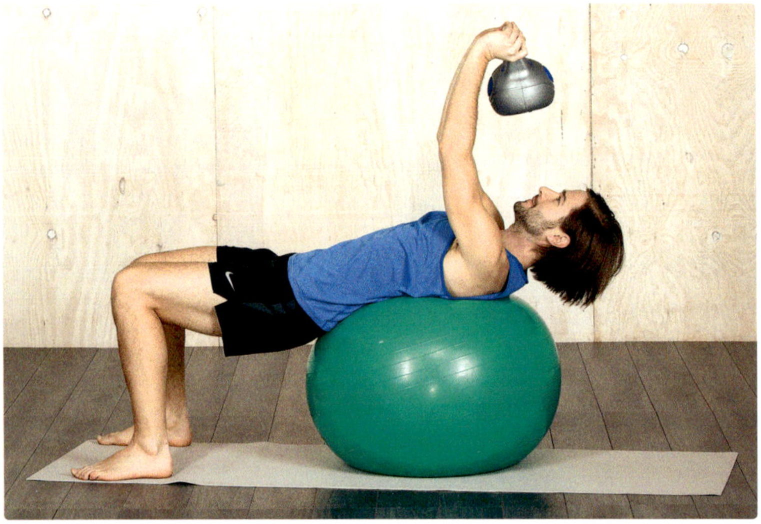

Die Knie sind um etwa 90 Grad gebeugt, Oberschenkel und Oberkörper sind so in gerader Linie.

Kontrollieren Sie die Bewegungen Ihrer Schulter. Steigern Sie sich langsam!

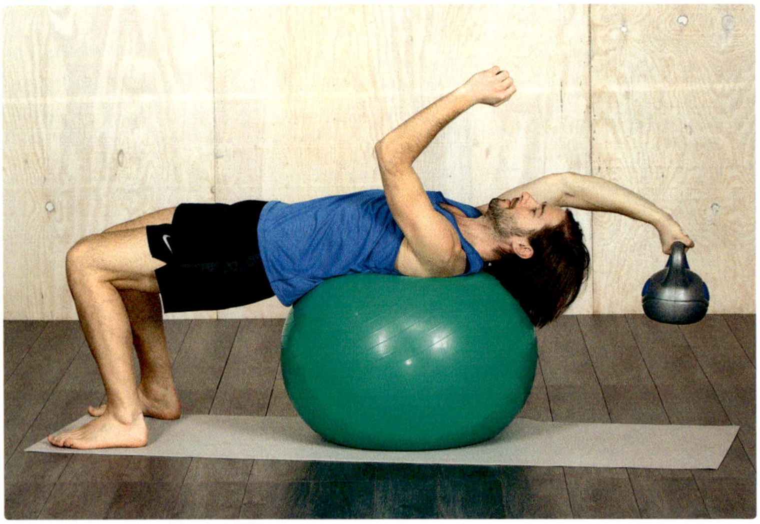

Schwebende Hantel

AUSGANGSPOSITION: Sie liegen in Rückenlage auf dem Pezziball. Beide Hände halten ein Gewicht über der Brust (eine Kettlebell, aber eine Kurzhantel funktioniert auch). Die Knie sind um etwa 90 Grad gebeugt und das Becken sollte nicht weit absinken (Oberschenkel und Oberkörper sind so in einer geraden Linie).

DURCHFÜHRUNG: Eine Hand lässt nun das Gewicht los und Sie führen das Gewicht mit einem Arm nach unten, bis Ihr Arm ebenfalls in der Linie »Oberkörper – Oberschenkel« liegt. Dann heben Sie den Arm mit Gewicht wieder in die Ausgangsposition an und wiederholen die Bewegung mit dem anderen Arm.

ENDPOSITION: Wenn Ihr Arm mit Gewicht in gleicher Linie mit Oberkörper und Oberschenkel liegt, ist die Bewegung zu Ende.

ZU BEACHTEN: Kontrollieren Sie die Bewegungen Ihrer Schulter. Haben Sie das optimale Timing für die Bewegung, können Sie die Aufwärtsbewegung mit einem kleinen Schwung beginnen und diese Beschleunigung nutzen.

Schwebender Klimmzug

AUSGANGSPOSITION: Nun hängen Sie Ihren Oberkörper quer zum Geländer von unten an die Stange. Mit den Händen halten Sie sich fest, während Ihre Füße auf dem Boden stehen. In dieser Ausgangsposition können Sie Klimmzüge machen.

DURCHFÜHRUNG: Sie greifen mit einem Arm über die Körpermitte auf die andere Seite, halten sich wieder von vorn an der Stange fest und ziehen Ihren Oberkörper in einer Drehbewegung so weit nach oben, dass Ihre obere Schulter über die Stange hinausragt. Ihre Beine helfen dabei über Druck nach unten mit und stabilisieren Sie während der Drehung des Oberkörpers und des Beckens. Führen Sie die Bewegung auch in die andere Richtung durch. Dann beginnt der andere Arm die Bewegung.

ENDPOSITION: Sobald Ihre obere Schulter über die Stangenhöhe hinausragt, ist das Bewegungsende erreicht.

ZU BEACHTEN: Kontrollieren Sie die Schwungbewegung Ihres Körpers beim Drehen. Verhindern Sie unbedingt ein unkontrolliertes »Überdrehen« in einer der Bewegungsrichtungen. Dazu benötigen Sie eine angepasste Spannungserhöhung und -kontrolle der Bauchmuskulatur (der geraden und der schrägen Bauchmuskulatur) während der Drehung.

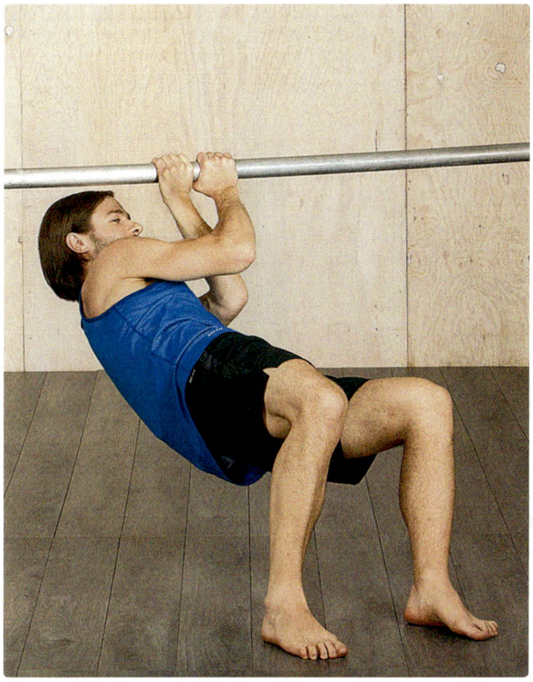

Ziehen Sie den Oberkörper so weit nach oben, dass die Schulter über die Stange ragt.

Kontrollieren Sie den Schwung beim Drehen.

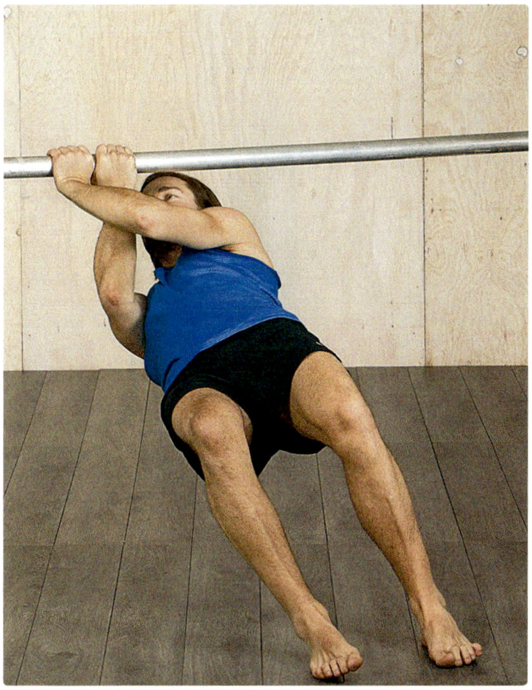

Seitlich schieben

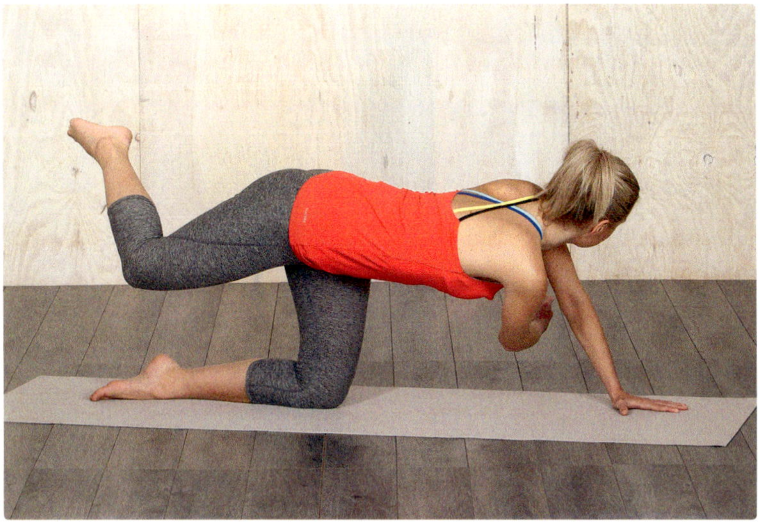

Bewegen Sie Arm und Bein in einer Richtung unter Ihrem Körper durch.

Sind Sie trainiert, können Sie die Geschwindigkeit der Bewegung erhöhen.

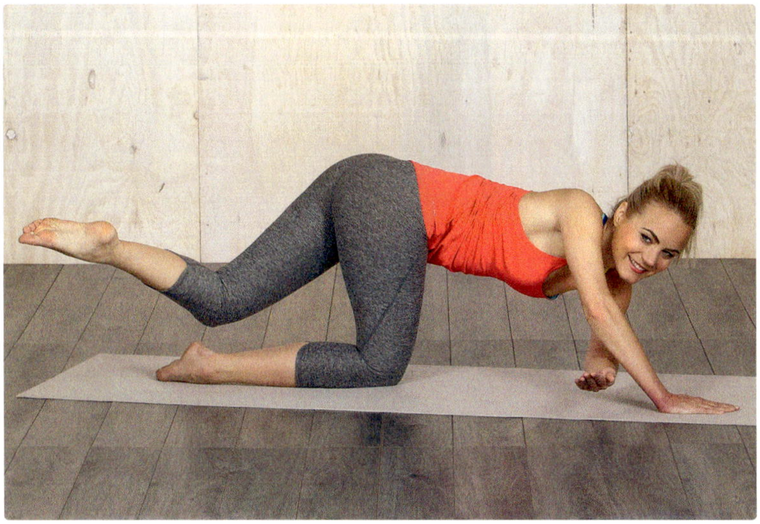

AUSGANGSPOSITION: Begeben Sie sich in den Vierfüßlerstand und beginnen Sie damit, einen Arm und das gleichseitige Bein vom Boden abzuheben. Das erfordert eine gute rotatorische Stabilisationsfähigkeit Ihrer Rumpfmuskeln und der zugehörigen myofaszialen Ketten.

DURCHFÜHRUNG: Ihr linker Arm und Ihr linkes Bein sind an der linken Mattenkante. Bewegen Sie den angehobenen rechten Arm unter Ihren stützenden linken Arm hindurch auf die Körpergegenseite (nach links). Das angehobene rechte Bein bewegt sich in dieselbe Richtung. Arm und Bein kommen zurück und Sie machen gleich einen »Schritt« mit Arm und Bein auf der Matte nach rechts: Nun sind Ihr rechter Arm und das rechte Bein an der rechten Mattenkante aufgestellt. Wiederholen Sie die Bewegung mit dem linken Arm und dem linken Bein zur rechten Körperseite hin.

ENDPOSITION: Das Bewegungsende ist erreicht, wenn ein Arm unter dem stützenden Arm hindurch und das abgehobene Bein ebenfalls weit auf die Körpergegenseite gebracht wurden.

ZU BEACHTEN: Mit zunehmender Bewegungskontrolle können Sie den Wechsel rechts/links mit mehr Tempo durchführen.

Rumpffaszie, Backline, Armlinie dehnen

AUSGANGSPOSITION: Das Ziel: obere hintere Rumpffaszie, hintere Armfaszie und obere Backline dehnen. Start: Vierfüßler. Eine Faust passt zwischen die Knie. Die Hände sind knapp vor den Schultern, die Wirbelsäule aufgestützt.

DURCHFÜHRUNG: Schieben Sie den rechten Arm unter dem Oberkörper hindurch, bis die rechte Körperseite (auf Höhe des Schulterblattes) beginnt zu »spannen«. In dieser Position beginnt das eigentliche Mobilisationstraining: Schieben Sie den Arm in verschiedene Richtungen unter Ihrem Körper hindurch – zur gegenüberliegenden Wand, mehr in Richtung Kopf, mehr in Richtung Beine … wohin auch immer Sie möchten. Ist diese Anpassung ausgereizt, bewegen Sie Ihre umliegenden Gelenke in der Stretchposition. Das sind vor allem die Gelenke der Brust- und Halswirbelsäule, die Sie durch drehende oder schlängelnde Bewegungen mobilisieren können.

Auch die Rippengelenke lassen sich einbauen – z. B. durch verstärktes Ein- und Ausatmen. Binden Sie ebenfalls Schulter, Ellbogen und Hände ein – beugen und strecken Sie die Gelenke in verschieden gedrehten Positionen Ihres Oberkörpers. Selbst das Schulterblatt können Sie nach unten, oben, innen oder nach außen bewegen.

ENDPOSITION: Wenn es im oberen Rücken bis in die Arme hinein zieht. Dann sollten die Bewegungen der Gelenke einsetzen.

ZU BEACHTEN: Anfangs sollte es sich angenehm anfühlen, steigern Sie die Intensität langsam.

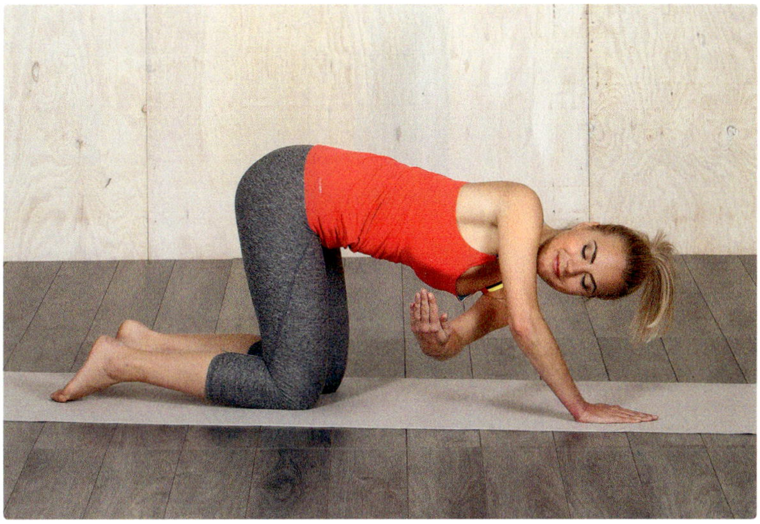

Sie dehnen obere hintere Rumpffaszie, hintere Armfaszie und obere Backline. Probieren Sie Varianten!

Rumpffaszie, Front- und Armlinie dehnen

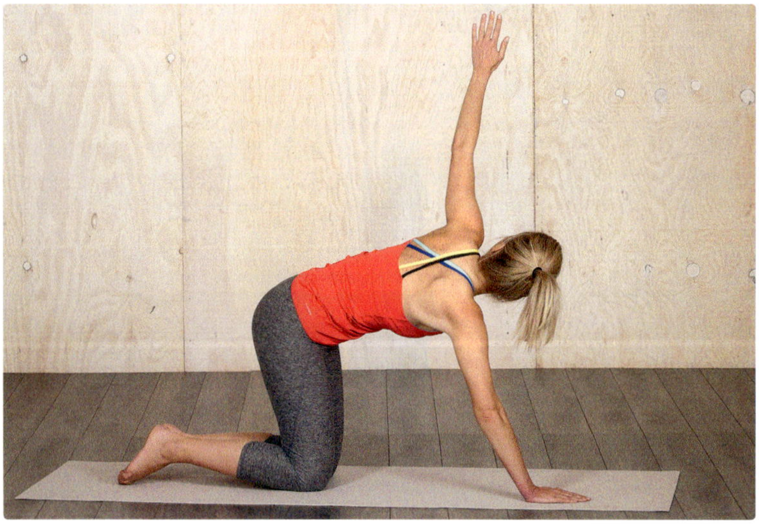

Wenn Sie ein Ziehen spüren, setzen Sie Ihre Gelenke zur weiteren Mobilisation ein.

AUSGANGSPOSITION: Schulen Sie Ihre obere vordere Rumpffaszie, die obere Frontline und vordere Armlinie. Das heißt: ran an die gegenüberliegenden Faszienketten! Sie sind im Vierfüßler. Halten Sie Ihre Wirbelsäule gestreckt und bauen Sie die Gelenke von Rücken, Schultern, Kopf und Armen in die Mobilisation mit ein.

DURCHFÜHRUNG: Heben Sie einen Arm seitlich nach oben und strecken Sie ihn in Richtung Decke (eine Handinnenfläche zeigt zur Decke). Wieder können Sie die Bewegung Ihres Arms in verschiedene Richtungen leiten: zur gegenüberliegenden Wand, vermehrt in Richtung Kopf oder deutlicher in Richtung Beine … Machen Sie, was Sie wünschen. Nun binden Sie wieder die angrenzenden Gelenkkomplexe mit ein: Drehen Sie Ihre Wirbelsäulenabschnitte (HWS + BWS) oder beugen und strecken Sie sie. Drehen Sie Ihren gestreckten Arm nach innen oder außen, um die Spannung zu beeinflussen. Probieren Sie aus, wie sich Bewegungen von Schultern, Nacken, Ellbogen oder den Handgelenken auswirken.

ENDPOSITION: Wenn Sie das Ziehen im oberen Rücken bis in die Arme hinein spüren, dann sollten die Bewegungen der Gelenke einsetzen. Das heißt: Sie halten die Spannung und beginnen, die einzelnen Gelenke moderat in ihren Bewegungsrichtungen zu testen. Später können Sie die gesamte Gelenkkette einsetzen.

ZU BEACHTEN: Achten Sie zu Beginn auf eine angenehme Wahrnehmung und steigern Sie die Intensität langsam.

Laterallinie lösen

AUSGANGSPOSITION: Die Laterallinie können Sie wunderbar in Bauchlage wahrnehmen und lösen. Dazu neigen Sie Ihren Oberkörper nach links und nehmen die Beine auf dieselbe Seite. So entsteht eine C-Lage, die Ihre rechte Seite verlängert, spannt und dehnt, während die linke Seite eher verkürzt und entspannt wird. Diese Übung können – und sollten – Sie auch auf der Gegenseite durchführen. In dieser Position haben Sie viele Möglichkeiten, kleine Bewegungen zu machen, die die Laterallinie mobilisieren.

DURCHFÜHRUNG: Beginnen Sie mit dem rechten Becken (dem Becken auf der verlängerten Körperseite). Ziehen Sie das Becken nach oben in Richtung Schulter und dann nach unten in Richtung der Füße. Damit vergrößern Sie die Elastizitätstoleranz und die Mobilität. Oder Sie bewegen den Schultergürtel: Bewegen Sie die Schulter der verlängerten Seite ebenfalls nach oben und nach unten, um die Rumpf-Rippenanteile der Laterallinie zu mobilisieren. Dieselben Bewegungen können Sie auf der verkürzten Seite durchführen.

ZU BEACHTEN: Führen Sie die Bewegungen mit Schulter und Becken zu Beginn langsam und achtsam durch. Nehmen Sie Veränderungen in der Spannung und im Bewegungsverhalten wahr und passen Sie die Bewegungsreichweite von Schulter und Becken daran an. Beginnen Sie mit kleinen Bewegungen und steigern Sie die Bewegungsreichweite immer weiter. Nicht vergessen: weiteratmen!

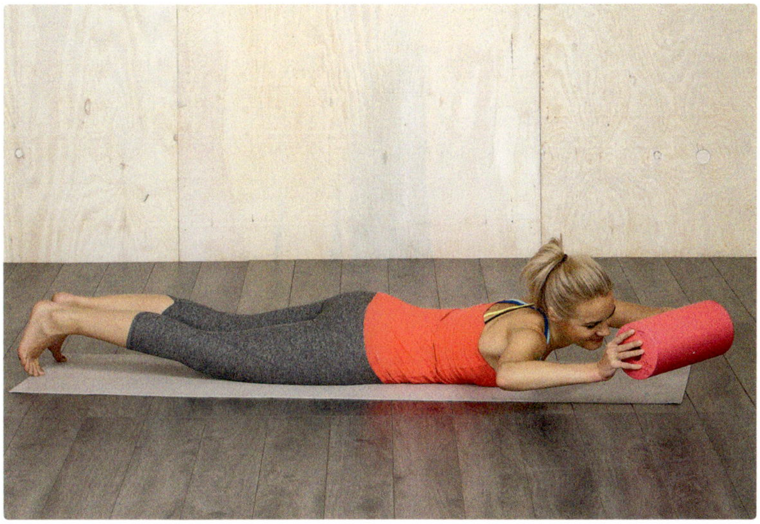

Seien Sie aufmerksam und passen Sie Ihre Bewegung der empfundenen Spannung an.

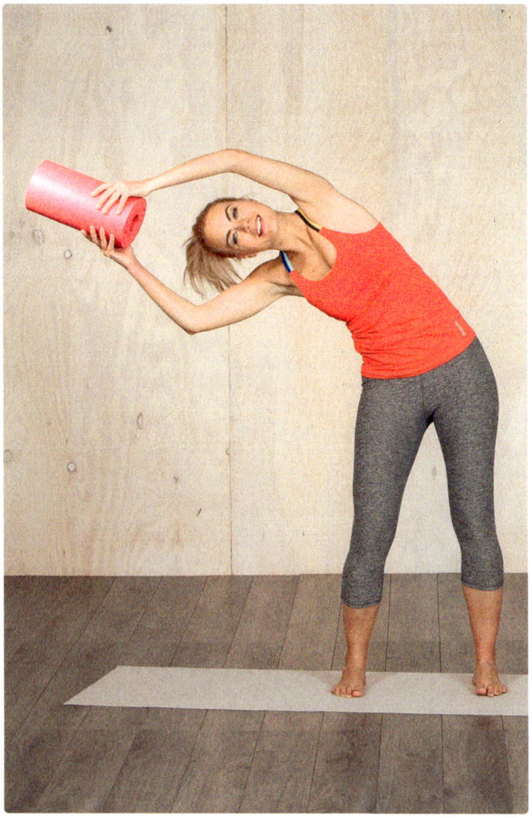

Macht sich die eine Seite kurz, muss sich die andere strecken – das motiviert die Faszien.

Achten Sie auf eine harmonische Krümmung des gesamten Oberkörpers zur Seite.

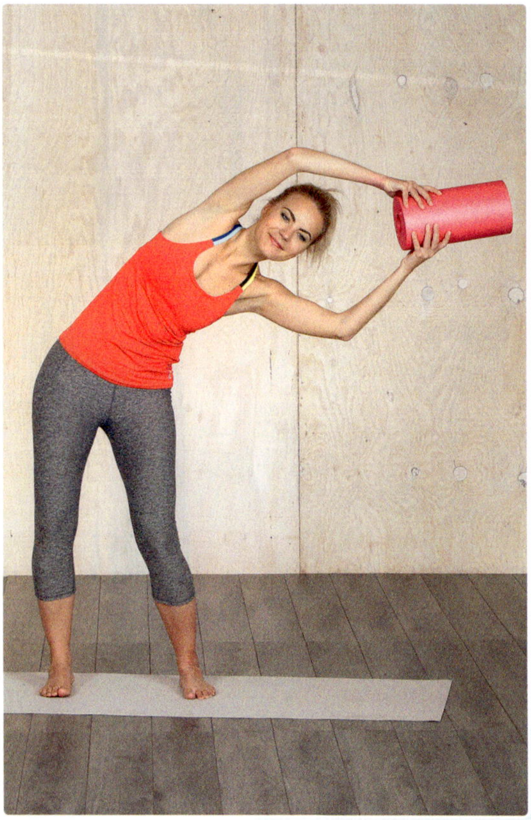

Seitneigung

AUSGANGSPOSITION: Sie beginnen im Stehen und strecken beide Arme mit der Faszienrolle nach oben über den Kopf. Die Füße stehen etwas mehr als beckenbreit auseinander, die Knie sind leicht gebeugt für einen dynamisch-anpassungsfähigen Stand.

DURCHFÜHRUNG: Der Oberkörper neigt sich sanft zu einer Seite. So wird die Körperseite – auf die Sie die Bewegung machen – kurz, während sich die Gegenseite lang machen muss. Die Arme neigen Sie in direkter Verlängerung zum Oberkörper mit zur Seite. Arme und Rolle machen die Bewegung mit und dienen als Hebel und Schwungmasse, die Sie kontrollieren müssen. Bereits während der Abwärtsbewegung kontrollieren die Muskeln und die Faszienlinien die Spannung für die Aufrichtung. Halten Sie das seitliche Biegen so klein, dass Sie die Bewegung jederzeit kontrollieren können. Dann richten Sie den Oberkörper auf – zurück in die Ausgangsposition.

ENDPOSITION: Der Oberkörper ist wieder aufgerichtet, Sie halten die Rolle senkrecht über dem Kopf.

ZU BEACHTEN: Halten Sie die Körpermitte stabil und kontrollieren Sie den Schwung. Sind Sie trainiert, können Sie auch eine Kurzhantel mit einem niedrigen Gewicht (1–3 Kilogramm) nutzen, um die Schwungkraft noch effektiver auszuschöpfen.

Vierfüßler-Liegestütz

AUSGANGSPOSITION: Starten Sie in der Vierfüßlerposition, wobei Sie die Knie auf der Rolle platzieren. Die Füße halten Sie dabei vom Boden angehoben in der Luft. Strecken Sie die Wirbelsäule und stabilisieren Sie den Oberkörper, indem Sie Bauch- und Rückenmuskeln anspannen. Die Hände stehen leicht vor den Schultern auf dem Boden in etwa schulterbreitem Abstand.

DURCHFÜHRUNG: Halten Sie während der Bewegung den Oberkörper so gestreckt wie möglich. Beugen Sie nun die Arme und senken Sie den Oberkörper kontrolliert in Richtung Boden ab. Mit den Knien halten Sie die Position auf der Rolle. Dann drücken Sie sich zurück nach oben in die Ausgangsposition. Um die Übung abwechslungsreich zu gestalten, können Sie die Arme unterschiedlich positionieren: z. B. enger oder noch breiter aufstellen oder auch diagonal versetzt (den einen Arm weiter vorne kopfwärts und den anderen Arm entsprechend weiter hinten). Auch die Knie können eng zusammen oder weiter auseinander positioniert werden. Je variantenreicher ein Training gestaltet wird, desto effektiver ist es.

ENDPOSITION: Das Bewegungsende ist erreicht, wenn Sie mit der Nase knapp vor dem Boden sind, der Oberkörper noch möglichst gestreckt gehalten wird und die Knie noch auf der Rolle sind. Zurück in der Ausgangsposition haben Sie dann eine komplette Wiederholung durchgeführt.

ZU BEACHTEN: Kontrollieren Sie die Aufrichtung des Oberkörpers während der Übung – Sie dürfen keinen Rundrücken machen.

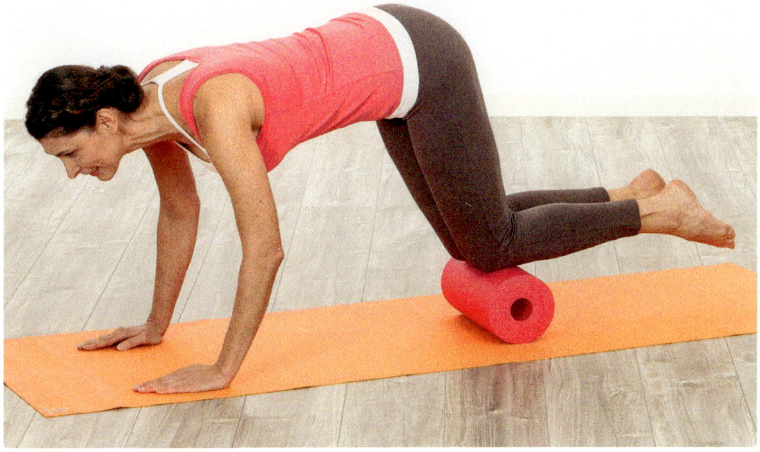

Unterschenkel verlaufen parallel zum Boden.

Knie nach vorne – Unterschenkel immer noch parallel.

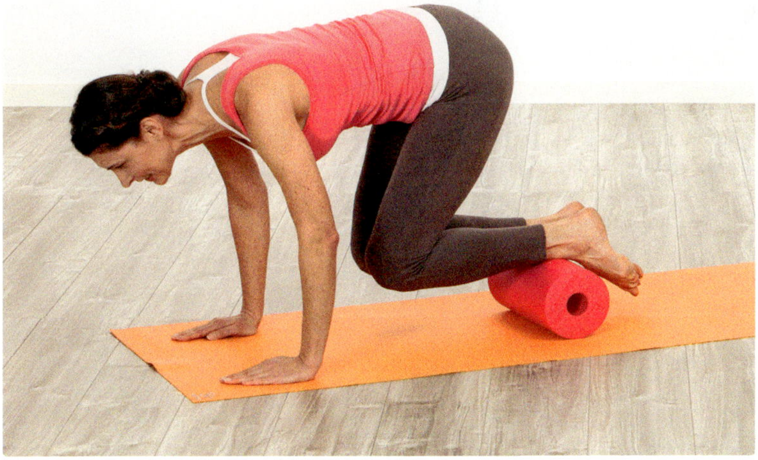

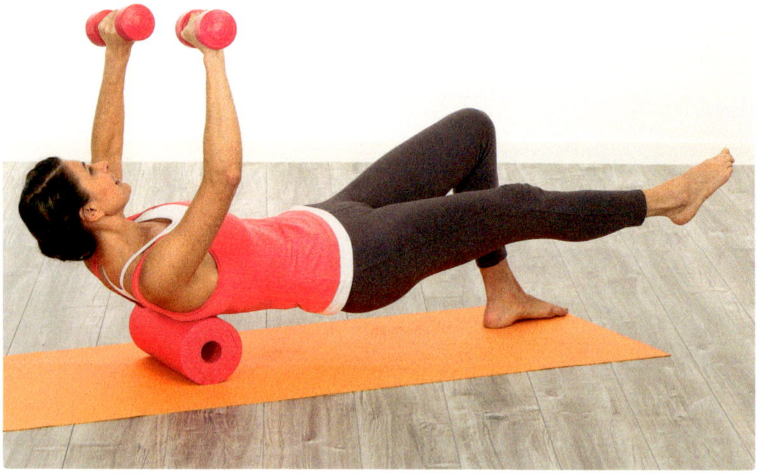

Stabile Gewichte während des Beinstreckens.

Hanteln bis auf Schulterebene absenken.

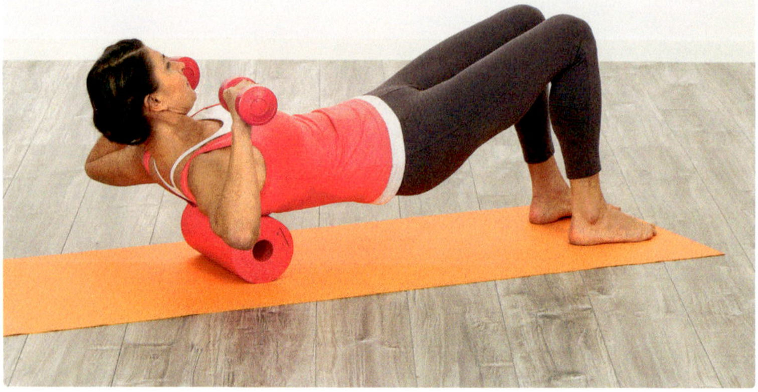

Hantel-Push-up

AUSGANGSPOSITION: Legen Sie sich wie bei der vorhergehenden Übung mit dem Rücken auf die Rolle und halten Sie die Hanteln auf Brusthöhe nach oben gestreckt. Die Beine sind aufgestellt, die Knie bilden einen Winkel von ca. 90°. Spannen Sie die Bauchmuskeln leicht an. Den Kopf halten Sie in Verlängerung der Wirbelsäule, lassen Sie ihn nicht nach hinten absinken. Unterbrechen Sie die Übung lieber ab und zu kurz (vor allem am Anfang Ihres Trainings), wenn Sie das Gefühl bekommen, dass Ihr Kopf zu schwer wird. Die Ausdauer Ihrer vorderen Halsmuskulatur wird sich mit der Zeit steigern.

DURCHFÜHRUNG: Beugen Sie Ihre Ellbogengelenke und senken Sie so die Arme nach unten ab, bis die Ellbogen sich knapp über dem Boden befinden. In dieser Position sind die Ellbogen nahezu in einem 90°-Winkel gebeugt. Zeitgleich können Sie ein Bein vom Boden lösen und parallel zum Boden nach vorne ausstrecken. Das erhöht den koordinativen Anspruch der Übung, da die Stützfläche kleiner und ein wenig instabiler wird. Dann stellen Sie das Bein wieder auf dem Boden ab und strecken beide Arme mit den Hanteln wieder nach oben. Wechseln Sie bei jeder Wiederholung der Armbewegung das Bein. Achten Sie darauf, dass die Bauchmuskeln angespannt bleiben.

ENDPOSITION: Das Ende der Bewegung ist erreicht, wenn Ihre Ellbogen knapp über dem Boden angekommen sind und Sie ein Bein ausgestreckt halten. Wenn Sie wieder in der Ausgangsposition angekommen sind, ist eine komplette Wiederholung erfolgt.

ZU BEACHTEN: Achten Sie auf Bauchspannung und Kopfhaltung während der Übung und korrigieren Sie gegebenenfalls.

Überzüge

AUSGANGSPOSITION: Auch für diese Übung legen Sie sich mit dem Rücken auf die Rolle. Positionieren Sie die Blackroll etwas unterhalb der Schulterblätter quer über die Brustwirbelsäule. Halten Sie eine einzelne Hantel mit beiden Händen auf Brusthöhe nach oben gestreckt. Die Beine sind auf dem Boden aufgestellt. Spannen Sie die Bauchmuskeln leicht an, um die folgenden Bewegungen der Arme besser kontrollieren zu können. Kontrollieren Sie auch Ihre Kopfposition und verhindern Sie, dass der Kopf zu weit nach unten absinkt.

DURCHFÜHRUNG: Lassen Sie nun das Gewicht mit beiden Armen über den Kopf nach hinten unten absinken. Die Ellbogengelenke behalten im Lauf der Bewegung immer denselben Grad der Beugung. Wenn Ihre Arme mit der Hantel etwa auf Kopfhöhe angekommen sind und sich in Verlängerung Ihres Oberkörpers parallel zum Boden befinden, stoppen Sie die Abwärtsbewegung und beginnen mit dem Rückweg in die Ausgangsposition.

ENDPOSITION: Sie haben das Bewegungsende erreicht, wenn Ihre Arme sich parallel zum Boden befinden. Zurück in der Ausgangsposition haben Sie eine ganze Wiederholung gemeistert.

ZU BEACHTEN: Halten Sie immer mit einer angespannten Bauchmuskulatur gegen die Armbewegung und vermeiden Sie zu Beginn schwungvolle Bewegungen. Führen Sie die Abwärtsbewegung des Gewichtes kontrolliert aus. Fortgeschrittene können auch mit etwas mehr Schwung arbeiten.

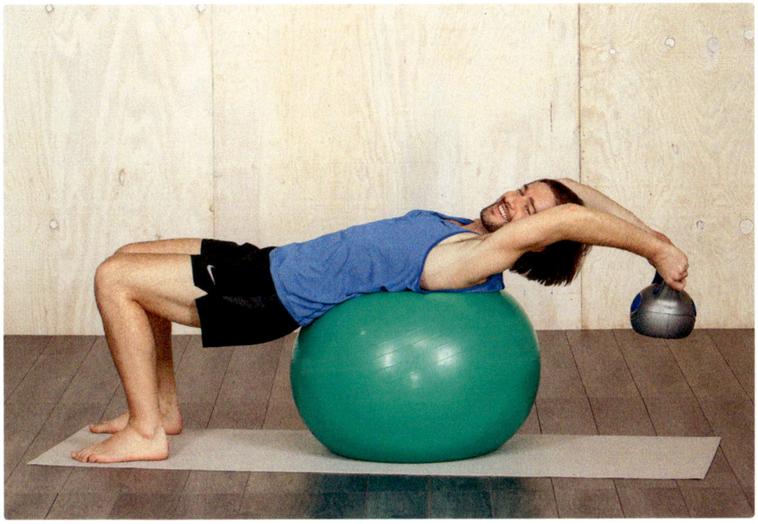

Kettlebell sinkt auf Schulterhöhe ab.

Gewicht bis über die Brust anheben.

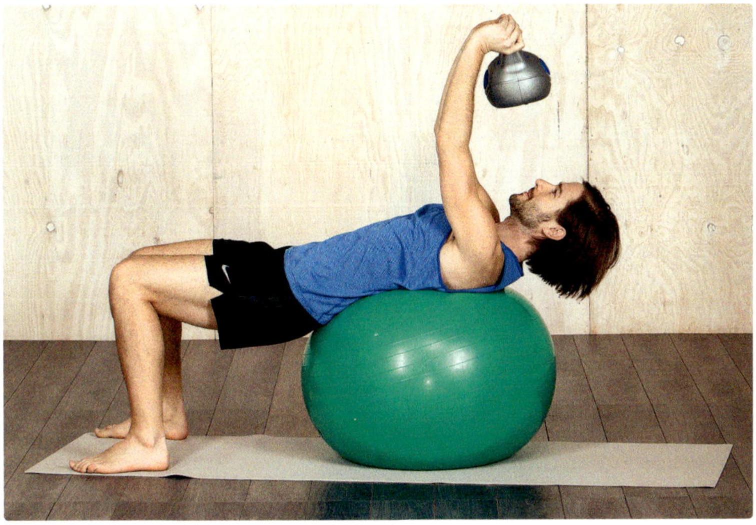

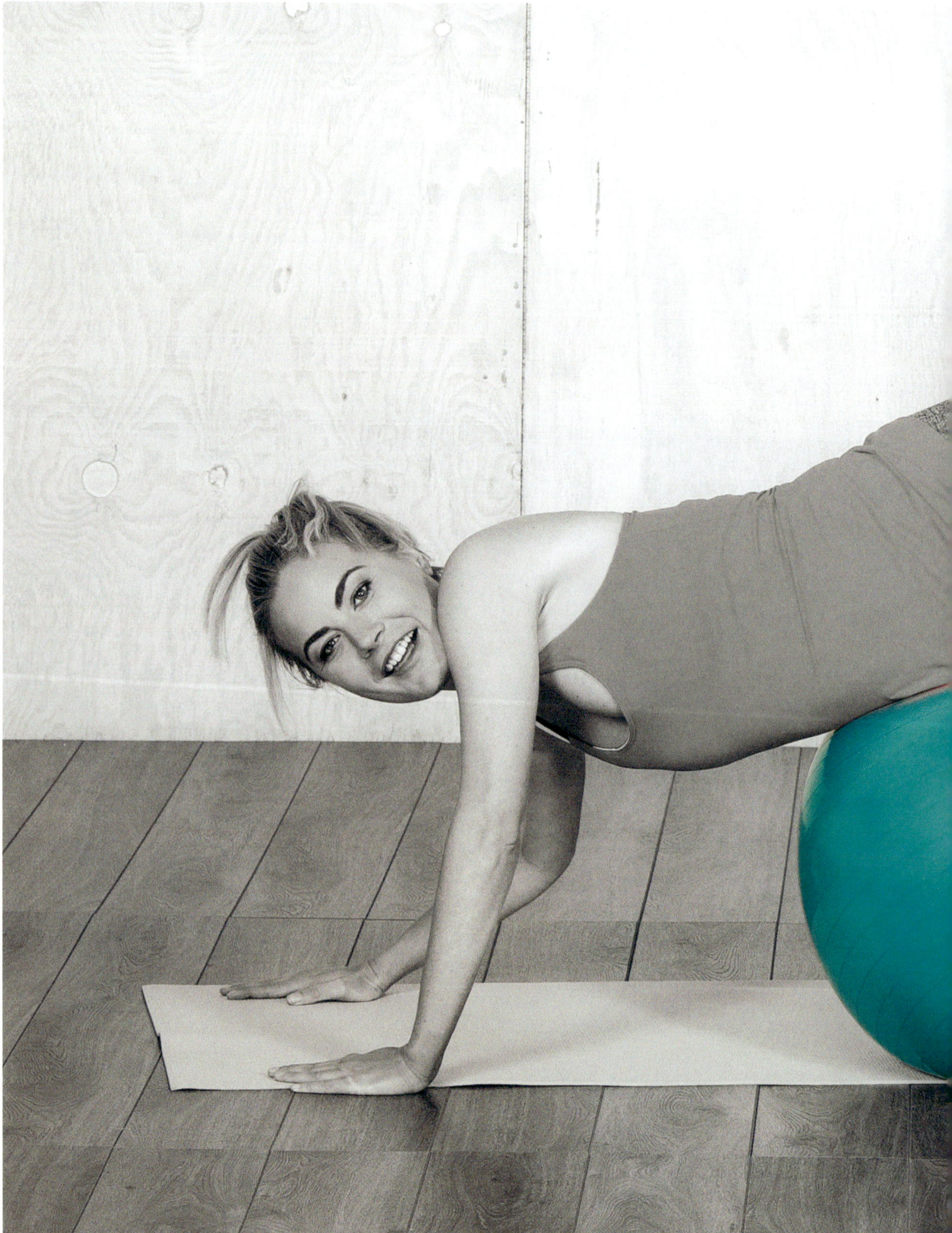

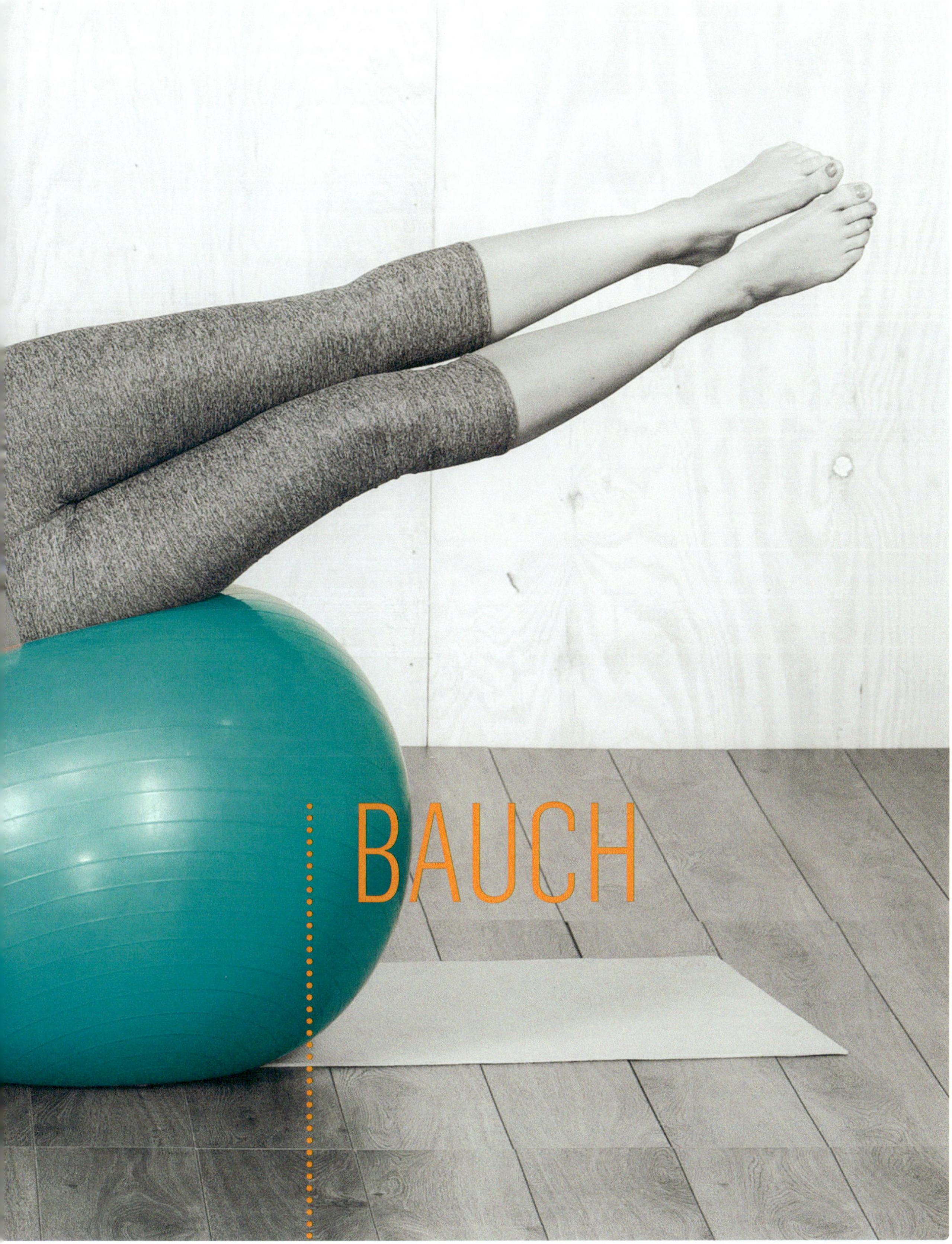

BAUCH

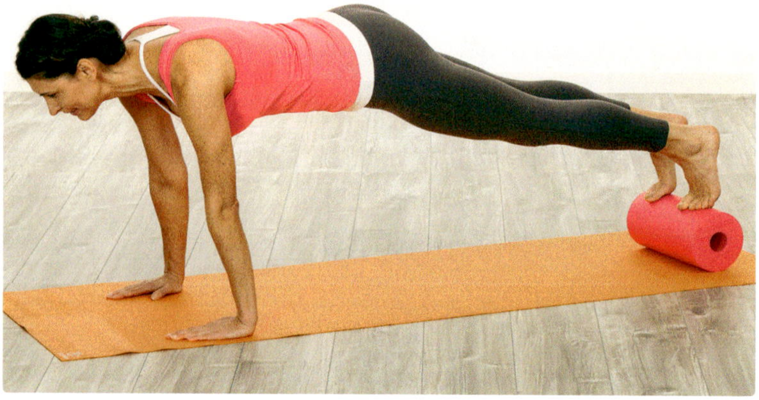

Zehen sicher auf der Rolle positionieren.

Die Hüfte dreht mit.

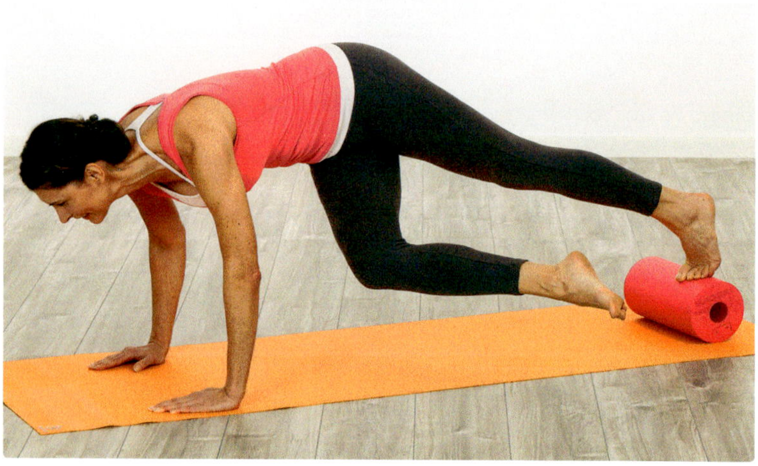

Liegestütz-Twist

AUSGANGSPOSITION: Beginnen Sie in der Liegestützposition. Die Hände stützen Sie etwa auf Schulterhöhe und schulterbreit voneinander entfernt auf die Matte. Die Füße stehen auf der Blackroll. Bauch- und Rückenmuskulatur müssen Sie anspannen, sonst können Sie die Position nicht halten.

DURCHFÜHRUNG: Aus einer stabilen Position heraus heben Sie die Beine jetzt im Wechsel an. Beginnen Sie mit einem leichten Anheben der Beine – es genügt zu Anfang, wenn Sie den Fuß 2–3 Zentimeter von der Rolle abheben. Wenn Ihnen dies gut gelingt, bewegen Sie die Beine jeweils unter dem Oberkörper hindurch zur Körpergegenseite. Dort versuchen Sie den Fuß möglichst weit seitlich vom Körper wegzustrecken. Dabei können Sie den Fuß auf dem Boden entlangschieben oder auch freischwebend in der Luft halten.

ENDPOSITION: Das Bewegungsende haben Sie erreicht, wenn Sie ein Bein unter dem Oberkörper auf die Gegenseite gebracht haben. Dann geht es zurück in die Ausgangsposition. Für eine vollständige Wiederholung führen Sie die Übung zu beiden Seiten hin aus.

ZU BEACHTEN: Lassen Sie das Becken nicht zu tief absinken, da Sie sonst ins Hohlkreuz fallen können. Halten Sie den Abstand zwischen den stützenden Armen und den auf der Rolle aufgestellten Beinen möglichst konstant. Achten Sie auf die Spannung von Bauch- und Rückenmuskulatur – der Oberkörper darf nicht zum Boden hin durchhängen. Führen Sie die Beinbewegungen kontrolliert durch.

Katzenrolle

AUSGANGSPOSITION: Sie beginnen in der Vierfüßlerposition auf der Matte oder dem Boden. Die Hände befinden sich auf Schulterhöhe in etwa schulterbreiter Entfernung voneinander. Knien Sie sich mit beiden Beinen auf die Faszienrolle, die Füße haben dabei keinen Bodenkontakt. Spannen Sie die Bauchmuskeln etwas an, um die Position stabil halten zu können.

DURCHFÜHRUNG: Drücken Sie die Arme in den Untergrund – das hilft, den Oberkörper während der Beinbewegung an Ort und Stelle zu halten. Währenddessen ziehen Sie die Beine über die Rolle nach vorne unter Ihren Oberkörper, bis die Knie unter dem Brustbein stehen und die Rolle auf Höhe der Fußgelenke angekommen ist. Alternativ können Sie auch ein Bein nach hinten ausstrecken und das auf der Rolle verbliebene Bein unter den Oberkörper ziehen. Die Übung wird so intensiver und koordinativ schwieriger.

ENDPOSITION: Das Bewegungsende ist erreicht, wenn Ihre Knie – bei stabilem Oberkörper – unter dem Brustbein stehen. Eine komplette Bewegungswiederholung ist geschafft, wenn Sie wieder in der Ausgangsposition angekommen sind.

ZU BEACHTEN: Halten Sie die Körpermitte durch Anspannen von Bauch- und Rückenmuskeln stabil, vor allem, wenn Sie die Übung mit einem Bein durchführen. Atmen nicht vergessen!

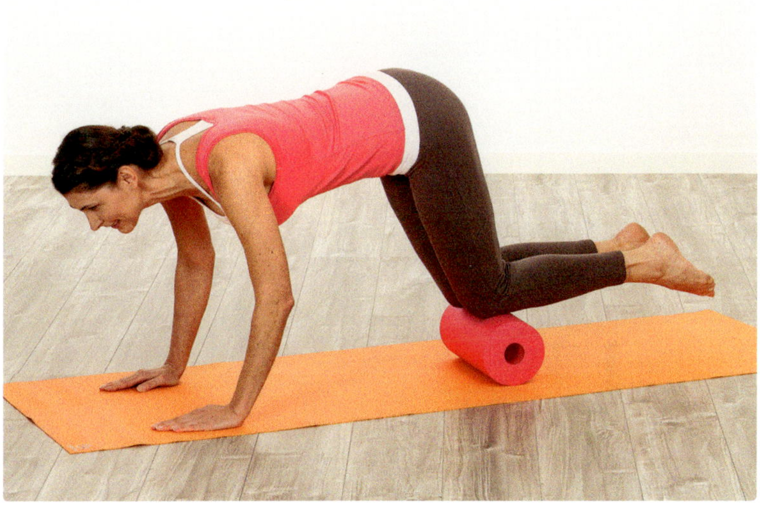

Hier darf der Rücken mitbewegen.

Rollen Sie die Wirbelsäule mit ein.

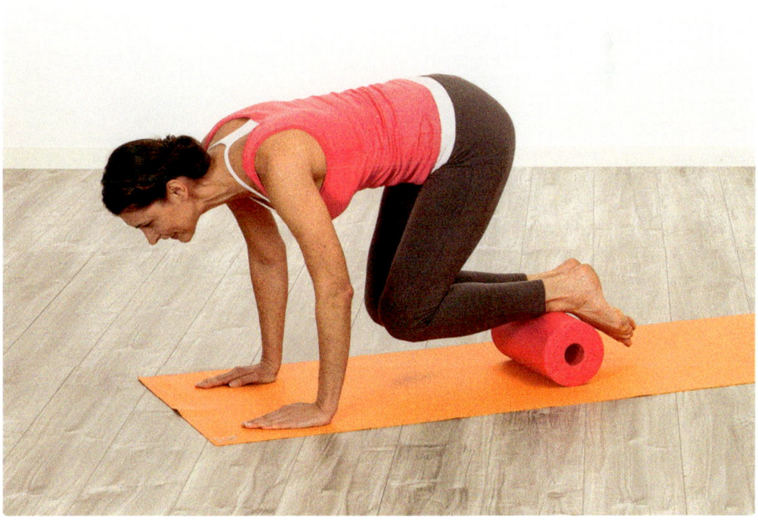

Beinstrecken einbeinig

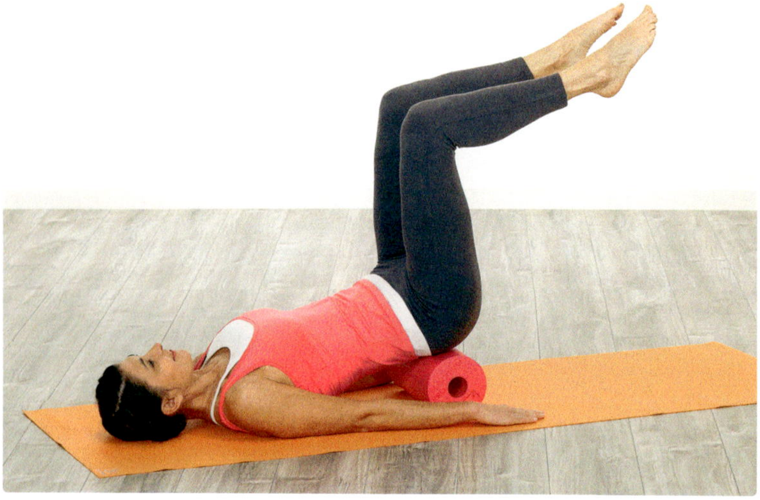

Becken ablegen und entspannen.

Gestrecktes Bein nach vorne unten führen.

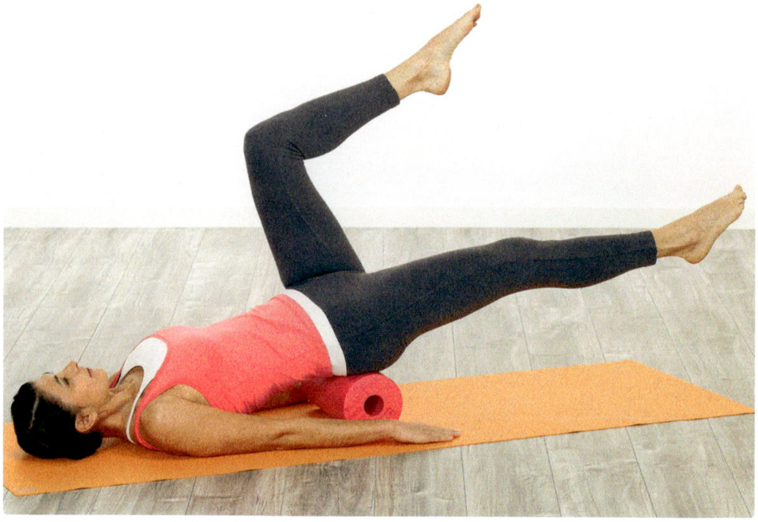

AUSGANGSPOSITION: Legen Sie sich auf den Rücken und positionieren Sie die Blackroll unter dem Becken. Dabei halten Sie die Beine in der Hüfte und in den Knien um je 90 Grad gebeugt (90/90-Position). Mit den Armen können Sie sich seitlich auf dem Boden oder auf der Matte abstützen. Spannen Sie bereits in der Ausgangsstellung den Bauch leicht an. So beugen Sie einem Hohlkreuz vor.

DURCHFÜHRUNG: Strecken Sie nun ein Bein aus und halten Sie diese Position für 3–5 Sekunden. Dann gehen Sie in die Ausgangsposition zurück und wiederholen die Bewegung mit dem anderen Bein. Als Variante können Sie auch das noch angewinkelte Bein auf die Gegenseite drehen und so die schrägen Bauchmuskeln mittrainieren. Dann darf eine Beckenseite von der Blackroll abheben.

ENDPOSITION: Am Bewegungsende sind Sie angekommen, wenn ein Bein gestreckt über dem Boden gehalten wird. Eine Wiederholung endet in der ursprünglichen Ausgangsposition.

ZU BEACHTEN: Führen Sie die Beinbewegungen zu Beginn langsam und kontrolliert aus. Halten Sie die Körpermitte stabil, indem Sie die Bauch- und Rückenmuskeln anspannen. Mit zunehmender Übung können Sie auch mehr Tempo vorlegen.

Beinstrecken beidbeinig

AUSGANGSPOSITION: Diese Übung wird im Sitzen auf der Blackroll ausgeführt. Stützen Sie sich mit den Armen hinter der Rolle auf dem Boden ab. Die Beine werden angehoben und frei in der Luft gehalten. Halten Sie Ihre Körpermitte stabil und die Wirbelsäule aufrecht, in dem Sie Bauch- und Rückenmuskeln anspannen. Dabei entspannt weiteratmen!

DURCHFÜHRUNG: Nun strecken Sie die Beine nach vorne aus. Halten Sie sie in gestreckter Position für etwa 2–3 Sekunden nahezu parallel zum Boden. Die Beine bilden hier einen sehr langen Hebel, gegen den die Bauchmuskeln halten müssen. Während Sie die Beine nach vorne strecken, darf zu Beginn der Oberkörper etwas nach hinten ausweichen. So schaffen Sie ein Gegengewicht. Versuchen Sie jedoch mit zunehmender Übung, aufrecht zu bleiben. Je weniger Ihr Oberkörper nach hinten ausweicht, desto mehr Spannung benötigen Sie in der Bauchmuskulatur, um die Position zu halten. Alternativ können Sie die Beine auch abwechselnd einzeln strecken und wieder beugen.

ENDPOSITION: Das Bewegungsende ist erreicht, wenn Sie beide Beine gestreckt nach vorne halten. Zu einer kompletten Wiederholung dieser Übung gehört auch noch der Rückweg; beendet ist sie, wenn die Beine wieder in der Ausgangsposition angekommen sind.

ZU BEACHTEN: Kontrollieren Sie besonders zu Beginn die Bewegung der Beine sehr sorgfältig und vermeiden Sie ruckartige Gegenbewegungen des Oberkörpers. Halten Sie immer eine Grundspannung in den Bauchmuskeln. Diese hilft bei der Bewegungskontrolle.

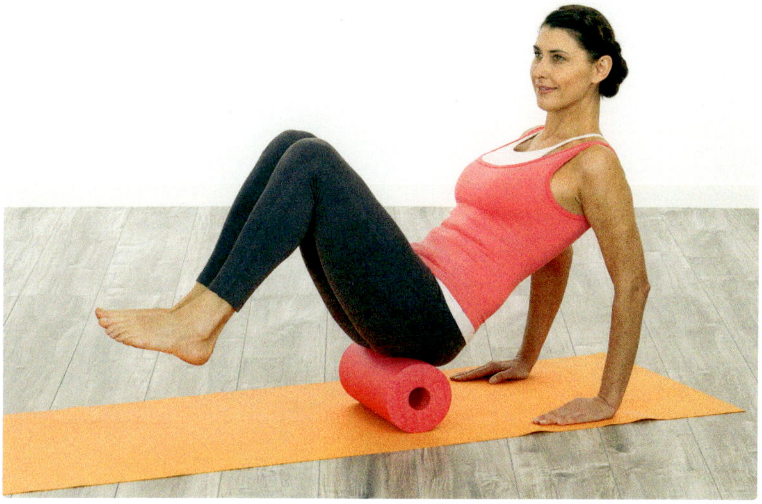

Stabiler Sitz auf der Rolle.

Beide Beine werden von der Körpermitte gehalten.

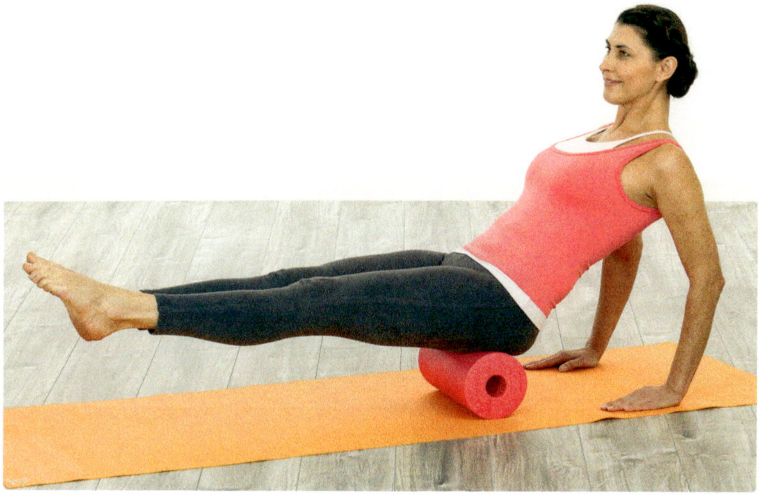

Vorwärts-Crunch

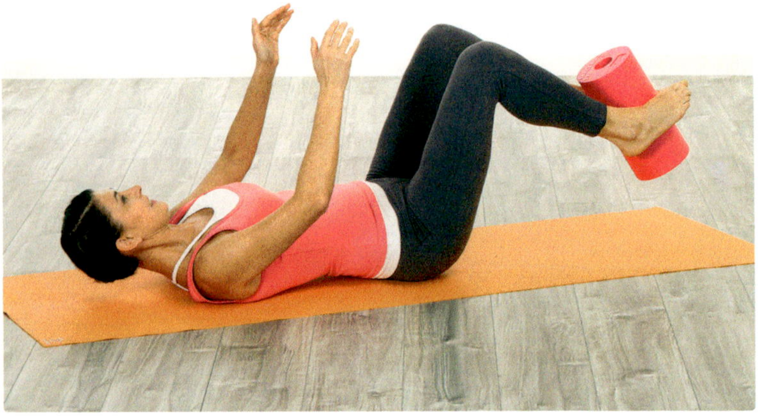

Rücken gegen den Boden pressen.

Rolle an die Hände übergeben.

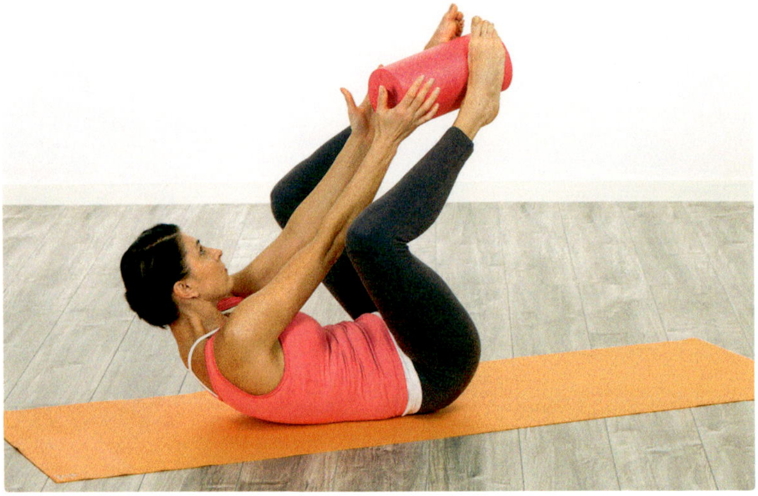

AUSGANGSPOSITION: Sie legen sich auf den Rücken. Die Füße sind auf dem Boden aufgestellt, die Beine sind etwa im 90-Grad-Winkel gebeugt; zwischen den Fußinnenseiten halten Sie die Faszienrolle eingeklemmt. Spannen Sie die Bauchmuskulatur an, um die Wirbelsäule während der Übung zu stützen. Die Arme strecken Sie nach oben.

DURCHFÜHRUNG: Heben Sie den Oberkörper vom Boden ab und greifen Sie mit den Armen in Richtung Füße (an die Faszienrolle). Die Beine werden ebenfalls vom Boden angehoben; bewegen Sie die zwischen den Füßen gehaltene Rolle zum Oberkörper, den Armen entgegen. Sobald Sie die Rolle greifen können, halten Sie diese mit den Händen fest und senken Oberkörper und Beine wieder zum Boden ab. Die Rolle halten Sie dabei mit den Händen. Mit derselben Bewegungsfolge geben Sie die Rolle an die Füße zurück.

ENDPOSITION: Das Ende der Bewegung ist erreicht, wenn Sie die Rolle mit den Händen von den Füßen übernommen haben, Füße und Oberkörper wieder am Boden liegen und die Rolle mit hochgestreckten Armen in der Luft gehalten wird. Eine ganze Wiederholung ist geschafft, wenn Sie wieder in der Ausgangsposition sind (Blackroll zwischen den Füßen).

ZU BEACHTEN: Führen Sie das Ablegen des Oberkörpers und der Beine, nachdem Sie die Rolle in der Mitte übergeben haben, kontrolliert durch. Beim Ablegen entstehen die größten Kräfte durch einen langen Hebel der Beine und der Arme. Diese gilt es zu beherrschen.

Seitliche Crunches

AUSGANGSPOSITION: Sie liegen auf der Seite auf einer Matte mit den Rippen auf der Blackroll. Das Becken und beide Beine haben Kontakt zum Boden; die Beine halten Sie in einer kleinen Schrittposition, wobei das untere Bein vorne und das obere Bein hinten liegt. Diese Schrittposition sorgt für bessere Stabilität. Den unteren Arm stützen Sie zu Beginn der Übung auf dem Untergrund ab, der obere zeigt nach oben. Während der Übung halten Sie beide Arme angehoben, gestreckt oder mit den Händen im Nacken verschränkt.

DURCHFÜHRUNG: Lassen Sie nun den Oberkörper über die Rolle nach unten absinken. Dabei knicken Sie die Wirbelsäule etwas zur Seite ab (Seitneigung). Kommen Sie dann in die Ausgangsposition zurück. Hier werden verstärkt die seitlichen Bauchmuskeln trainiert. Je weiter Sie die Rolle nach oben an den Rippen positionieren, desto kleiner wird Ihre Bewegungsfreiheit; die Übung wird weniger anstrengend. Liegt die Rolle hingegen knapp am unteren Rippenbogen, ergibt sich auch ein größererBewegungsradius, die Übung wird anspruchsvoller.

ENDPOSITION: Das Bewegungsende haben Sie erreicht, wenn Ihre Schulter oder der untere Arm knapp vor dem Boden angekommen ist. Eine komplette Wiederholung dieser Übung besteht aus dem Absenken und Wiederanheben des Oberkörpers in die Ausgangsposition. Nach Ausführung aller geforderten Wiederholungen wird die Übung auch auf der anderen Körperseite durchgeführt.

ZU BEACHTEN: Eine konstante leichte Bauchmuskelanspannung erleichtert diese Übung ungemein. Wenn der Druck der Rolle in die Rippen zu Beginn zu unangenehm für Sie ist, können Sie die Rolle mit einem Handtuch abpolstern.

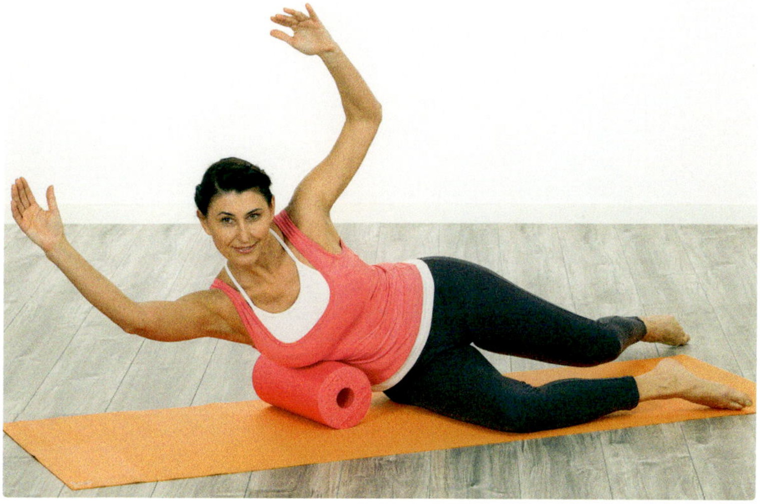

An den Rippenbogen angelehnt.

Oberkörper anheben.

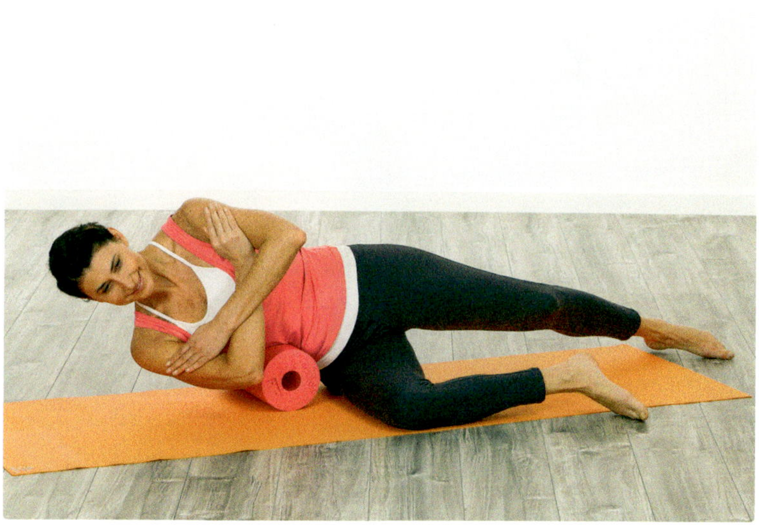

Sport-Crunches

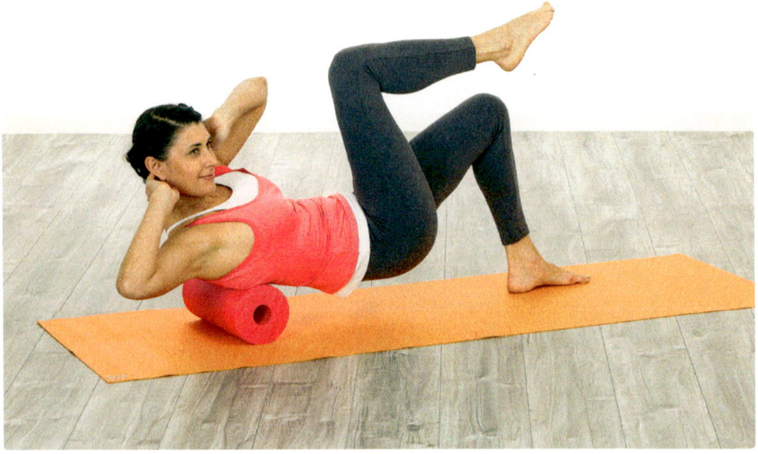

Crunchen und drehen.

Auch in die Gegenrichtung.

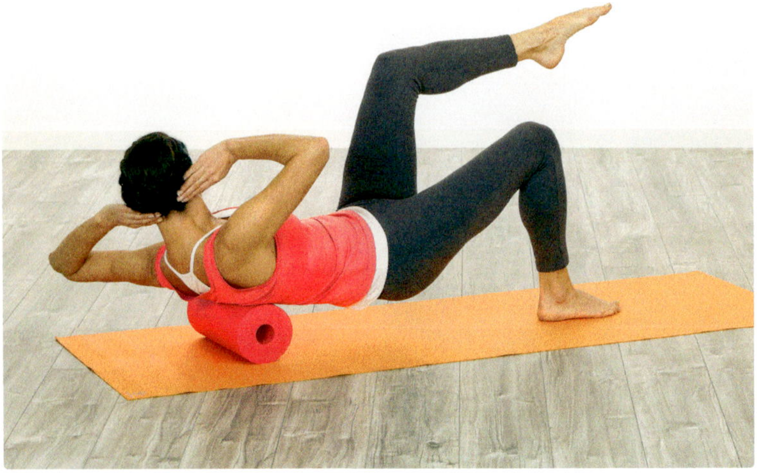

AUSGANGSPOSITION: Zur Durchführung der Sport-Crunches legen Sie sich auf den Rücken. Positionieren Sie die Blackroll knapp unterhalb der Schulterblätter. Stellen Sie die Füße etwa beckenbreit fest auf dem Boden auf. Dann werden Hüfte und Becken vom Boden angehoben. Die Wirbelsäule befindet sich in dieser Position etwa parallel zum Boden. Nehmen Sie die Hände in den Nacken und halten Sie die Ellbogen nach außen abgespreizt.

DURCHFÜHRUNG: Nun bewegen Sie Ellbogen und Knie abwechselnd diagonal aufeinander zu. Die Bauchmuskulatur führt und kontrolliert die Bewegung. Halten Sie während der Übung die Ellbogen nach außen abgespreizt. So müssen Sie, um Schulter und Becken aufeinanderzuzubewegen, immer den Oberkörper drehen.

ENDPOSITION: Das Bewegungsende ist die Position, in der sich der Ellbogen dem Knie so weit wie möglich angenähert hat (oder es sogar berührt). Eine komplette Wiederholung ist geschafft, wenn Sie mit dem Oberkörper wieder in der Ausgangsposition angekommen sind.

ZU BEACHTEN: Vermeiden Sie anfangs Schwungbewegungen mit dem Oberkörper. Langsame, kontrollierte Bewegungen sind zwar anstrengender, aber auch ein deutlich effektiveres Kraft- und Koordinationstraining. Zur Steigerung der Intensität erhöhen Sie die Anzahl der Wiederholungen oder der Durchgänge. Auch Tempowechsel sind möglich.

Bauchrolle

AUSGANGSPOSITION: Stecken Sie einen Stab (z. B. einen Besenstiel) durch die Blackroll. Gehen Sie in die Vierfüßlerposition und halten Sie den Stab beidseits der Rolle so fest, dass sie sich drehen kann (der Stab darf deshalb nicht zu dick sein). Positionieren Sie die Knie unter den Hüftgelenken, etwa hüftgelenksbreit voneinander entfernt. Zwischen Ihre Knie sollte noch eine Faust passen.

DURCHFÜHRUNG: Sie rollen nun mit gestreckten Armen die Blackroll gerade so weit nach vorne, dass Sie Ihren Oberkörper noch stabil halten können. Arme und Oberkörper bilden am Bewegungsende eine gerade Linie. Fallen Sie während der Übung nicht ins Hohlkreuz – reicht die Kraft ihrer Bauchmuskeln nicht aus, um den Oberkörper zu stabilisieren, sollten Sie die Bewegung entsprechend früher stoppen. Weiter ist hier nicht gleich besser, wenn im Gegenzug die Wirbelsäule durchhängt. Ziehen Sie dann die Rolle zurück in die Ausgangsposition.

ENDPOSITION: Das Bewegungsende ist erreicht, wenn Sie die Rolle so weit nach vorne bewegt haben, dass Arme und Oberkörper eine gerade Linie bilden. Zu einer kompletten Wiederholung gehört zusätzlich auch noch der Rückweg. Die Übung ist geschafft, wenn Sie wieder in der Ausgangsposition angekommen sind.

ZU BEACHTEN: Halten Sie Ihren Oberkörper stabil. Die Lendenwirbelsäule darf weder absinken noch angehoben werden – also kein Hohlkreuz oder Rundrücken.

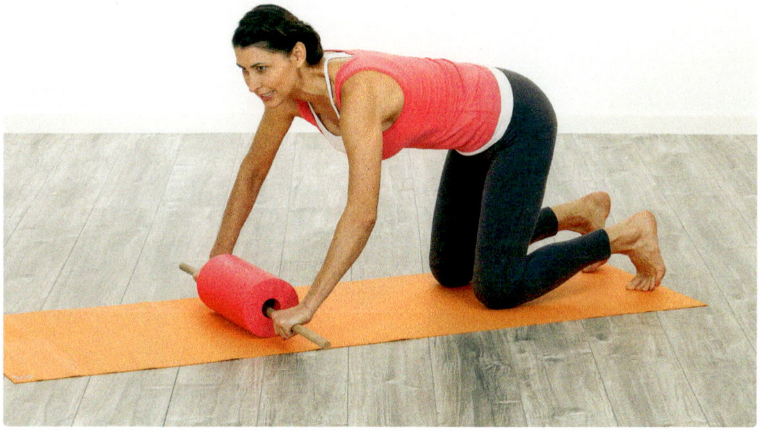

Den Stab an beiden Enden halten.

Mit stabiler Körpermitte vorwärts rollen.

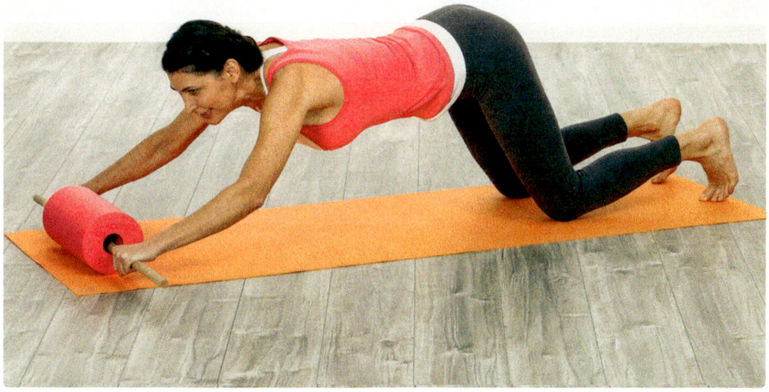

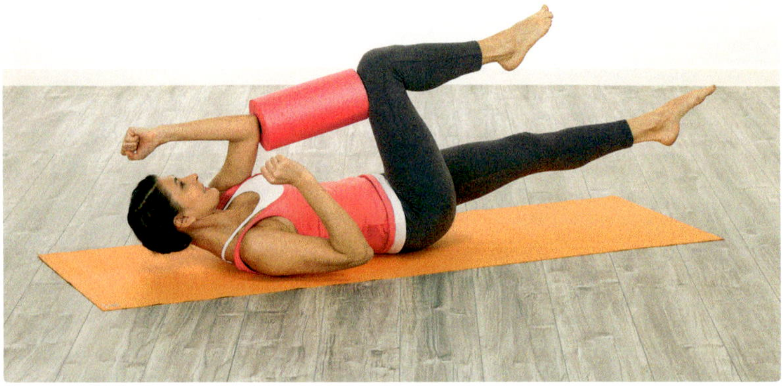

Diagonal eingespannt.

Arme und Beine diagonal strecken.

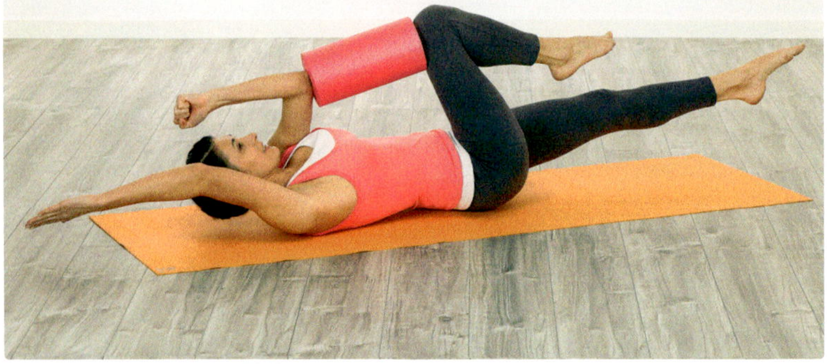

Käferübung

AUSGANGSPOSITION: Legen Sie sich auf den Rücken, winkeln Sie die Beine in der 90/90-Position an und positionieren Sie die Blackroll zwischen den Ellbogen und den Knien. Halten Sie Unterarme und Unterschenkel parallel zum Boden. Unterarme, die Blackroll und Unterschenkel bilden eine fast gerade Linie. Wenn Sie mit der Übung beginnen, können Sie den Kopf anheben und in der Luft halten. Spannen Sie die Bauchmuskeln an und halten Sie die Spannung während der gesamten Übung.

DURCHFÜHRUNG: Nehmen Sie nun diagonal einen Arm und ein Bein von der Rolle weg. Den freien Arm strecken Sie hinter den Kopf aus, das freie Bein lang nach vorne. Am effektivsten ist die Übung, wenn Arm und Bein parallel zum Boden in der Luft gehalten werden – so entstehen die größten Hebel. Führen Sie die Streckbewegung von Arm und Bein langsam und kontrolliert durch. Nehmen Sie zum Wechsel zuerst Arm und Bein wieder an die Rolle, bevor Sie die zweite Diagonale strecken.

ENDPOSITION: Wenn der gestreckte Arm und das diagonale Bein parallel zum Boden gehalten werden, ist das Bewegungsende erreicht. Eine komplette Wiederholung haben Sie geschafft, wenn Sie beide Diagonalen einmal gestreckt haben und zur Ausgangsposition zurückgekehrt sind.

ZU BEACHTEN: Achten Sie darauf, beim Strecken von Arm und Bein nicht ins Hohlkreuz zu fallen. Wenn Sie den langen Hebel von Arm und Bein nicht kontrolliert halten können, stoppen Sie die Bewegung früher und steigern Sie sich mit zunehmender Übung.

Beinheben seitwärts

AUSGANGSPOSITION: Legen Sie sich auf die Seite und stützen Sie sich mit dem oberen Arm vor dem Körper auf dem Boden ab. Mit dem unteren Arm können Sie den Kopf abstützen oder Sie legen ihn auf dem ausgestreckt abgelegten Arm ab. Klemmen Sie die Rolle zwischen die Füße, etwa auf Höhe der Innenknöchel oder knapp darüber oder darunter, und strecken Sie die Beine. Spannen Sie die Bauchmuskeln an und bringen Sie Beine, Becken und Oberkörper möglichst in eine gerade Linie. Nun heben Sie die Beine leicht vom Boden ab und halten diese Ausgangsposition.

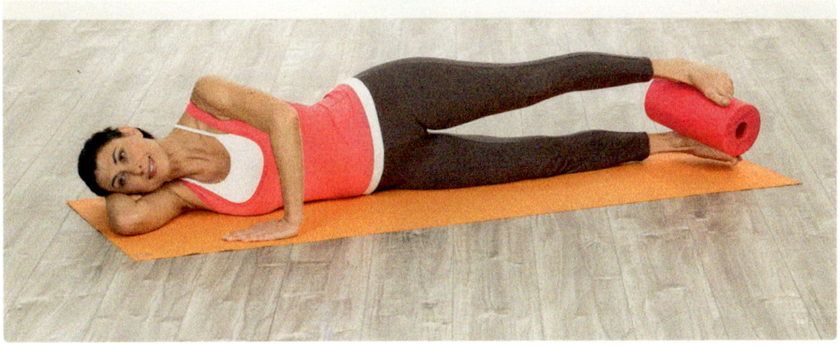

Rolle mit den Füßen halten.

DURCHFÜHRUNG: Mit einer kleinen Bewegung heben Sie beide Beine etwas weiter nach oben vom Boden ab. Strecken Sie dabei die Knie. Dann lassen Sie die Beine wieder kontrolliert absinken in die Ausgangsposition – nicht vollständig ablegen! Der Wechsel von Anheben und Absinken sollte möglichst fließend sein, machen Sie keine größeren Pausen. Führen Sie die Bewegung auch auf der anderen Körperseite liegend durch.

Beide Beine anheben.

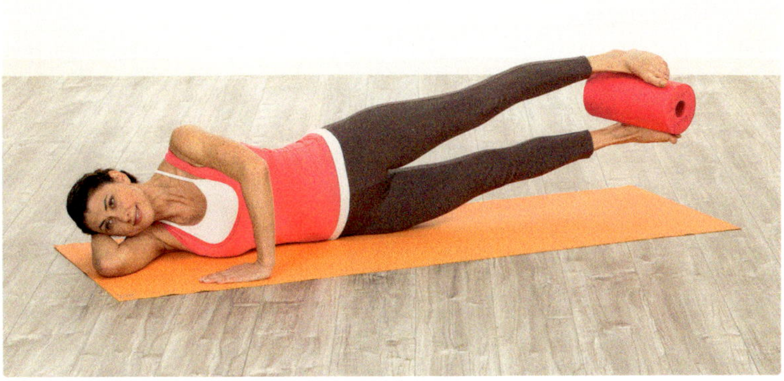

ENDPOSITION: Wenn Sie die Beine um etwa 10–20 Zentimeter weiter angehoben haben, sind Sie in der Endposition der Bewegung angelangt. Für eine komplette Wiederholung heben Sie die Beine an und senken diese kontrolliert wieder kurz vor den Boden ab (nicht komplett ablegen).

ZU BEACHTEN: Beine, Becken und Oberkörper sollten während der Übung in einer geraden Linie bleiben. Vermeiden sie ein Ausweichen dieser Körperabschnitte nach vorne oder hinten. Das erfordert Koordination und Gleichgewichtskontrolle. Führen Sie die Übung deshalb zu Beginn lieber langsamer und kontrollierter durch und steigern Sie das Tempo allmählich.

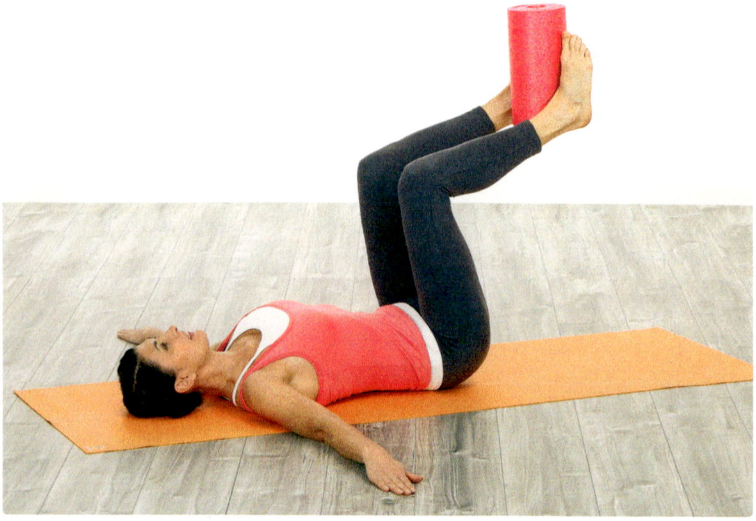

Hüfte und Knie 90 Grad gebeugt.

Ab dem Becken seitlich drehen.

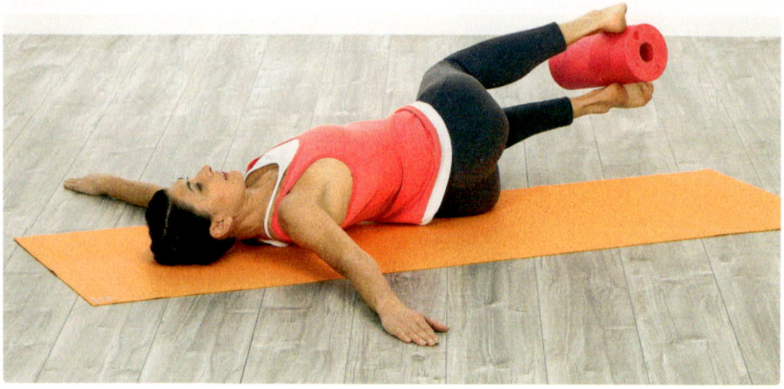

Ganzkörper-Twist

AUSGANGSPOSITION: Legen Sie sich in Rückenlage auf eine Gymnastikmatte. Die Blackroll klemmen Sie zwischen die Füße oder zwischen die Unterschenkel und halten sie während der Bewegung fest. Nun nehmen Sie beide Beine mit der eingeklemmten Rolle vom Boden weg und halten die Beine in der 90/90-Position (90 Grad Beugung in Hüft- und Kniegelenken) in der Luft. Heben Sie die Arme nach oben, mit ihnen koordinieren Sie die Bewegung und kontrollieren die Geschwindigkeit Ihrer Drehung. Bauch- und Rückenmuskeln stabilisieren die Wirbelsäule.

DURCHFÜHRUNG: Legen Sie nun beide Oberschenkel wechselseitig nach rechts und links auf dem Boden ab, ohne dabei die Rolle zu verlieren. Dabei darf Ihr Oberkörper der Drehbewegung folgen. Mit den Armen als Gegengewicht kontrollieren Sie die Bewegung und halten die Körpermitte stabil. Während der Drehbewegung können Sie die Beine auch etwas mehr strecken. Das verleiht der Übung mehr Dynamik.

ENDPOSITION: Das Bewegungsende ist erreicht, wenn Sie mit beiden Beinen auf einer Seite den Boden berühren. Eine komplette Wiederholung der Übung besteht zudem noch aus dem Rückweg in die Ausgangsposition.

ZU BEACHTEN: Führen Sie die Übung zu Beginn unbedingt langsam aus. Vermeiden Sie unkontrollierte Drehbewegungen ohne stabile Körpermitte.

Rolle federnd abholen

AUSGANGSPOSITION: Wer die Kontrolle über Bein- und Armhebel behalten möchte, braucht anpassungsfähige Bauchmuskeln. Sie beginnen in Rückenlage und strecken beide Beine deckenwärts. Klemmen Sie die Faszienrolle zwischen die Füße. Holen Sie die Rolle mit beiden Händen ab. Beide Schulterblätter haben keinen Bodenkontakt.

DURCHFÜHRUNG: Lassen Sie den Oberkörper in einer kleinen dynamischen, aber schnellen Bewegung nach unten absinken. Koppeln Sie daran direkt die Gegenbewegung und nutzen Sie die Kraft aus dieser startenden Schwungbewegung. Sofort heben Sie den Oberkörper wieder an und greifen nach der Rolle. Lassen Sie den Oberkörper kontrolliert nach unten sinken und strecken Sie beide Arme mit der Rolle über den Kopf (parallel zum Boden). Mit genau dieser Bewegung bringen Sie die Rolle dann wieder zwischen die Füße. Aus der dynamischen Abwärtsbewegung des Oberkörpers und der Arme generieren Sie die Schwungkraft für das erneute Anheben.

ENDPOSITION: Ausgangsposition.

ZU BEACHTEN: Kontrollieren Sie die Schwungbewegung durch eine dynamisch-variable Muskelspannung in der Körpermitte. Nur die elastische Anpassung der Spannung an die Bewegung macht Ihr Fasziensystem leistungsfähiger und belastbarer.

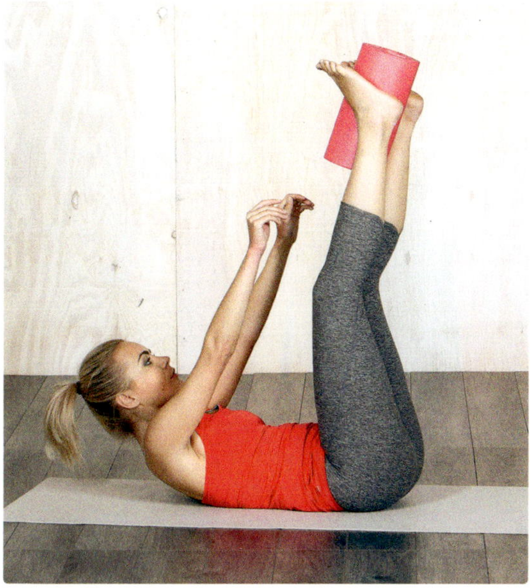

Die elastische Anpassung der Spannung macht Ihr Fasziensystem leistungsfähiger.

Wenn Sie die Rolle »gepflückt« haben, strecken Sie sie über den Kopf parallel zum Boden.

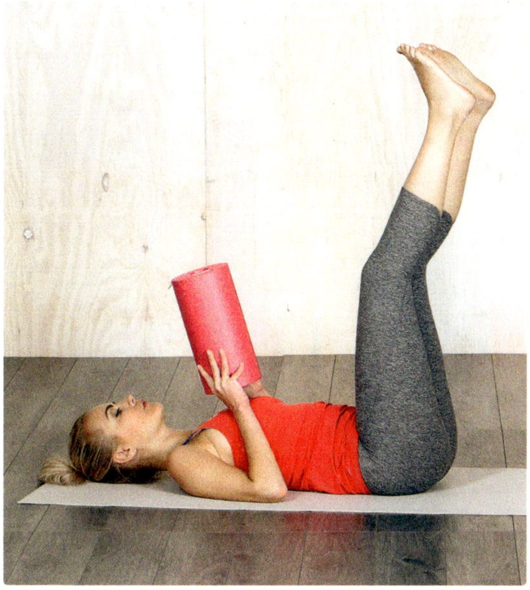

Untere Thorakolumbalfaszie lösen

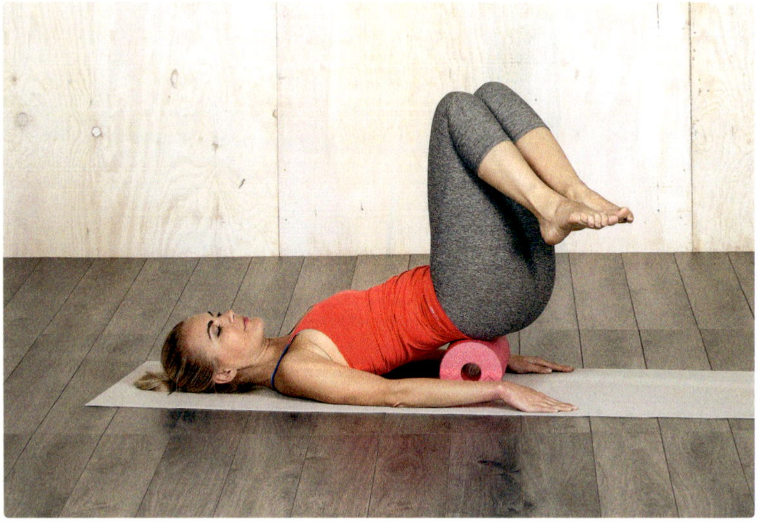

Mobilisieren Sie die oberflächliche Rückenlinie über die Ansatzbereiche am knöchernen Becken.

AUSGANGSPOSITION: Ziel der Übung: die oberflächliche Rückenlinie über die Ansatzbereiche am knöchernen Becken mobilisieren. Legen Sie sich auf den Rücken, stellen Sie die Beine auf dem Boden auf und positionieren Sie die Blackroll unter Ihrem Kreuzbein – dem Übergang der Lendenwirbelsäule in das Kreuzbein. Mit den Armen können Sie sich auf dem Boden abstützen, das gibt mehr Stabilität für die Bewegungen mit Becken und Beinen. Wieder wichtig: Eine stabile Körpermitte (durch eine angepasste, dynamisch-variable Bauchmuskelspannung). Die Lendenwirbelsäule darf und soll sich in dieser Position entspannt nach unten ausdehnen und sich lang machen können. Dann heben Sie die Beine vom Boden ab und bringen beide Knie zusammen.

DURCHFÜHRUNG: Beginnen Sie, beide Beine um einen gedachten Mittelpunkt an der Decke zu drehen. Variieren Sie dabei die Drehrichtung: rechts und links. Dabei verändert sich der Druck der Faszienrolle in die Fascia thoracolumbalis – und zwar an den Befestigungspunkten am knöchernen Becken. Zusätzlich können Sie das Becken aufrichten und wieder kippen (Wechsel zwischen »Rundrücken« und »Hohlkreuz«, was die Faszien weiter mobilisiert).

ZU BEACHTEN: Halten Sie eine stabile Körpermitte während der Drehbewegung mit den Knien nach rechts und links und der Beckenbewegungen.

Spirale

AUSGANGSPOSITION: Begeben Sie sich in Bauchlage auf den Ball. Dabei liegt Ihr Becken etwa in der Mitte des großen Gymnastikballs. Stützen Sie sich mit beiden Händen auf dem Boden ab, die Hände bleiben während der gesamten Übung an Ort und Stelle: Die Handpositionen dürfen Sie während der Übung nicht verändern.

DURCHFÜHRUNG: Drehen Sie das Becken auf dem Ball so weit auf eine Seite, bis das Becken senkrecht zum Boden steht. Ihr Oberkörper macht diese Drehung mit und die Hände stützen. Halten Sie Ihre Beine während der Drehbewegung zusammen und gestreckt.

ENDPOSITION: Das Bewegungsende ist erreicht, wenn Ihr Becken senkrecht zum Boden steht.

ZU BEACHTEN: Führen Sie die Bewegung zu Beginn langsam und kontrolliert durch und vermeiden Sie Schwungbewegungen. Erst wenn Ihr Timing passt und Sie die Drehbewegung kontrollieren können, sollten Sie die Geschwindigkeit der Bewegung erhöhen und Ihr Becken mit Schwung auf dem Ball drehen.

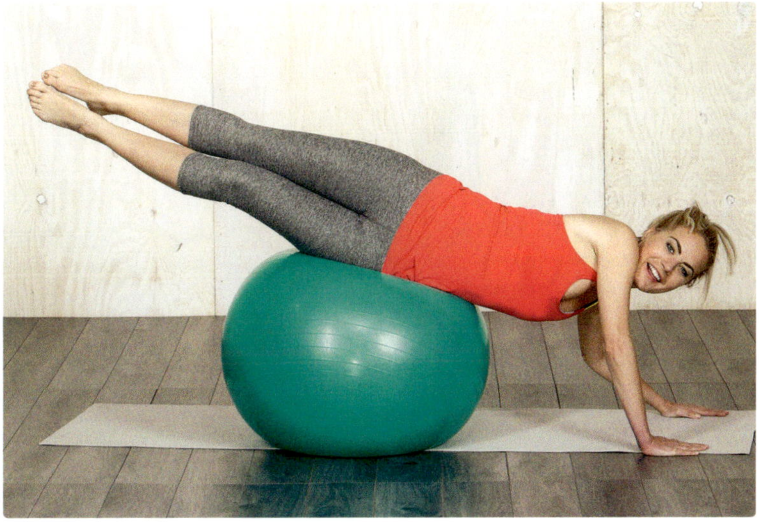

Ihr Oberkörper macht die Drehung mit, die Hände stützen. Die Beine sind zusammen und gestreckt.

Machen Sie die Übung anfangs langsam und kontrolliert, bitte keinen Schwung einsetzen.

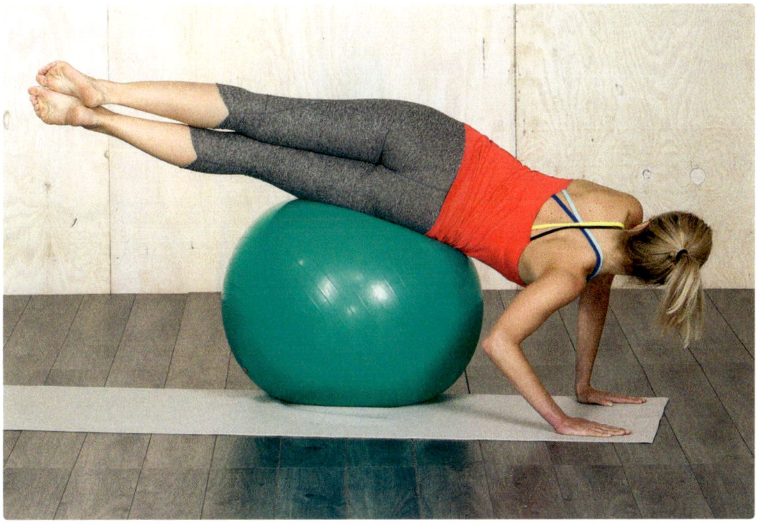

Rumpf stabilisieren

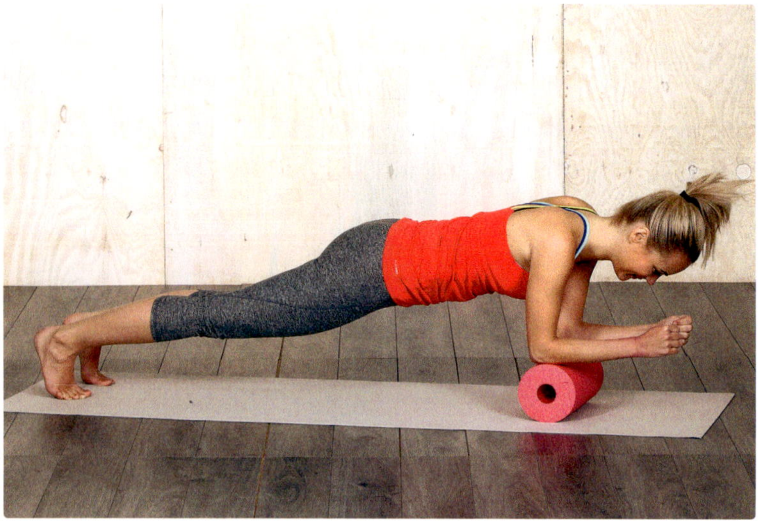

Machen Sie sich fest wie ein »Dielenbrett«. Behalten Sie aber noch dynamische Bewegungsfähigkeit.

Kontrollieren Sie die Rumpfspannung, atmen Sie fließend weiter.

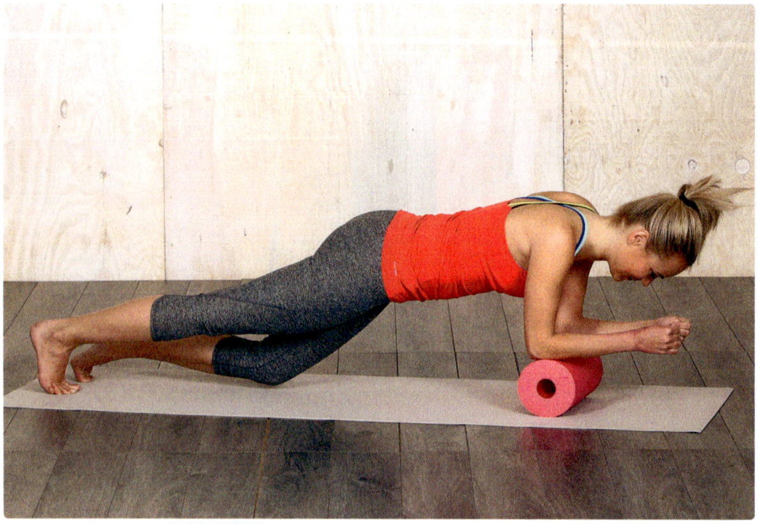

AUSGANGSPOSITION: Die Muskulatur Ihres Rumpfs stabilisieren Sie mit einer beweglichen Unterlage (z. B. Faszienrolle oder Ball). Stützen Sie Ihre Unterarme auf der Rolle ab, Sie befinden sich in einer Liegestützposition. Stellen Sie mit gestreckten Beinen die Zehen auf dem Boden auf. Aktivieren Sie Ihre Rumpfmuskeln, um die Körpermitte in dieser »Plank-Position« zu stabilisieren. Machen Sie sich fest wie ein »Dielenbrett«, Arme oder Beine bleiben aber beweglich.

DURCHFÜHRUNG: Ist die Ausgangsposition stabil, beugen Sie abwechselnd die Knie an. Bewegen Sie Ihre Knie elastisch und geschmeidig auf den Boden zu, während Ihre Füße die Position beibehalten. Halten Sie während der Beinbewegungen die Körpermitte stabil (kein starkes Hohlkreuz). Als Variante können Sie im Wechsel (rechts/links) einen Arm über den Kopf – in Verlängerung Ihres Oberkörpers – nach vorn strecken.

ENDPOSITION: Das Bewegungsende ist erreicht, wenn ein Knie knapp vor dem Boden gehalten wird.

ZU BEACHTEN: Dynamische Beweglichkeit zu halten ist sehr anspruchsvoll. Kontrollieren Sie die Körpermitte mit der Rumpfspannung und koordinieren Sie eine fließende Atmung dazu. Bitte nicht die Luft anhalten! Denn sonst ermüden Sie schneller, da dem Körper die Energie fehlt.

Gewichtig stabilisieren

AUSGANGSPOSITION: Diese dynamische Stabilisation der Körpermitte mit elastischer Beweglichkeit können Sie optimal in sitzender Position mit einem Gewicht (hier: Kettlebell) erreichen. Alternativ können Sie eine Kurzhantel nutzen. Halten Sie das Gewicht mit beiden Händen auf einer Körperseite.

DURCHFÜHRUNG: Bringen Sie das Gewicht mit beiden Händen über die Körpermitte auf die andere Seite. Dabei stützen die Beine den Rumpf und eine dynamische Bauchmuskelspannung sichert zusätzlich die Wirbelsäule. Um die Übung zu intensivieren, können Sie während der Drehbewegung des Rumpfes auch ein Bein vom Boden abheben oder Sie erhöhen den Druck in die Unterlage mit einem Bein. Dadurch integrieren Sie die myofaszialen Linien der unteren Extremität verstärkt in die Übung.

ENDPOSITION: Das Ende der Bewegung ist erreicht, wenn das Trainingsgewicht wieder in der Ausgangsposition ist.

ZU BEACHTEN: Halten Sie den Oberkörper während der Drehbewegung aufrecht und kontrollieren Sie die Schwungbewegung des Gewichtes. Mit zunehmender Bewegungskontrolle können Sie die Geschwindigkeit erhöhen.

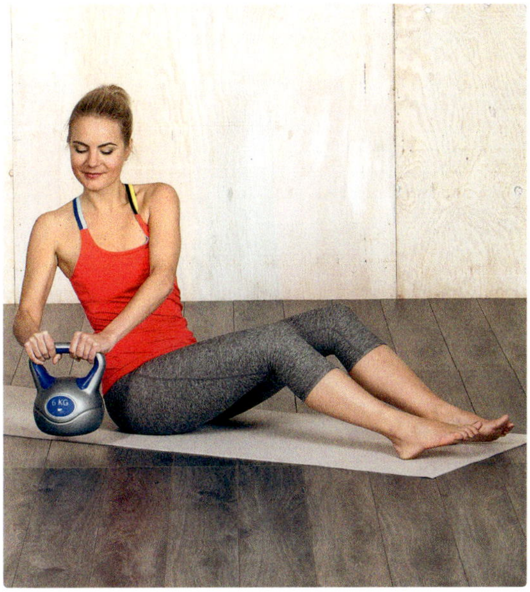

Zur Intensivierung können Sie während der Drehbewegung ein Bein vom Boden abheben.

Halten Sie den Oberkörper aufrecht und kontrollieren Sie die Schwungbewegung des Gewichtes.

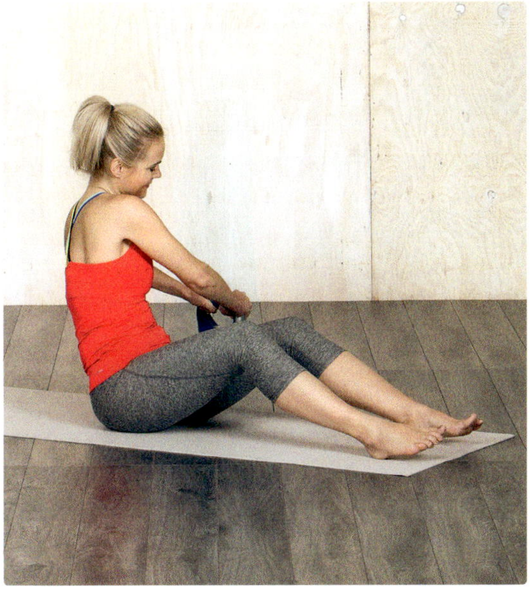

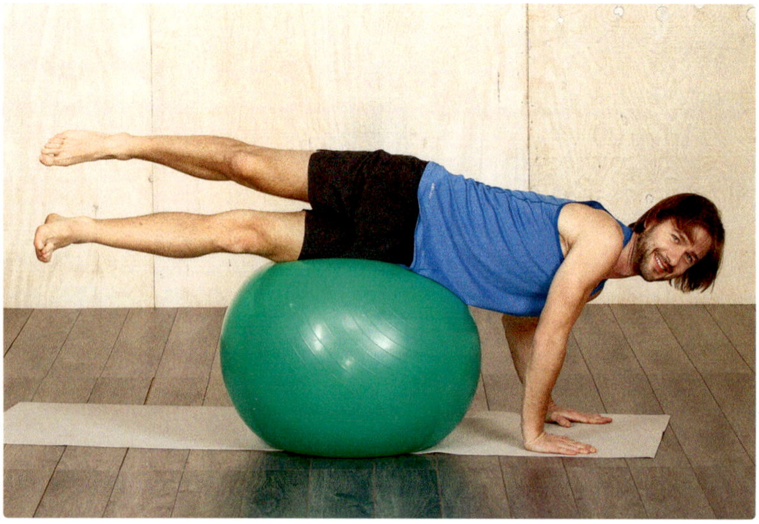

Ihre Hände bleiben während der Übung stets an einer Stelle – das ist am sichersten.

Kontrollieren Sie Ihre Körpermitte und die Drehbewegung des Beckens und der Wirbelsäule.

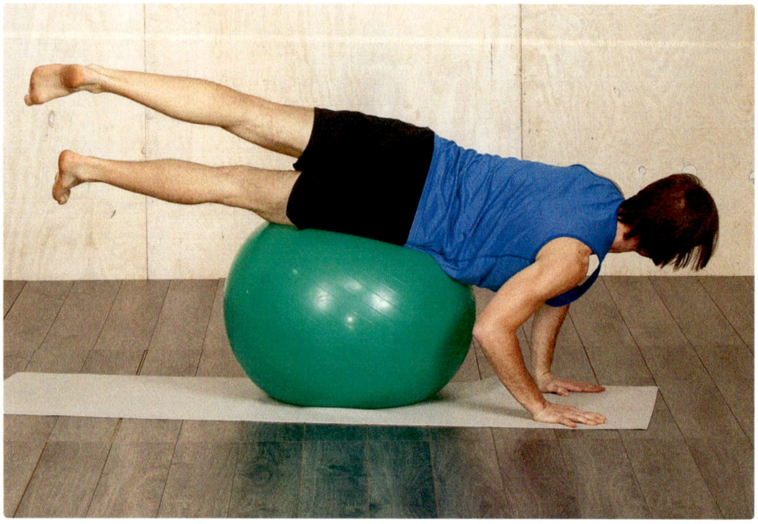

Beckenkreisel

AUSGANGSPOSITION: Beginnen Sie die Übung in Bauchlage auf dem Pezziball. Sie sind mit dem Becken auf dem Ball und mit Ihren Armen stützen Sie sich vor dem Ball auf dem Boden ab. Für die kommenden Drehbewegungen benötigen Sie eine dynamische Rumpfspannung, die Ihnen bestmögliche Bewegungskontrolle der Beinhebel und der Beckendrehung ermöglicht.

DURCHFÜHRUNG: Ihre Hände sollten während der Übung stets an einer Stelle verbleiben. Das sichert Ihnen eine bessere Stabilität und Bewegungskontrolle während der Drehbewegungen. Drehen Sie sich nun auf eine Seite und strecken Sie das oben liegende Bein nach hinten und das unten liegende Bein gestreckt nach vorn. Führen Sie die Drehung kontrolliert zurück in die Ausgangsposition und drehen Sie sich auf die andere Seite.

ENDPOSITION: Das Ende der Bewegung ist die Seitenlage auf dem Ball, Ihr oberes Bein ist nach hinten und das untere Bein nach vorn gestreckt (Scherenschlag mit den Beinen).

ZU BEACHTEN: Kontrollieren Sie Ihre Körpermitte und die Drehbewegung des Beckens und der Wirbelsäule.

Körpermitte stabilisieren

Die Mobilisierung des Beckens und die Stabilisierung der Wirbelsäule stehen auch in dieser Übung an oberster Stelle. Kontrollieren Sie Ihre Körpermitte und bewegen Sie die Beine kontrolliert im Hüftgelenk. So können Sie das Beckengelenk (ISG) und die unteren Anteile der Lendenwirbelsäule mobilisieren.

AUSGANGSPOSITION: Beginnen Sie in Rückenlage mit aufgestellten Beinen. Heben Sie das Becken vom Boden ab und bringen Sie die Blackroll unter das Kreuzbein. Nun heben Sie beide Beine vom Boden ab und halten die Knie etwa auf Höhe des Hüftgelenks.

BEWEGUNG: Halten Sie die Körperspannung über Bauch- und Rückenmuskeln, während Sie ein Bein seitlich nach außen abspreizen. Führen Sie dabei den Fuß des abgespreizten Beins unter dem anderen Bein hindurch.

ENDPOSITION: Das Ende der Bewegung können Sie nach persönlichem Empfinden wählen. Spätestens jedoch wenn der Unterschenkel des abgespreizten Beins parallel zur Unterlage liegt, sollten Sie die Bewegung stoppen und in die Ausgangsposition zurückkehren.

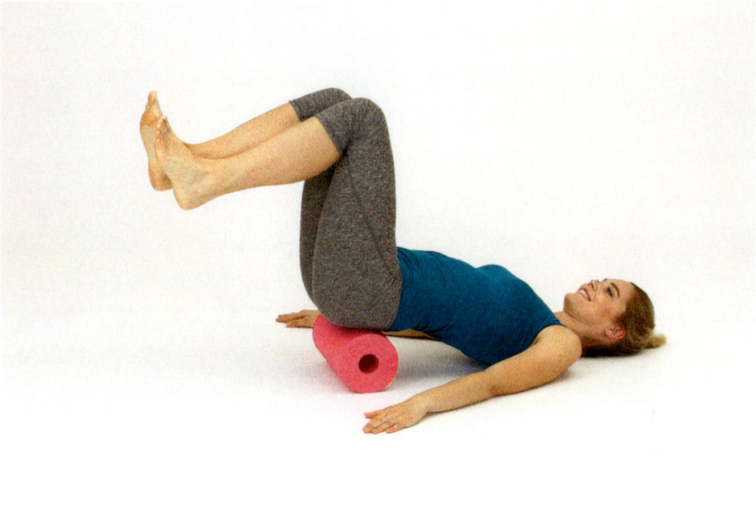

Führen Sie den Fuß des abgespreizten Beins unter dem anderen Bein hindurch.

Stoppen Sie die Bewegung, spätestens wenn der Unterschenkel des abgespreizten Beins parallel zur Unterlage ist.

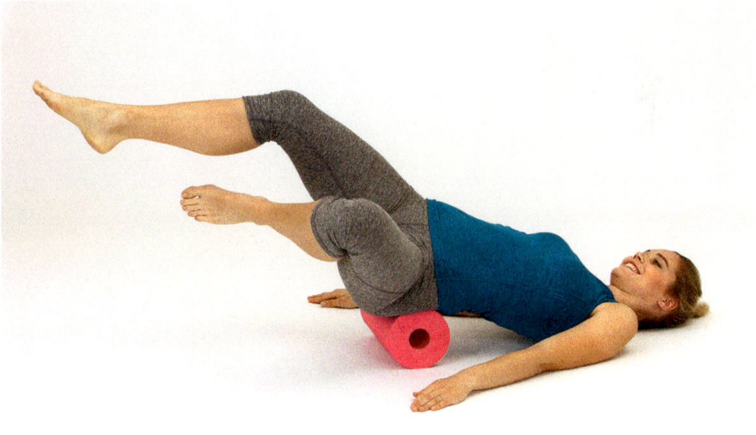

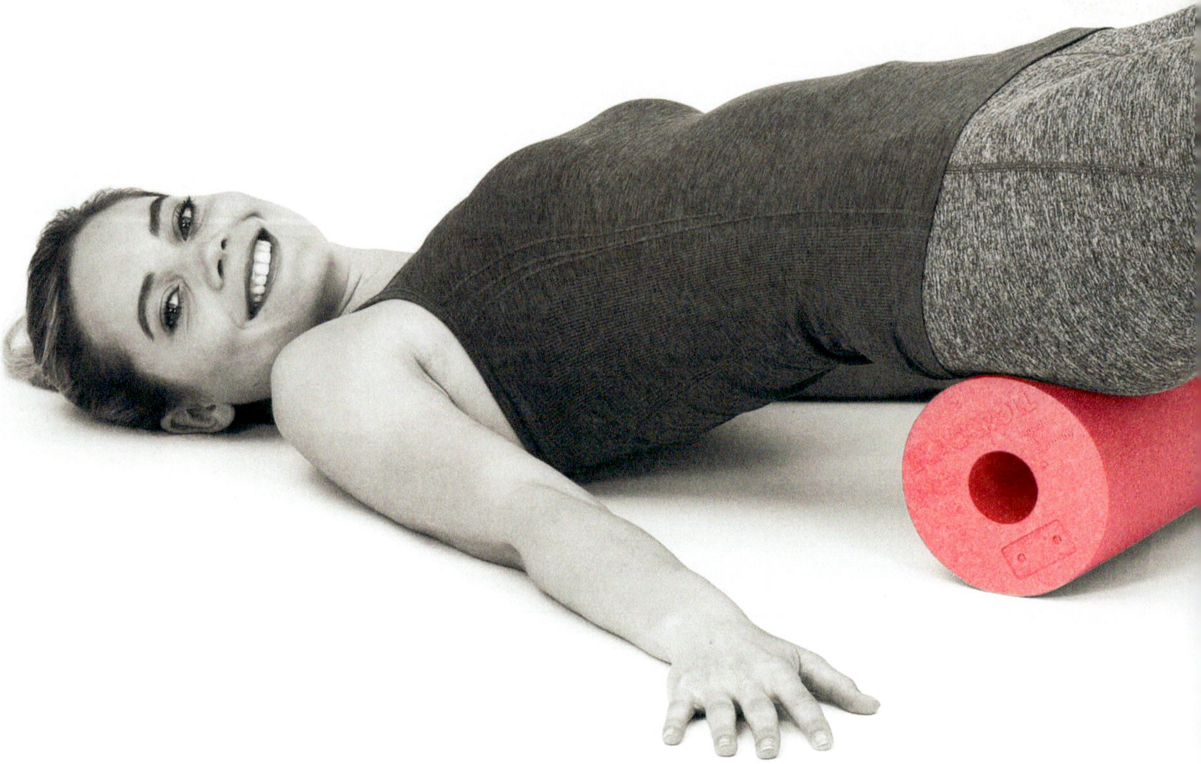

RÜCKEN

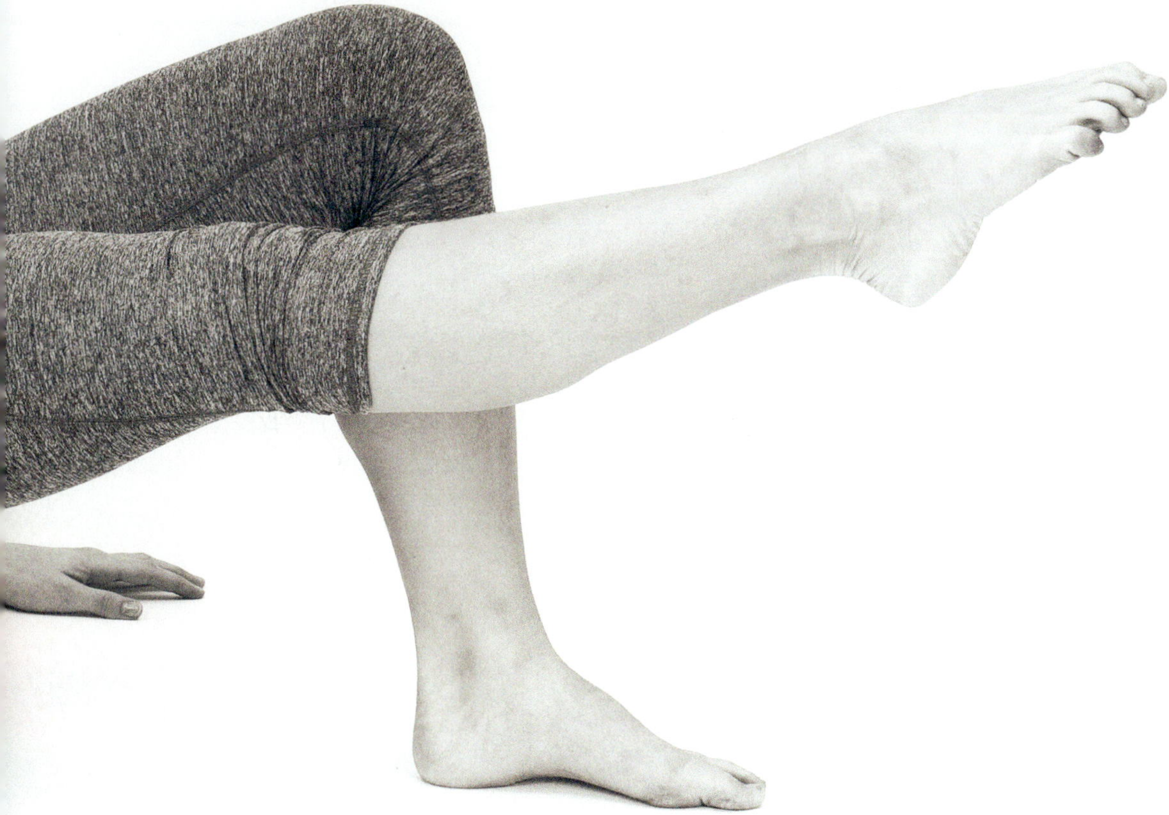

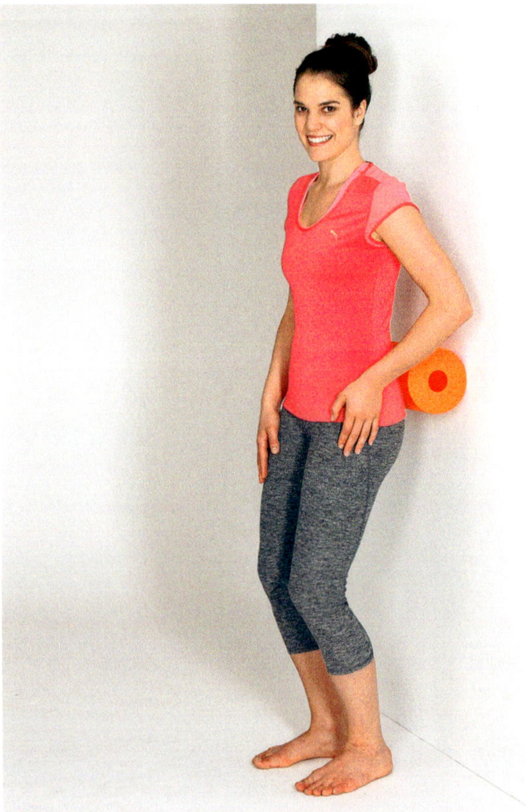

Wenn Sie den Oberkörper leicht nach rechts oder links drehen, können Sie zudem den Druck auf die Seite der Lendenwirbelsäule bringen.

Rollout der Brustwirbelsäule: Eine höhere Intensität erreichen Sie auch hier, wenn Sie die Brustwirbelsäule nach vorne beugen (leicht einrollen).

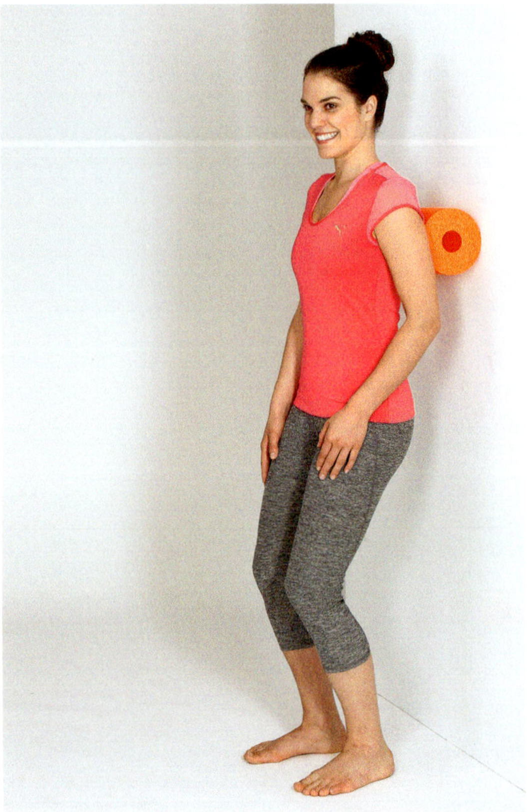

Rollout der Wirbelsäule

- Beim Rollout für die Lendenwirbelsäule klemmt die Blackroll zwischen Wand und unterem Rücken. Nun können Sie die Lendenwirbelsäulenregion durch eine einfache Kniebeuge ausrollen. Für eine intensivere Faszienarbeit richten Sie das Becken nach hinten auf und machen einen leicht runden Rücken. Dadurch können Sie sich kräftiger an die Blackroll andrücken. Wenn Sie den Oberkörper leicht nach rechts oder links drehen, können Sie zudem den Druck auf die rechte oder linke Seite der Lendenwirbelsäule bringen.

- Für das Rollout der Brustwirbelsäule platzieren Sie die Blackroll zwischen Wirbelsäule (auf Schulterblatthöhe) und Wand. Über Kniebeugen rollen Sie den Faszien- und Muskelbereich der Brustwirbelsäule aus. Mit einer kleinen Drehung des Oberkörpers nach rechts oder links können Sie den Fokus des Rollouts auf die rechte oder linke Seite der Brustwirbelsäule bringen.

Rollout Brustwirbelsäule

Diese Übung ist ein Rollout für den Brustwirbelabschnitt, die Muskeln zwischen den Schulterblättern und die Rippenbereiche. Sie können diese Übung auch mit einem leicht nach rechts oder links gedrehten Oberkörper durchführen: Dann erreichen Sie mit dem Rollout eher die Rippenregion auf der rechten oder linken Seite.

AUSGANGSPOSITION: Platzieren Sie die Blackroll knapp unterhalb der Schulterblätter im Rücken und stützen Sie sich mit den Händen vorn am Türrahmen ab. Mit den Armen können Sie den Druck und die Intensität des Rollouts steuern. Halten Sie die Bauchmuskeln leicht gespannt und richten Sie Ihr Becken etwas auf – dazu kippen Sie das Becken leicht nach hinten und reduzieren damit gleich noch eine Hohlkreuzposition.

BEWEGUNG: Wenn Sie nun in die Knie gehen, rollen Sie die lange Rückenfaszie im Brustwirbelbereich nach oben ab. Achten Sie darauf, dass Sie die Knie dabei nicht über die Zehenspitzen hinausschieben, und behalten Sie die Bauchspannung und das aufgerichtete Becken bei.

Mit dem Druck können Sie in zwei Richtungen arbeiten: einmal mit mehr Druck bei der Rollbewegung nach unten oder mit mehr Druck nach oben. Ein verstärkter Druck nach unten kann die ausgedrückte Flüssigkeit des Fasziengewebes besser in Richtung Abfluss transportieren.

Dennoch sollten Sie den Druck in beide Richtungen einsetzen.

ENDPOSITION: Sie haben das Ende der Rollout-Bewegung erreicht, wenn die Blackroll am oberen Rand der Schulterblätter angekommen ist. Dort spüren Sie auch, wie Sie den Druck im Rollout langsam verlieren, weshalb Sie die Bewegung stoppen und in die Ausgangsposition zurückrollen sollten. Sonst kann Ihnen die Rolle in den Nacken drücken.

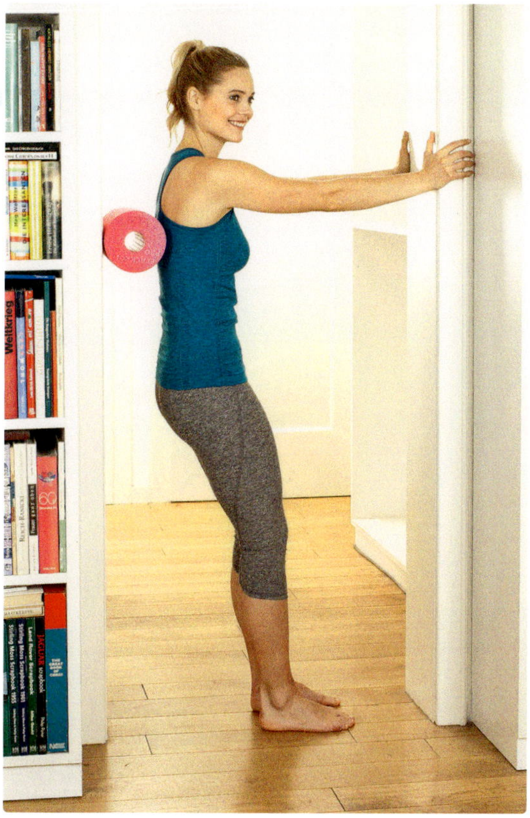

Schieben Sie die Zehenspitzen nicht über die Knie hinaus.

Sie können auch in der gebeugten Position beginnen und nach unten rollen.

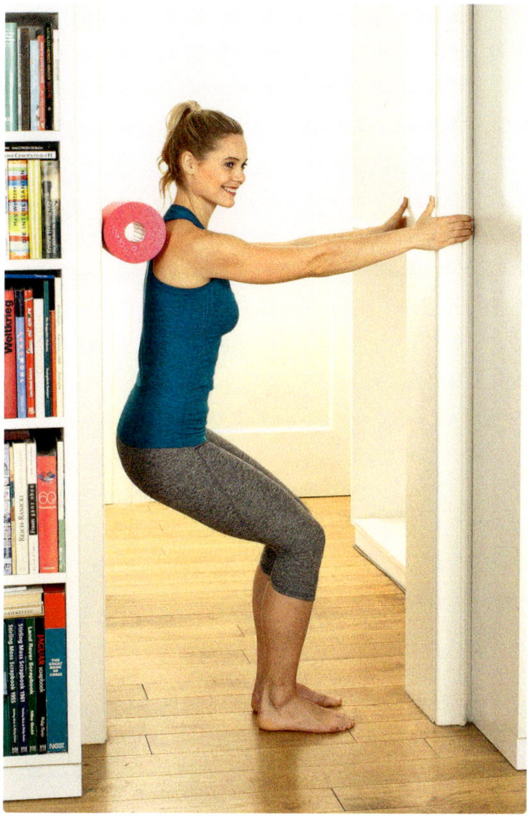

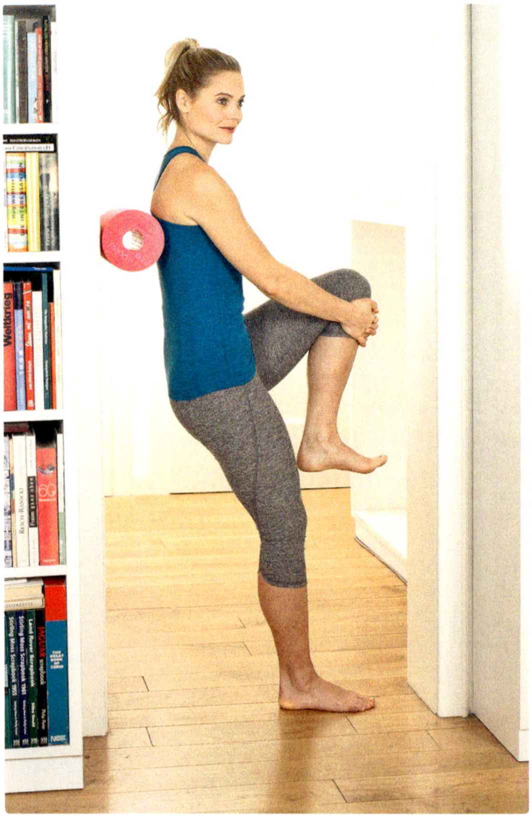

Variieren Sie durchaus den Druck auf die Rolle – fester hin, lockerer auf dem Rückweg.

Kontrollieren Sie die Körpermitte durch die Rumpfspannung.

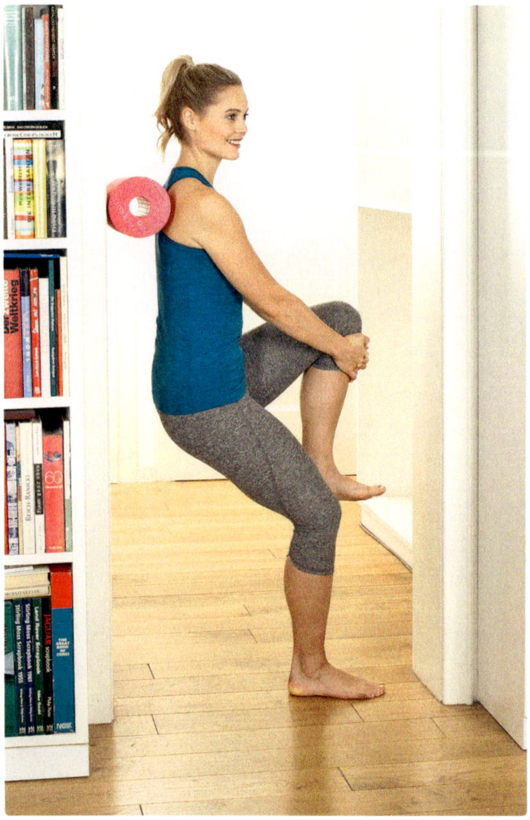

Rollout obere Rückenfaszie

Das ist das Rollout für den oberen Abschnitt der Rückenfaszie – den Brustwirbelabschnitt. Auch dabei kann Sie eine veränderte Becken- und Hüftposition bei beschwerdefreiem Bewegen unterstützen.

AUSGANGSPOSITION: Legen Sie die Blackroll an die Unterkante der Schulterblätter. Heben Sie ein Bein nach oben an und beugen Sie es in Hüfte und Kniegelenk. Wiederum können Sie das angebeugte Bein mit den Händen am Knie halten und den Fuß am Türrahmen abstützen. Alternativ können Sie die Hände an den Türrahmen stützen, um die Druckwirkung der Blackroll zu verstärken.

BEWEGUNG: Wenn Sie das Knie des Standbeins beugen, geht die Rollbewegung nach oben. Geben Sie dabei mehr Druck auf die Rolle »auf dem Hinweg« und entlasten Sie den »Rückweg«. Halten Sie während des Rollouts die Bauchspannung und kontrollieren Sie die Position des Beckens. Es sollte etwas nach hinten aufgerichtet gehalten werden. Wenn Sie mit bereits gebeugten Knien beginnen, können Sie das Rollout auch von oben nach unten durchführen, was den Effekt verändert.

ENDPOSITION: Das Ende der Rollout-Bewegung haben Sie an der Oberkante des Schultergürtels erreicht (an der Oberkante der Schulterblätter). Stoppen Sie an dieser Stelle und rollen Sie in die Ausgangsposition zurück.

ROLLOUT UNTERE, LANGE RÜCKENFASZIE: Sie stehen hüftbreit, haben die Rolle im Lendenbereich positioniert, Ihre Knie sind leicht gebeugt. Beugen Sie die Knie weiter (nicht mehr als 90 Grad) und rollen Sie den Rücken nach oben ab. Den Druck können Sie über den Abstand der Füße zur Wand verändern.

Rollout Lendenwirbelsäule

Rollout-Übungen im Türrahmen bieten optimale Hilfe bei akuten Rückenbeschwerden. In der Übung können Sie sich mit den Händen entweder vorn am Türrahmen abstützen oder sich oben am Türrahmen festhalten (das ist abhängig davon, wie groß Sie sind und wie lang Ihre Arme). So helfen Sie sich mit den Armen, wieder nach oben zu kommen und damit die Beine und den Rücken zu entlasten. Wenn Sie sich nach vorn abstützen, können Sie sehr gut den Druck auf die Blackroll modulieren und auch während der Übung verändern.

AUSGANGSPOSITION: Für das Rollout der Lendenwirbelsäule platzieren Sie die Blackroll oberhalb der Gesäßmuskeln im unteren Rücken. Kontrollieren Sie die Körpermitte und achten Sie darauf, dass das Becken etwas nach hinten aufgerichtet wird und die Bauchmuskeln während des Rollouts eine leichte Spannung halten. So behalten Sie während der Übung eine aufrechte Wirbelsäule und kontrollieren darüber die Belastung des Rückens.

BEWEGUNG: Beugen Sie die Knie an und rollen Sie mit der Blackroll den Türrahmen entlang nach unten. Sie können so weit rollen, bis Sie mit der Blackroll am unteren Rippenbogen ankommen. An dieser Stelle ist die Lendenwirbelsäule zu Ende und es beginnt die Brustwirbelsäule. Sie können diese Rollout-Übung auch gerne noch in den Beginn der Brustwirbelsäule ausweiten.

Wenn Sie mit bereits gebeugten Knien beginnen, können Sie das Rollout auch von oben nach unten durchführen. Je nach Massagerichtung haben Sie einen veränderten Effekt.

ENDPOSITION: Für das Ende der Bewegung orientieren Sie sich am besten an Ihrem unteren Rippenbogen, wo die Lendenwirbelsäule endet. Stoppen Sie an dieser Stelle und rollen Sie in die Ausgangsposition zurück. Beugen Sie die Knie während der Übung bitte nicht unter 90 Grad. Sie können auch gerne an einer Stelle etwas länger Druck ausüben und diese damit intensiver bearbeiten.

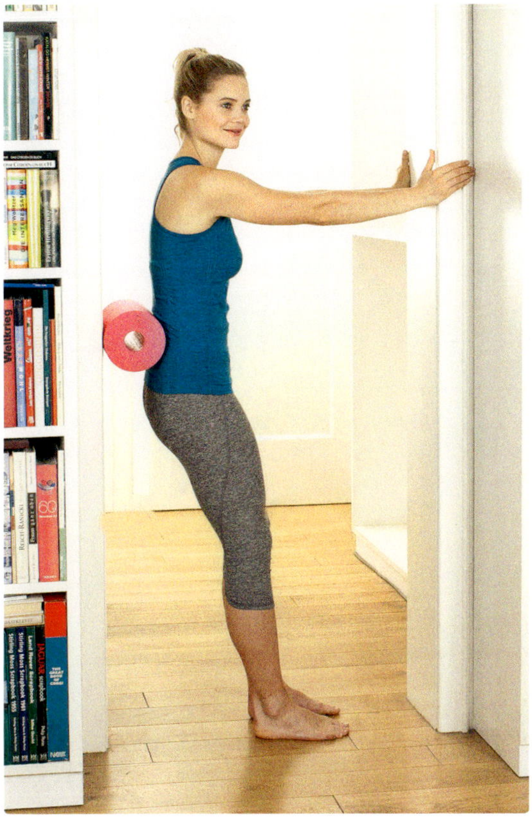

Beugen Sie nur so weit, dass die Kniescheiben nicht über die Fußspitzen hinausragen.

Sie können auch in der gebeugten Position beginnen und nach unten rollen.

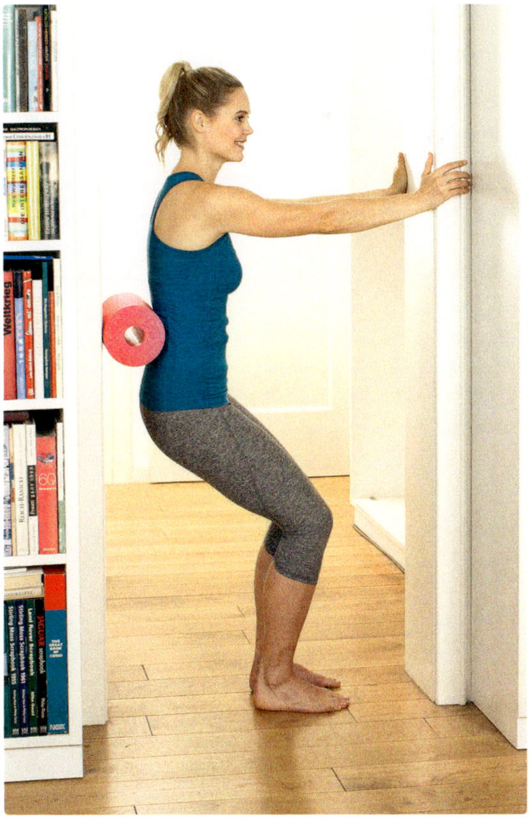

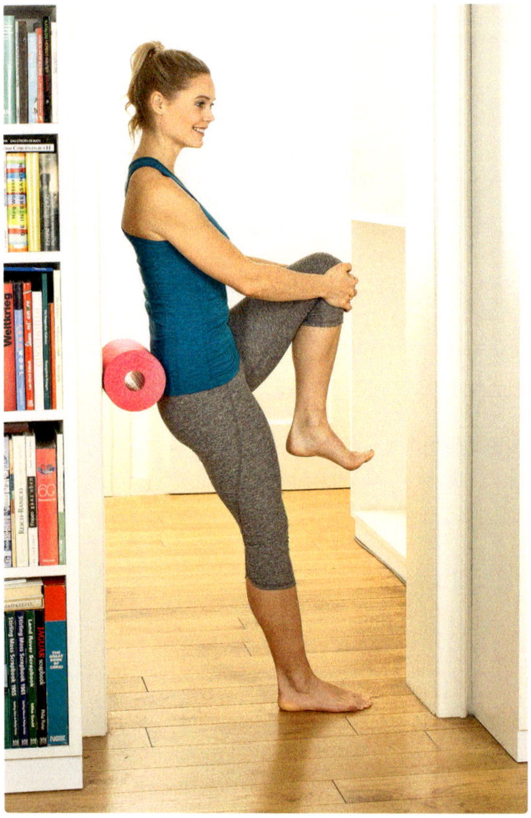

Helfen Sie sich anfangs selbst, indem Sie das erhobene Bein festhalten.

Auch können Sie sich mit dem Fuß des angehobenen Beins noch am Türrahmen abstützen.

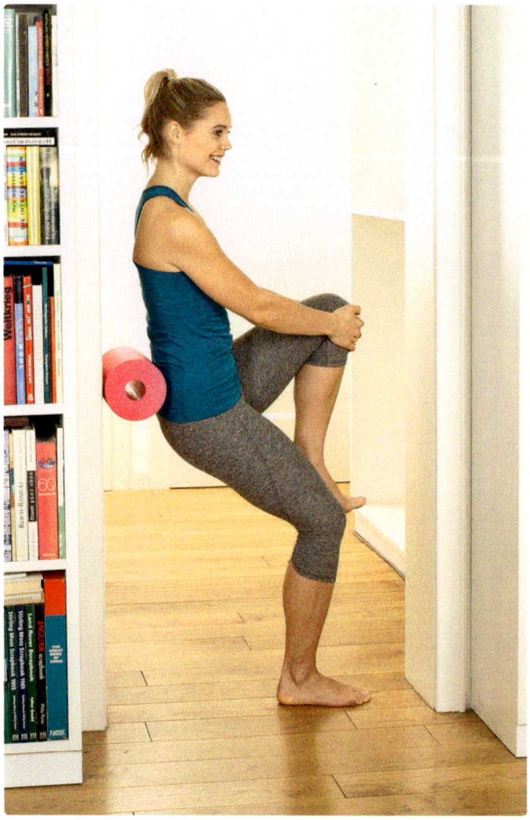

Lendenwirbelsäule beugen

Wenn die Beugung der Lendenwirbelsäule Sie angenehm entlastet, sollten Sie diese Übung ausprobieren. Indem Sie das Bein anheben, bringen Sie die Lendenwirbelsäule und das Becken in eine gebeugte Ausgangsposition. Das reduziert meist den Druck in der Wirbelsäule und auch eventuelle Schmerzen. Zudem dehnen Sie den unteren Anteil der Rückenfaszie etwas vor, was das Rollout intensiver macht.

AUSGANGSPOSITION: Sie positionieren die Blackroll in der Lendenwirbelsäule, am oberen Beckenrand (am Übergang von Becken, Kreuzbein, zur Lendenwirbelsäule). Nun nehmen Sie ein Bein nach oben. Sie können das Bein mit beiden Händen oder einer Hand festhalten. Zudem können Sie den Fuß des angehobenen Beins vorn am Türrahmen abstützen. Wenn Sie das angehobene Bein beugen, wird das Becken nach hinten aufgerichtet. Spannen Sie wieder Ihre Bauchmuskeln etwas an.

BEWEGUNG: Beugen Sie das Standbein an und lassen Sie die Blackroll nach oben durch Ihre Faszien rollen. Passen Sie den Druck der Rolle über Arme oder Bein an. Wenn Sie mit bereits gebeugten Knien beginnen, können Sie das Rollout auch von oben nach unten durchführen. Wieder ist der Effekt ein anderer.

ENDPOSITION: Die Endposition ist bei dieser Übung durch das Anbeugen eines Beins etwas eingeschränkt. Sie beginnt, wenn die Kniescheibe davorsteht, sich über die Zehen hinauszuschieben. Stoppen Sie und rollen Sie zurück.

Rücken quer ausrollen

Drehbewegungen haben den Vorteil, dass Sie damit die Rückenfaszien einmal quer zum Faserverlauf ausrollen können. Dieses Rollout verbindet die Rückenfaszie (»Backline«, Seite 20) mit den seitlichen Faszienzügen (»Laterallinie«, Seite 21). Um sie zu bearbeiten, braucht es tatsächlich nur kleine Bewegungen. Sie können auch den Gesäßanteil der Faszien mit in diese Übung einbauen, indem Sie die Rolle etwas in den Gesäßbereich positionieren.

AUSGANGSPOSITION: Sie platzieren die Blackroll vertikal (längs nach oben verlaufend) hinter dem Rücken gegen den Türrahmen. Halten Sie die Knie in einer leicht gebeugten Stellung und stabilisieren Sie die Körpermitte mithilfe der Bauchmuskelspannung. Die Arme sollten Sie vor dem Oberkörper verschränkt halten.

BEWEGUNG: Bauen Sie mit dem Oberkörper einen leichten Druck gegen die Rolle auf. Dabei müssen Sie die Rolle kontrollieren – sie darf Ihnen nicht davonrollen. Drehen Sie nun den gesamten Oberkörper (gegen die Rollbewegung der Blackroll) nach rechts und links. Wichtig zur Bewegungskontrolle ist dabei eine stabile Körpermitte. Das gewährleistet, dass keine Fehlbelastungen auftreten und dass Sie die Rolle während der gesamten Bewegung kontrollieren. Beginnen Sie mit langsamen und kontrollierten Bewegungen. Steigern Sie das Tempo erst dann, wenn Sie die Bewegung »im Griff haben«. Alternativ können Sie diese Übung auch an einer Wand durchführen.

ENDPOSITION: Wenn die Rolle an der Körperseite ankommt, ist die Bewegung zu Ende. Stoppen Sie an dieser Stelle und rollen Sie in die Ausgangsposition bis vor die Wirbelsäule zurück.

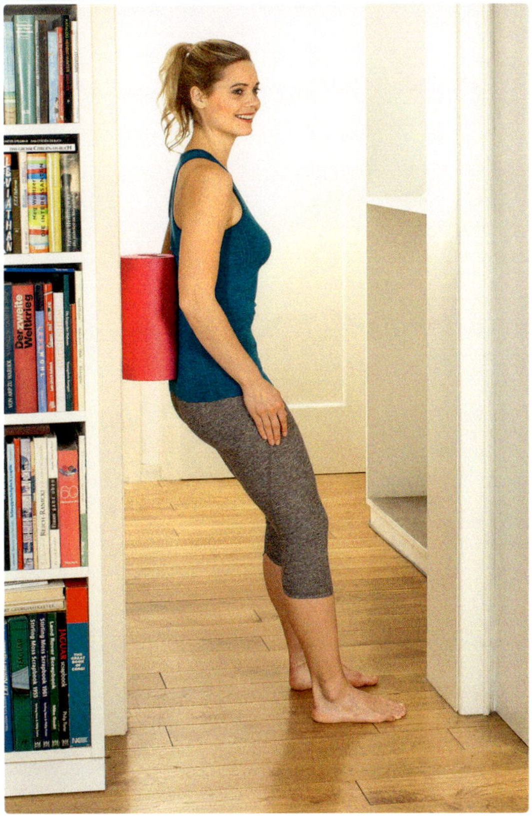

Knie sind leicht gebeugt, Körpermitte ist stabil.

Beginnen Sie langsam – es ist nicht ganz so einfach, die Blackroll unter Kontrolle zu bringen.

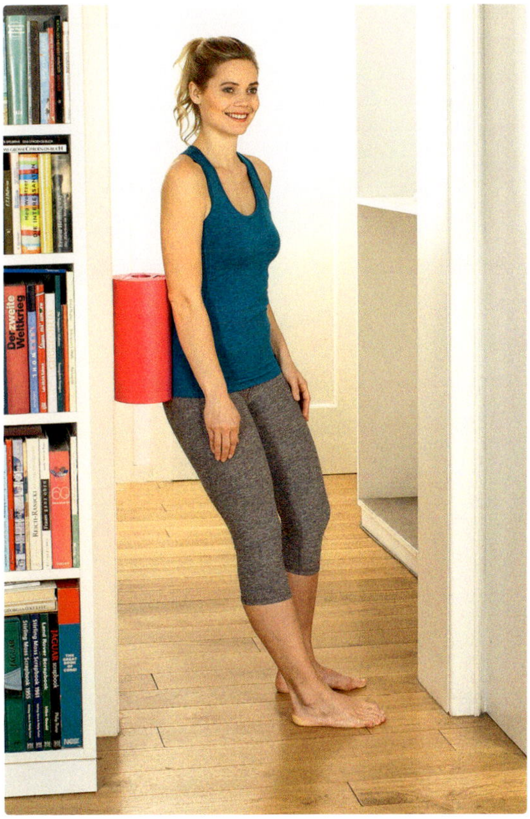

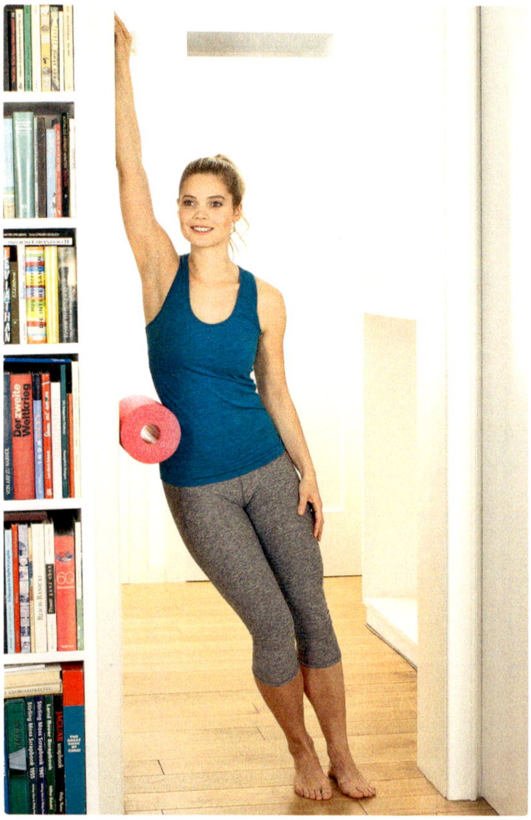

Bestimmen Sie die Intensität der Übung darüber, wie viel Druck Sie auf die Rolle geben.

Kontrollieren Sie die Rolle während der Bewegung.

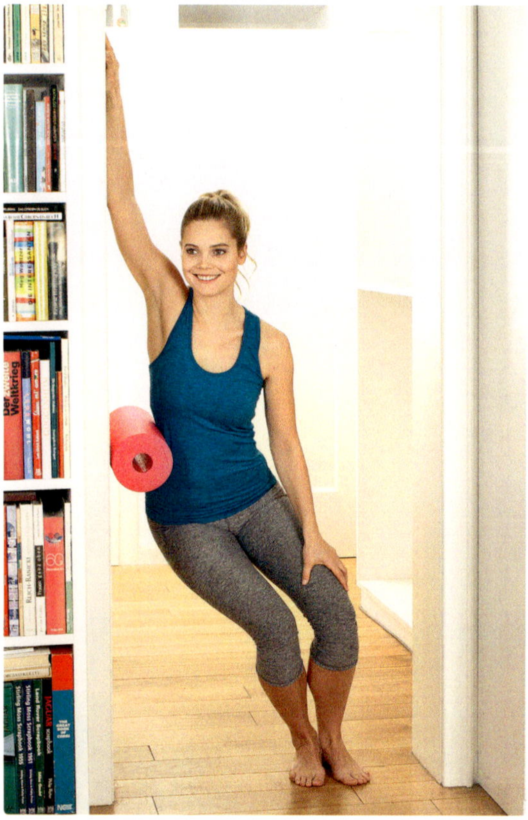

Rollout seitliche Faszienkette

Das Rollout für die seitliche Faszienkette (»Laterallinie«, Seite 21) bringt Ihnen Vorteile für seitliche Bewegungsabläufe der Wirbelsäule und der Rumpfs. Dazu gehört z. B. das Drehen oder seitliche Bücken. Auch bei dieser Übung kann es eine Hilfe sein, wenn Sie die Bewegung anfangs am Türrahmen mit einem Arm unterstützen.

AUSGANGSPOSITION: Sie stehen seitlich im Türrahmen und positionieren die Blackroll an Ihrer Körperseite zwischen Rippen und Türrahmen. In dieser Position können Sie über die Rolle verschiedene Körperbereiche erreichen. Beginnen Sie knapp oberhalb des Beckenknochens. Der Abstand Ihrer Füße zum Türrahmen, also die Neigung Ihres Körpers zur Rolle hin, bestimmt die Druckintensität: Je weiter die Füße vom Türrahmen entfernt sind, desto intensiver ist der Druck während des Rollouts. Halten Sie eine angemessene Bauchspannung, um die Körpermitte zu stabilisieren – so vermeiden Sie Fehlbelastungen der Wirbelsäule.

BEWEGUNG: Wenn Sie das Knie des Standbeins beugen, rollen Sie die Faszien nach oben aus. Achten Sie während des Rollouts anfangs immer auf eine aufrechte Körperposition und auf Stabilität in der Körpermitte (Bauchspannung). Wenn Sie mit bereits gebeugten Knien beginnen, können Sie das Rollout auch von oben nach unten durchführen. Dazu strecken Sie dann einfach die gebeugten Knie und die Rollbewegung findet dann nach unten statt.

ENDPOSITION: Schieben Sie die Knie bei der Beuge nicht über die Zehenspitzen hinaus vor. Der erste Teil der Bewegung ist zu Ende, wenn die Rolle am Rippenbogen ankommt.

Rückwärtsgruß

AUSGANGSPOSITION: Sie stehen vor einer Wand und stützen die Hände an der Wand ab. Die Füße stehen rutschsicher auf dem Boden oder auf einer Matte.

DURCHFÜHRUNG: Drehen Sie mit einem Arm unter dem anderen hindurch. Dabei folgt der Oberkörper der Bewegung des Arms nach vorn, die Drehbewegung geht somit auch in der Wirbelsäule weiter: Ihr gesamter Oberkörper dreht mit in die Richtung des Arms, während Sie sich mit der anderen Hand weiterhin an der Wand abstützen. Der führende Arm kann dabei in verschiedene Richtungen vorangehen (z. B. mehr zur Wand nach vorn, mehr von der Wand weg, quer zum Oberkörper) – der Oberkörper folgt immer dem Arm. Dann setzt die Drehung in die Gegenrichtung ein: Sie drehen zurück in die Ausgangsposition und derselbe Arm beginnt nun, nach hinten zu drehen. Auch dabei folgt der Oberkörper dem Arm und dreht sich auch nach hinten um die Körperlängsachse. Wieder bleibt die Stützhand an der Wand.

ENDPOSITION: Wenn Sie mit dem Oberkörper einmal nach vorn und einmal nach hinten dem Arm gefolgt sind und wieder gerade vor der Wand stehen.

ZU BEACHTEN: Ein wenig sportliches »Ziehen« darf zwar sein, aber die Drehbewegungen dürfen im Rücken (Wirbelsäule) nicht zu unangenehm sein.

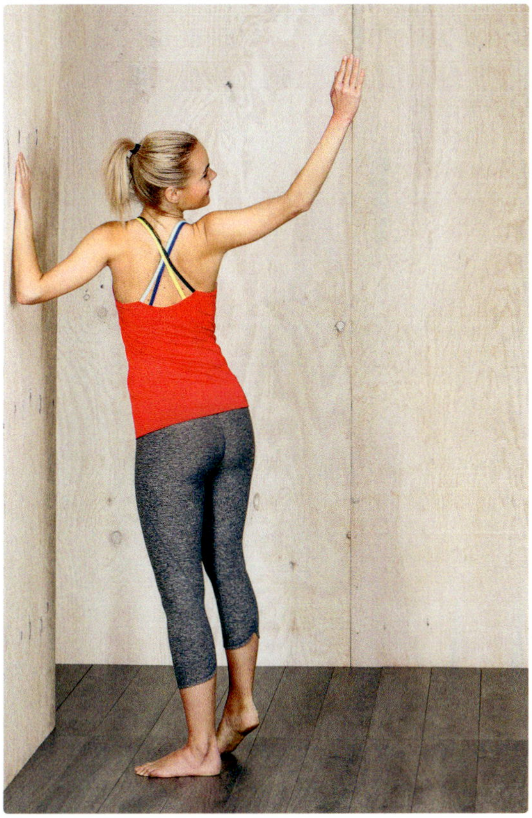

Der gesamte Oberkörper dreht mit dem Arm, während die andere Hand sich an der Wand abstützt.

Stehen Sie rutschsicher. Die Bewegung darf im Rücken nicht unangenehm werden. Nur leicht ziehen.

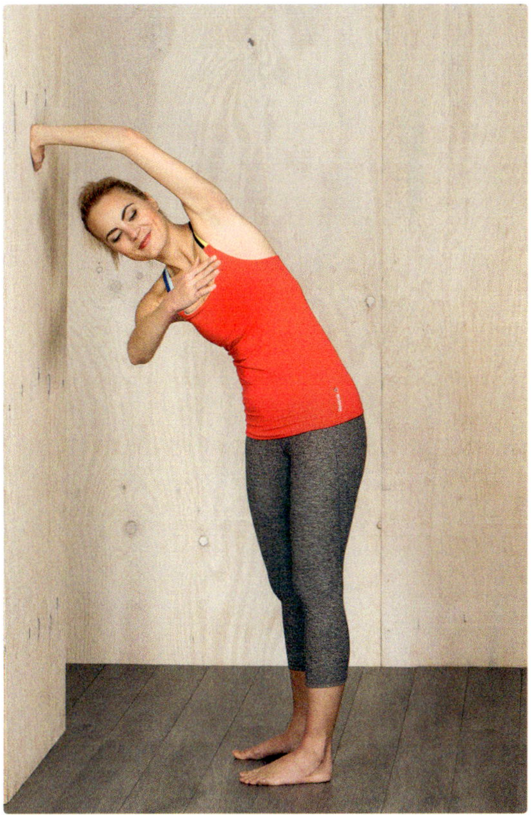

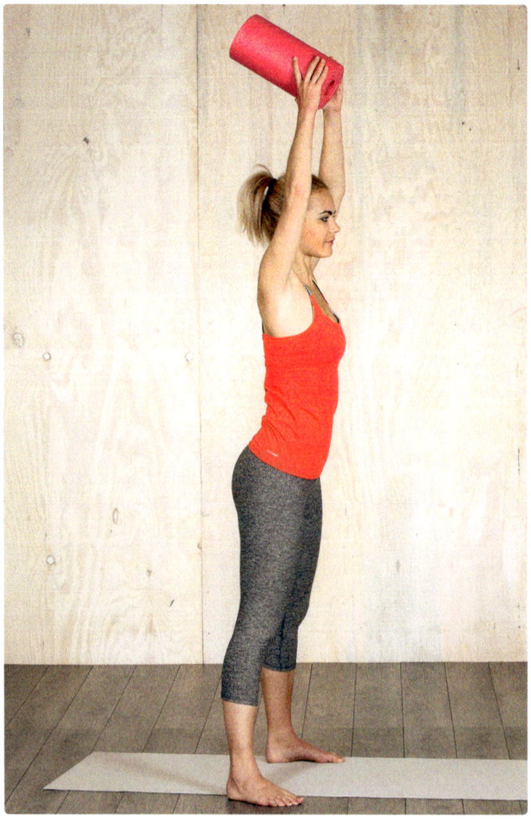

Nutzen Sie Ihre elastischen Kräfte! Spüren Sie die Energie.

Schwingen Sie weiter zwischen den Beinen durch und beugen Sie dazu die Knie.

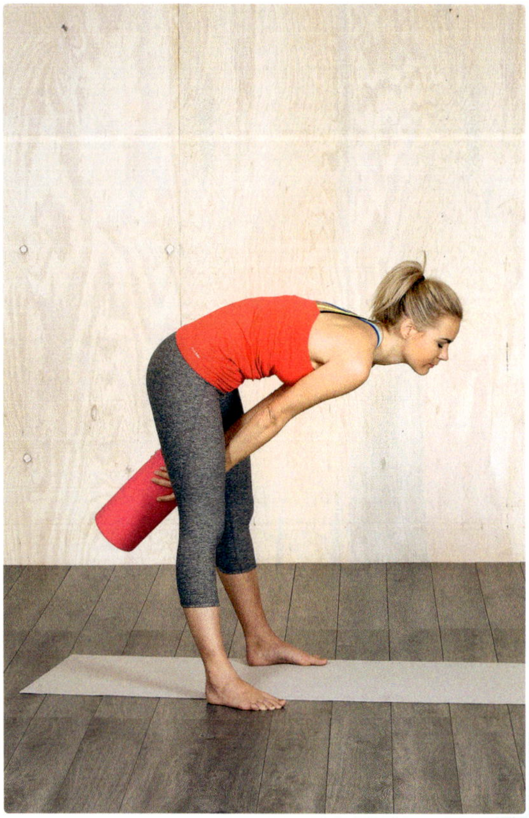

Federnd Holz hacken

AUSGANGSPOSITION: Für diese Übung nutzen Sie die elastischen Kräfte der Front- und der Backline. Sie beginnen im Stehen. Nehmen Sie eine Faszienrolle in beide Hände und halten Sie sie in einer Ausholbewegung über dem Kopf. Stellen Sie die Füße etwa beckenbreit auf, beugen Sie die Knie leicht an. Stabilisieren Sie Ihren Rumpf. Wenn Sie den Bewegungsablauf trainiert haben, können Sie ein Trainingsgewicht (z. B. Hantel) benutzen.

DURCHFÜHRUNG: Sie halten die Rolle über Ihrem Kopf. Der gesamte Oberkörper, inklusive der Arme, führt nun eine kleine, nach oben-hinten gerichtete Ausholbewegung durch. Mit dynamischem und vor allem kontrolliertem Schwung führen Sie die Rolle wie eine Axt nach unten zwischen den Beinen hindurch. Knie und Füße federn den Schwung dynamisch ab und bereiten sogleich die Gegenbewegung in die Ausgangsposition vor. Auf dem Rückweg federn Knie und Füße den Schwung ab und leiten die Kraft in die Gegenrichtung (die Aufrichtung) um. Die Arme führen die Rolle mit Kraft zurück nach oben über den Kopf.

ENDPOSITION: Zurück in der Ausgangsposition, bereit für die Wiederholung.

ZU BEACHTEN: Halten Sie eine dynamische Spannung. Beginnen Sie die Übung langsam und kontrolliert. Tempo und Schwung können Sie im Laufe des Trainings steigern.

Zum Schlag ausholen

AUSGANGSPOSITION: Kontrollierte Drehbewegungen schützen vor Weichteilverletzungen. Die Übung startet im Stand. Halten Sie die Faszienrolle mit beiden Händen auf einer Körperseite, als würden Sie zum Schlag ausholen.

DURCHFÜHRUNG: Schwingen Sie die Faszienrolle von einer Seite auf die andere durch. Anfangs der Schwungbewegung bewegt sich Ihr Oberkörper mit Armen und Rolle kurz in die Gegenrichtung (vorbereitende Gegenbewegung, sie rekrutiert elastische Kräfte). Dabei drehen Knie und Füße stets mit wie bei einem Golfschwung). Kehren Sie nach dem »Schlag« entspannt in die Ausgangsposition zurück (bereit für eine Wiederholung). Oder Sie schließen den Rückweg mit in die Übung ein. So können Sie einen Schlag nach dem anderen machen, wechseln Sie immer von rechts nach links. Alternative: z. B. 10-mal nach rechts, dann 10-mal nach links.

ENDPOSITION: Führen Sie die Bewegungen nach rechts und links ohne Unterbrechung durch, ist das Ende die Ausgangsposition. Drehen Sie kontinuierlich z. B. nach rechts, ist das Bewegungsende nach dem Hinweg der ersten Bewegung.

ZU BEACHTEN: Sind Sie trainiert, können Sie ein Trainingsgewicht (Hantel) als zusätzliche Schwungmasse nutzen. Aber auch dann gilt: Bewegung kontrollieren!

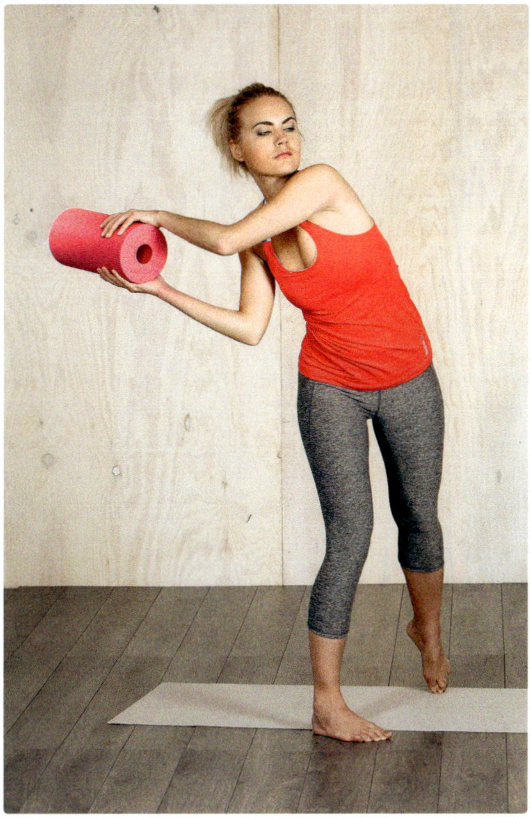

Ob mit leichter Rolle oder schwerem Gerät – behalten Sie die Kontrolle über die Bewegung.

Die Übung trainiert besonders die Drehbeschleunigung des Oberkörpers.

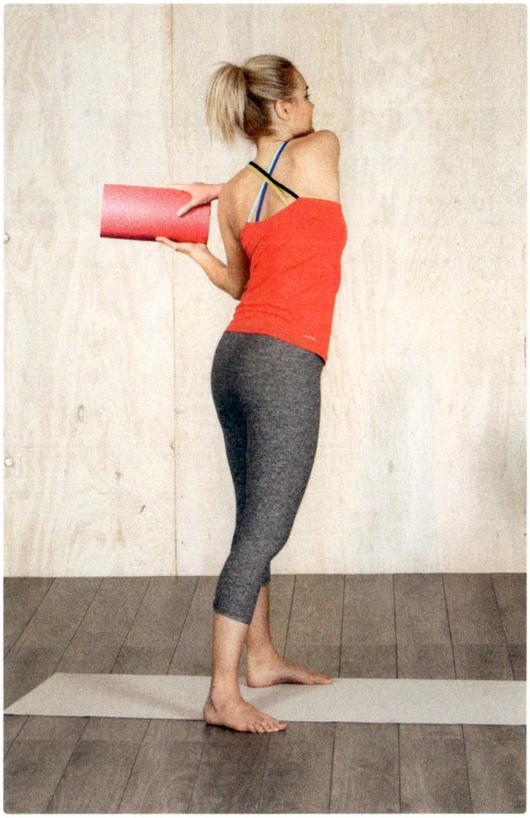

Rollout Lende und Becken

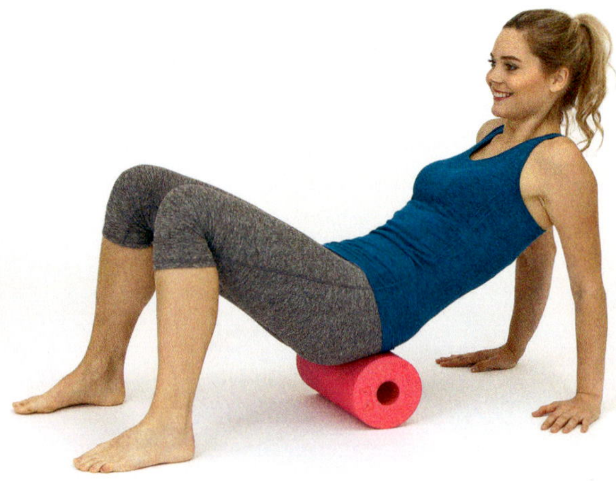

Sie können sich mit beiden Armen am Boden abstützen, um die Bewegung besser zu kontrollieren.

Eine große Rollout-Bewegung am unteren Rippenbogen. Auch kleinere Bewegungen sind möglich.

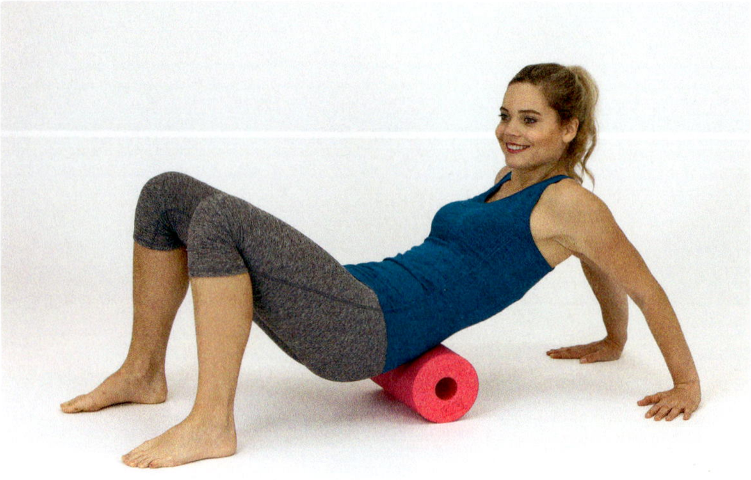

Ein intensives Rollout in Rückenlage für den Lendenwirbelbereich und den Übergang zum Becken können Sie auch mit abgestützten Armen trainieren. Damit reduzieren Sie die Hebelkräfte des Rumpfs und kontrollieren die Bewegung besser. Das Rollout wirkt sehr effektiv auf die untere Rückenfaszie (»Fascia thoracolumbalis«, Seite 20).

AUSGANGSPOSITION: Positionieren Sie die Blackroll an der Oberkante des Beckens (oberer Teil des Kreuzbeins). Die Beine sind aufgestellt und Sie können sich mit beiden Armen am Boden abstützen, um sowohl die Bewegung als auch die Intensität des Rollouts besser kontrollieren zu können. Hilfreich ist, wie eigentlich stets, leichte Bauchmuskelspannung.

BEWEGUNGSDURCHFÜHRUNG: Sie bewegen den Oberkörper auf der Rolle nach unten. So rollen Sie den unteren Anteil der Rückenfaszien nach oben aus. Die Knie beugen Sie verstärkt an, die Arme stützen Ihren Oberkörper und damit passen Sie die Intensität (den Druck in die Rolle) an. Natürlich können Sie diese Übung umgekehrt rollen. Dann beginnen Sie in der Lendenwirbelsäule und rollen nach unten aus.

ENDPOSITION: Sie haben zwei Möglichkeiten: Wenn Sie eine große Rollout-Bewegung machen, endet die Bewegung am unteren Rippenbogen. Stoppen Sie an dieser Stelle und rollen Sie in die Ausgangsposition zurück. Sie können auch einen kleineren Abschnitt ausrollen und die Bewegung vor dem Rippenbogen stoppen. Am besten variieren Sie zwischen großen und kleinen Bewegungen.

Rollout obere Rückenfaszie

Den oberen Anteil der Rückenfaszie (»Fascia thoracolumbalis«, Seite 20) erreichen Sie, wenn Sie die Blackroll weiter oben am Rücken positionieren. Das Rollout dieser Anteile des Rückens ist hilfreich, wenn Sie Beschwerden in den Wirbel-Rippen-Gelenken und den Zwischenwirbelgelenken haben. Das zeigt sich z. B. über Beschwerden im Atemrhythmus oder schmerzhafte Drehbewegungen des Oberkörpers. So erhalten Sie mehr Beweglichkeit, Elastizität und reduzieren Ihre Schmerzen. Mit dem Rollout bearbeiten Sie den Bereich zwischen unterem Rippenbogen und Oberkante der Schulterblätter.

AUSGANGSPOSITION: Legen Sie sich mit dem Rücken auf die Rolle. Dabei positionieren Sie die Rolle oberhalb des unteren Rippenbogens – dort können Sie mit dem Rollout beginnen. Stellen Sie die Füße so auf, dass Sie ausreichend Halt haben, um die Bewegung gut kontrollieren zu können und das Gleichgewicht gut im Griff zu haben. Dabei stehen die Füße etwa hüftbreit auseinander. Die Arme/Hände können Sie über Kreuz auf die Schultern und den Oberkörper ablegen – oder Sie stützen sich mit den Händen auf dem Boden ab.

BEWEGUNG: Sie stellen die Füße so weit nach unten, dass Sie mit dem Oberkörper noch weiter nach unten rollen können. Dann beugen Sie die Knie weiter an und kontrollieren den geraden Bewegungsablauf. So rollen Sie die Faszie von oben nach unten aus. Natürlich können Sie den Fokus der Bewegung auch in die andere Richtung setzen und von unten nach oben ausrollen.

ENDPOSITION: Das Ende der Rollout-Bewegung ist erreicht, wenn die Blackroll an der Oberkante der Schulterblätter ankommt. Stoppen Sie die Bewegung an dieser Stelle und rollen Sie zurück. Für den Rückweg drücken Sie sich mit den Beinen wieder nach oben ab und rollen in die Ausgangsposition zurück.

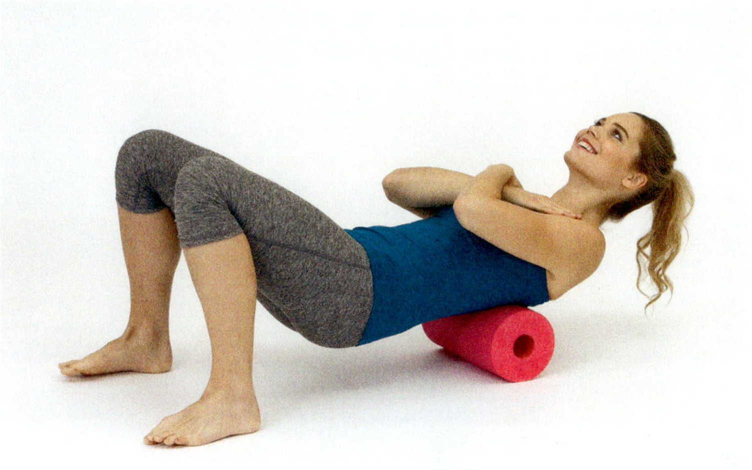

Stellen Sie die Füße etwa hüftbreit auseinander, das erleichtert Ihnen die Kontrolle der Bewegung.

Beugen Sie die Knie an und achten Sie darauf, dass Sie die Bewegung gerade durchführen.

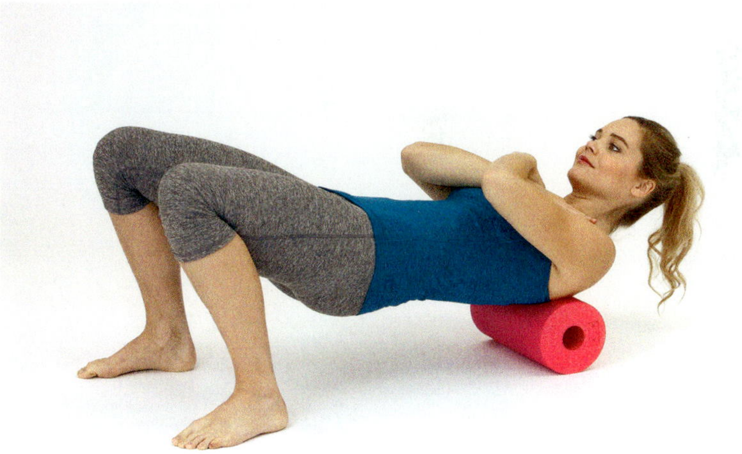

Hüfte und Wirbel mobilisieren

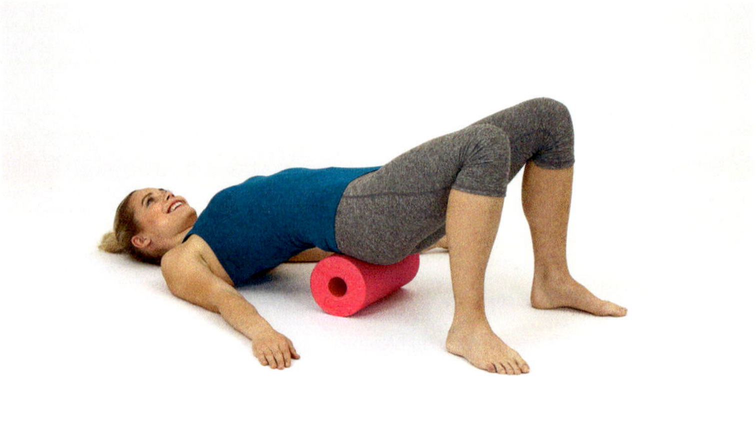

Stellen Sie die Beine etwa hüftbreit auf, legen Sie den Rumpf auf dem Boden ab.

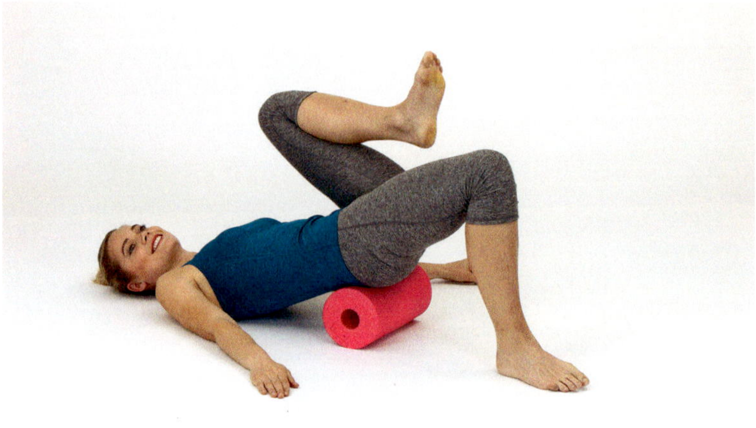

Machen Sie abwechselnd ein »Mini«-Hohlkreuz und einen »Katzenbuckel«.

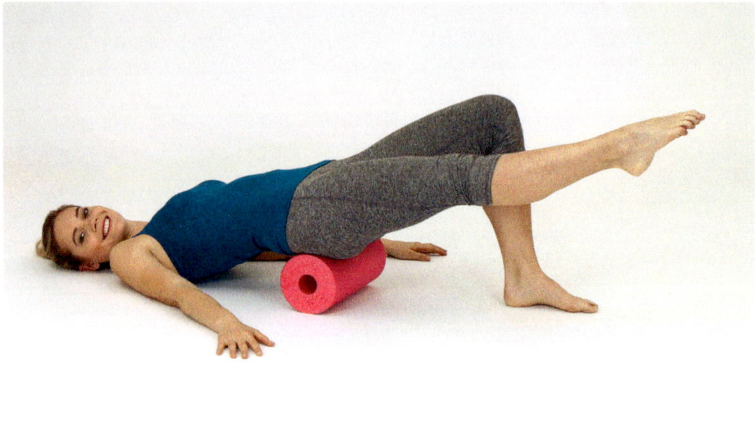

Zur Streckung des Beins strecken Sie auch den Rücken.

Einen angenehm flächigen Druck auf die Faszienstruktur bietet diese Übung. Gleichzeitig mobilisiert sie die Hüft- und Wirbelgelenke. Während der Übung können Sie auch ruhig zulassen, dass sich die Lendenwirbelsäule sanft absenkt in eine entlastete Position. Diese Übung fordert von Ihnen die »Hebelkontrolle«. Das bedeutet: Sie bewegen die Beine und stabilisieren gleichzeitig Becken- und Wirbelgelenke.

AUSGANGSPOSITION: Legen Sie sich auf den Rücken und stellen Sie die Beine auf. Sie positionieren die Blackroll nun unter dem angehobenen Becken in Kreuzbeinhöhe (der Übergang zwischen Becken und Lendenwirbelsäule). Die Beine stellen Sie etwa hüftbreit auseinander auf und Sie halten die Spannung der Bauchmuskeln zur besseren Bewegungskontrolle. Den Oberkörper können Sie auf dem Boden (Unterlage) ablegen.

BEWEGUNGSDURCHFÜHRUNG: Haben Sie sich in der Ausgangsposition eingefunden, können Sie ein kleines Rollout erreichen, indem Sie das Becken kippen oder aufrichten. Dazu bewegen Sie nur das Becken nach unten und nach oben. Dabei machen Sie abwechselnd ein »Mini«-Hohlkreuz und einen »Katzenbuckel« – aber nur mit der Lendenwirbelsäule. Und dann: Stabilisieren Sie den Oberkörper und heben Sie im Wechsel ein Bein vom Boden ab – so hoch Sie es bekommen. Bewegen Sie den Oberschenkel zum Oberkörper hin.

ENDPOSITION: Beugung oder Streckung können Sie so weit durchführen, wie es Ihre Hüft- und Kniegelenke oder Ihr Schmerzempfinden hergeben. Schmerz heißt in jedem Fall: »Stopp!«

Balance trainieren

Diese Übung fordert Beweglichkeit von Hüft- und Kniegelenken und eine gute Stabilisation der Lendenwirbelsäule und der Beckenregion mitsamt Bauchmuskulatur. Rücken- und Bauchmuskulatur sollen das Becken in Aufrichtung (nach hinten) und in Kippung (nach vorn) kontrollieren und die Belastungen durch Beinbewegungen kompensieren. Oft geht diese Balance bei einer akuten Rückenschmerzepisode verloren. Die Übung unterstützt Sie dabei, wieder ins Gleichgewicht zu kommen.

AUSGANGSPOSITION: Sie legen sich auf den Rücken, stellen die Beine auf und positionieren die Blackroll unter dem Kreuzbein. Heben Sie beide Beine vom Boden ab und halten Sie die Knie über den Hüftgelenken. Sehr wichtig ist, dass Sie über die Spannung der Bauchmuskeln Körpermitte und Becken kontrollieren. Ihre Lendenwirbelsäule darf nicht ins Hohlkreuz gehen.

BEWEGUNG: Strecken und beugen Sie nun ein Bein in der Hüfte. Der Fuß bewegt sich dabei zum Boden, als wollten Sie ihn aufstellen, er kommt aber nicht auf dem Boden an. Die Bewegung geht maximal 10 Zentimeter in diese Richtung. Die Bewegung können Sie immer mit einem Bein im Wechsel machen (rechts/links) oder Sie führen diese Bewegung mit beiden Beinen gleichzeitig aus. Wenn Sie mit beiden Beinen arbeiten, kontrollieren Sie die Bauchspannung sehr sorgfältig.

ENDPOSITION: Sie haben das individuelle Ende Ihrer Übung erreicht, wenn Sie die Körperspannung in der Lendenwirbelsäule und im Becken nicht mehr halten können und sich Ihre Wirbelsäule »selbstständig« macht. Das merken Sie meist daran, dass Sie deutlich in das Hohlkreuz gehen – was Sie sofort korrigieren sollten. Können Sie nicht mehr korrigieren, weil Ihnen die Kraft fehlt, legen Sie eine Pause ein.

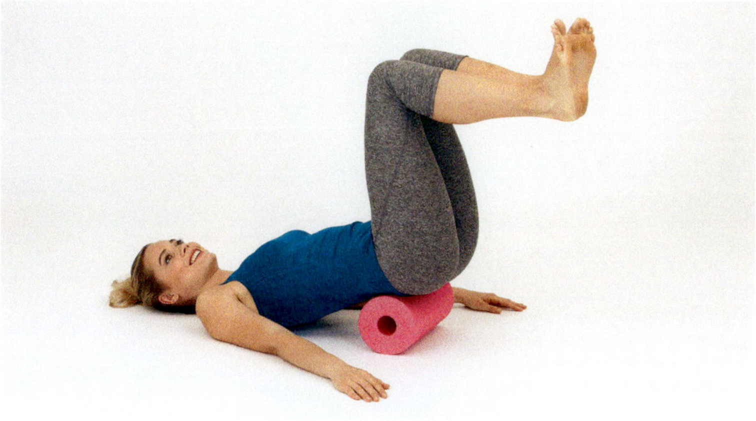

Spannen Sie die Bauchmuskeln an, damit Sie nicht in das Hohlkreuz gehen.

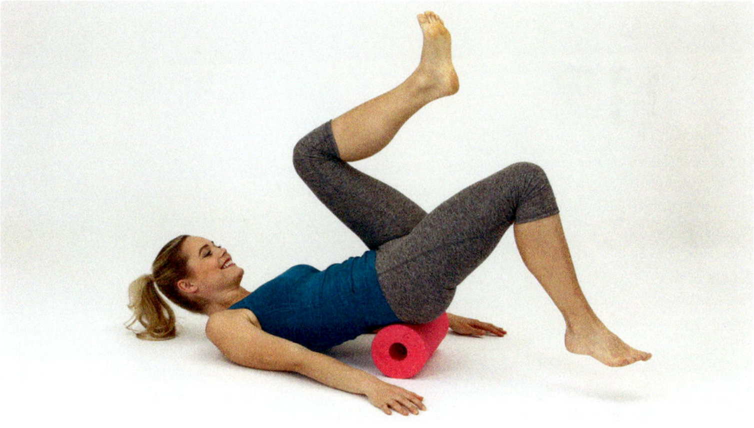

Der Fuß bewegt sich zum Boden, wird aber nicht abgestellt.

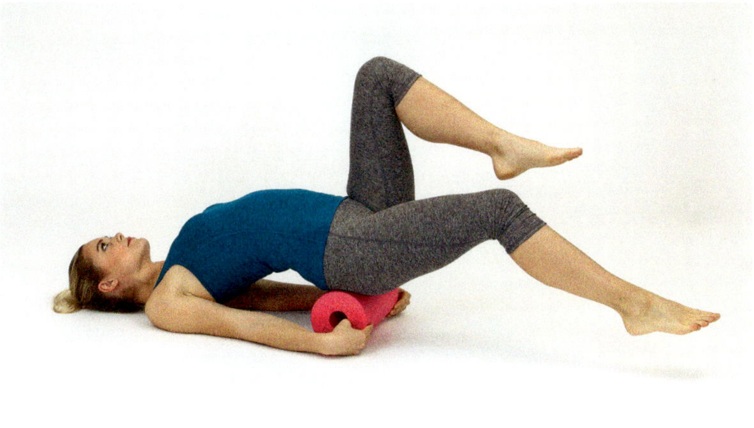

Strecken Sie ein Bein nur so weit, wie Sie es kontrollieren können.

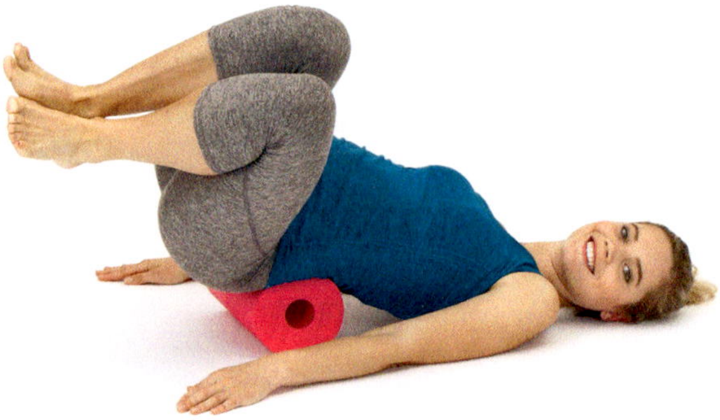

Halten Sie die Knie über den Hüftgelenken und Knie und Füße stets dicht zusammen.

Kreisen Sie mit geschlossenen Knien, achten Sie auf ein stabiles Becken und eine stabile Wirbelsäule.

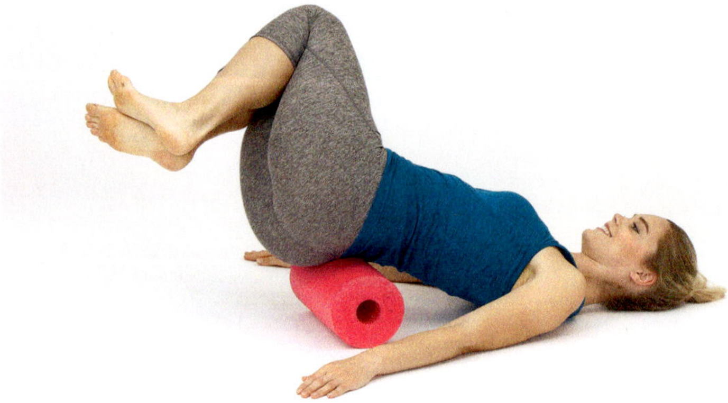

Sanft schwingen und stabilisieren

Sanfte schwingende Bewegungen, eine gute Hebelkontrolle und eine stabile Körpermitte gehören zum Aufgabenprofil dieser Übung. Sie fordert viel Stabilisationsarbeit von Ihnen bei gleichzeitiger Kontrolle des Drucks auf die Faszienstruktur.

AUSGANGSPOSITION: Sie beginnen auf dem Rücken liegend, stellen die Beine auf und positionieren die Blackroll unter dem Kreuzbein. Heben Sie beide Beine vom Boden ab und halten Sie die Knie über den Hüftgelenken. Knie und Füße bleiben während der Übung immer dicht zusammen. Halten Sie über leicht angespannte Bauchmuskeln die Körpermitte stabil; das hilft auch dabei, die Bewegung der Beine besser zu koordinieren.

BEWEGUNG: Führen Sie mit geschlossenen Knien kleine kreisende Bewegung durch. Achten Sie auf eine gute Stabilisation des Beckens und der Wirbelsäule. Drehen Sie die Beine 6- bis 8-mal nach rechts und dann nach links. Mit der Zeit können Sie die Kreise auch größer machen.

ENDPOSITION: Das Ende der Bewegung ist die Ausgangsposition, wenn Sie einen vollständigen Kreis gemacht haben.

Wirbelsäule mobilisieren im Liegen

- Variante 1: Wirbelsäule drehen – die Drehfähigkeit der Wirbelsäule trainieren Sie in Rückenlage auf der Blackroll. Nehmen Sie die Blackroll zu Beginn quer zum Rücken in Höhe der Schulterblätter. Stellen Sie die Füße auf dem Boden auf. Strecken Sie die Arme in die Drehrichtung. Drehen Sie nun den Oberkörper nach rechts und links.

- Variante 2: Wirbelsäule drehen – eine weitere elegante Möglichkeit, um die Drehfähigkeit der Wirbelsäule zu verbessern, ist folgende Übung. Gehen Sie in die Vierfüßlerposition. Legen Sie die Blackroll unter einer Schulter ab, führen Sie den Arm der andere Seite unter Ihrem Körper durch und legen Sie ihn auf der Blackroll ab. Auf der Blackroll schieben Sie den Arm nun unter Ihrem Körper hindurch und ziehen ihn zurück. Dieselbe Bewegung machen Sie dann auch zur anderen Seite.

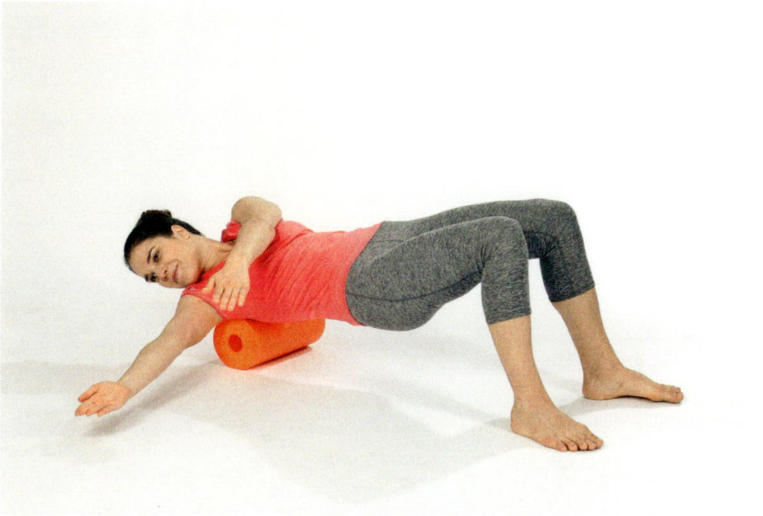

Mobilisation der Wirbelsäulendrehung: Schon bald werden Sie merken, wie Sie sich beim Einparken besser nach hinten drehen können.

Mobilisation der Wirbelsäule: Diese Übung ist nicht nur für die Wirbelsäule gut, sondern sie trainiert auch den Oberarm und den Schulterbereich.

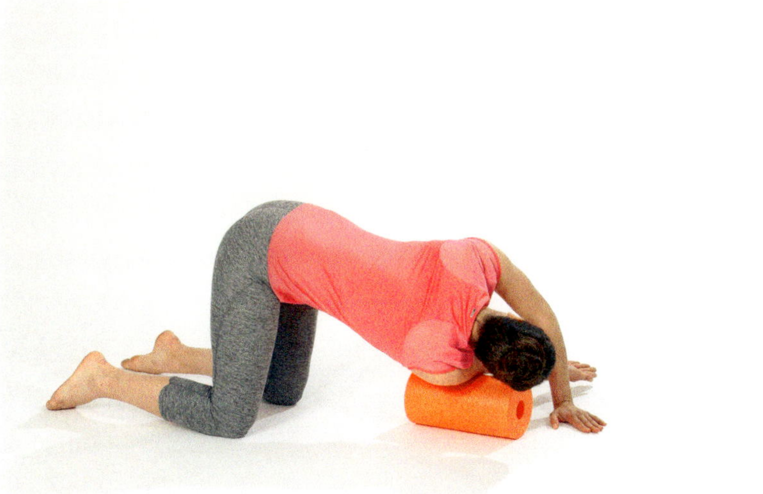

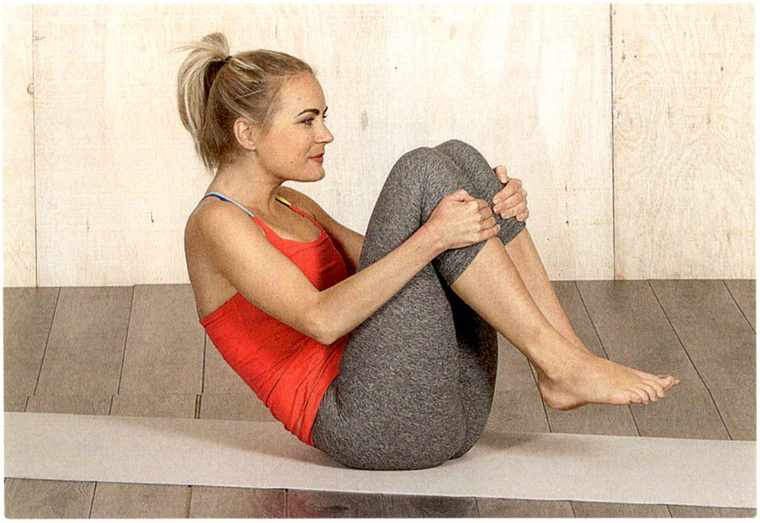

Halten Sie Ihre Unterschenkel mit beiden Händen fest und stabilisieren Sie Ihre Körpermitte.

Rollen Sie nicht zu weit in den Nacken, schützen Sie Ihre Halswirbelsäule.

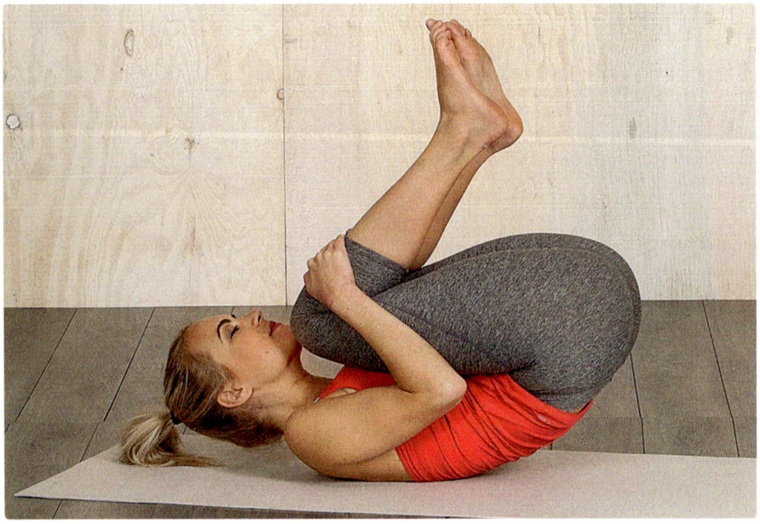

Wippe

AUSGANGSPOSITION: Starten Sie in der sitzenden Position. Die Füße sind angezogen und dicht am Gesäß aufgestellt. Halten Sie Ihre Unterschenkel mit beiden Händen und stabilisieren Sie Ihre Körpermitte. Zu Beginn der Übung ist eine weiche Unterlage (Matte) hilfreich.

DURCHFÜHRUNG: Lassen Sie sich auf den Rücken rollen und kommen Sie in einem Schwung zurück in den Sitz und die Startposition. Während der Rollbewegung halten Ihre Hände die Unterschenkel fest und Sie rollen Ihren Oberkörper etwas ein, sodass sich die Rollbewegung »rund« anfühlt. Sie können sich nach hinten rollen lassen, bis Ihre Schultern Bodenkontakt haben.

ENDPOSITION: Das Ende der Übung ist erreicht, wenn Sie wieder in der Ausgangsposition angekommen sind.

ZU BEACHTEN: Vermeiden Sie zu starkes Rollen bis zum Nacken. Die Halswirbelsäule sollte anfangs bei dieser Übung etwas geschont werden.

Pumpe

AUSGANGSPOSITION: Bärenstand: Die Arme sind auf eine Faszienrolle gestützt. Das schafft bewegliche Unterstützung, die das koordinative und stabilisierende System fordert. Hände und Füße sind etwas mehr als eine Beinlänge auseinander. Gerne können Sie die Rolle mit den Händen gut festhalten. Greifen Sie dazu mit den Fingern in die Bohrung der Rolle.

DURCHFÜHRUNG: Aus dieser Position heraus senken Sie das Becken nach unten ab. Füße und die Hände bleiben möglichst am selben Platz. Kurz vor der Rolle stoppen Sie die Beckenbewegung. Sie stabilisieren die Körpermitte und machen die Körpervorderseite lang. Dann können Sie zusätzlich die Beine bewegen: Im Wechsel rechtes und linkes Knie anbeugen oder ein gestrecktes Bein weiter nach hinten hinausschieben. Das steigert die elastischen Anforderungen und fördert die Mobilität. In die Ausgangsposition geht es mit gehobenem Becken.

ENDPOSITION: Wenn sich das Becken knapp vor der Rolle befindet und sich die Körpervorderseite in die Länge gezogen hat.

ZU BEACHTEN: Schützen Sie die Wirbelsäule, lassen Sie sich nicht ohne Spannung »durchhängen«. Halten Sie während der gesamten Bewegung eine gute Spannung in der Körpermitte.

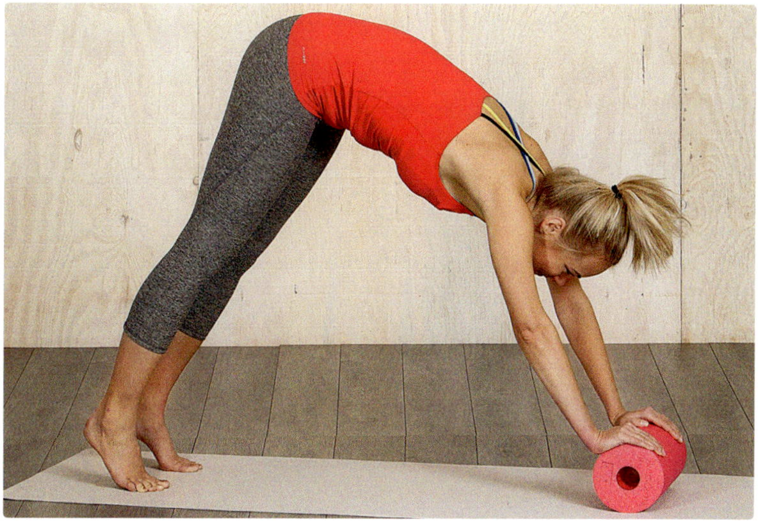

Sind Sie stabilisiert, können Sie zusätzlich die Beine bewegen oder die Knie anbeugen.

Lassen Sie die Wirbelsäule nicht ohne Spannung »durchhängen«. Stabilisieren Sie die Körpermitte.

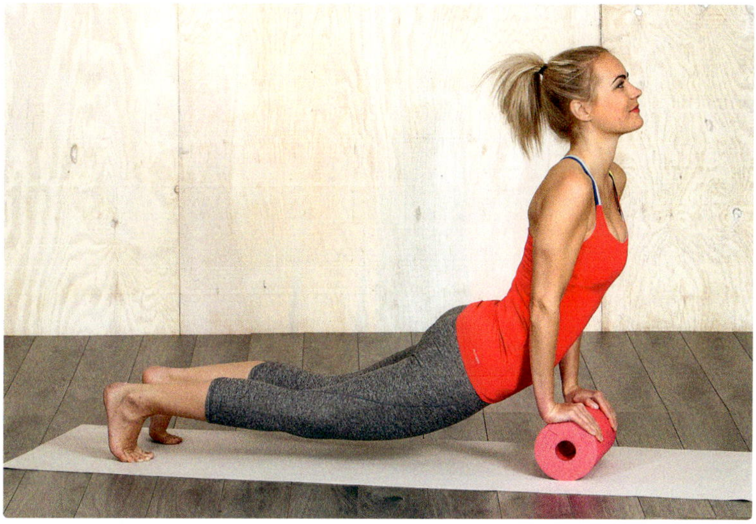

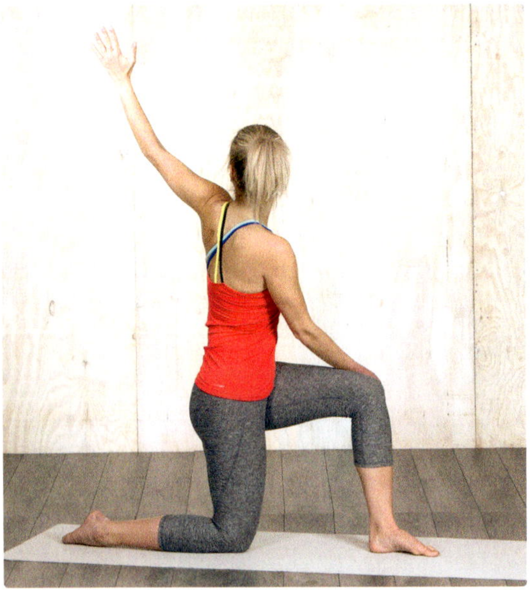

Unterstützen Sie die Drehbewegung, indem Sie gegen das aufgestellte Bein drücken.

Beginnen Sie langsam und ohne Schwung. Erhöhen Sie die Intensität langsam.

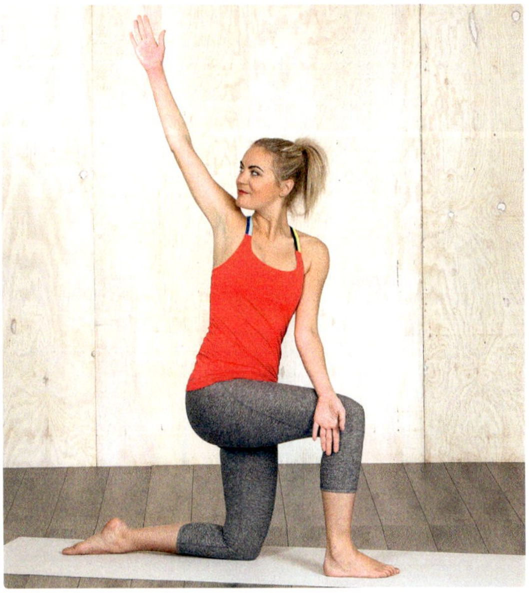

Wegweiser

AUSGANGSPOSITION: Begeben Sie sich in den Einbeinkniestand. Zu Beginn können Sie die Beine breiter aufstellen. Ist die Unterstützungsfläche breit, liefert sie die erforderliche Stabilität für eine gute Bewegungsqualität. Haben Sie Ihre Bewegungskontrolle bereits gut trainiert, können Sie die Füße auch direkt voreinander aufsetzen.

DURCHFÜHRUNG: Drehen Sie den Oberkörper zum nach vorn aufgestellten Bein. Der gegenüberliegende Arm greift an die Außenseite des vorn aufgestellten Beins. Diesen Arm können Sie als Hebel für die Oberkörperdrehung einsetzen. Nun drehen Sie den Oberkörper auf die Beinseite und greifen mit dem Arm bewusst weit nach oben hinten – in die Drehrichtung. Mit dem vorderen Arm können Sie diese Drehbewegung aktiv unterstützen, indem Sie gegen das aufgestellte Bein drücken. Halten Sie die Endposition kurz, bevor Sie wieder über die Ausgangsposition auf die andere Seite gehen.

ENDPOSITION: Das Becken ist aufgerichtet und der Oberkörper zur Seite gedreht. Ein Arm stützt die Drehbewegung durch Gegendruck am Bein und der andere Arm geht der Oberkörperdrehung voraus.

ZU BEACHTEN: Führen Sie die Drehbewegung zu Beginn langsam und vor allem ohne Schwung aus. Erhöhen Sie den Bewegungsausschlag langsam.

Zum Himmel zeigen

AUSGANGSPOSITION: Beginn: Vierfüßlerposition. Strecken Sie ein Bein nach hinten und setzen Sie den Fuß hinter das andere Bein auf den Boden auf. Der Unterschenkel und der Fuß des gestreckten Beins stehen in einer geraden Linie.

DURCHFÜHRUNG: Nehmen Sie den gleichseitigen Arm vom Boden und strecken Sie ihn mit einer Drehbewegung des Oberkörpers nach oben in Richtung Decke. Halten Sie die Körperspannung und verhindern Sie, dass das Becken nach vorn oder nach hinten dreht. Der Oberkörper und das nach hinten gestreckte Bein stehen in einer möglichst geraden Linie. Um die elastischen Kräfte Ihrer Faszien besser zu nutzen, lassen Sie den Oberkörper (vor der Drehbewegung nach oben) ein klein wenig (3–5 Zentimeter) nach unten absinken. Sie starten damit die Oberkörperdrehung mit einer aktivierenden Gegenbewegung. Nun drehen Sie den Oberkörper mit dem Arm beschleunigend nach oben. Führen Sie die Übung danach auf der anderen Körperseite durch.

ENDPOSITION: Der Oberkörper ist stabil zur Seite gedreht und der Arm zeigt senkrecht nach oben zur Decke.

ZU BEACHTEN: Halten Sie Ihren Körper immer in der Linie mit dem gestreckten Bein, das gestreckte Bein steht in Verlängerung des abgelegten Unterschenkels.

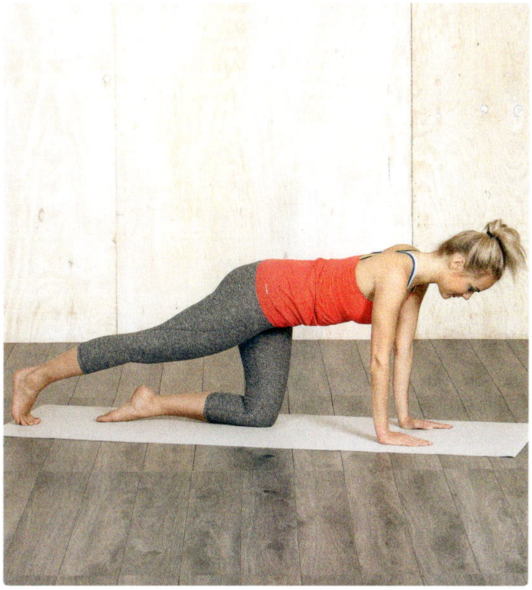

Halten Sie die Körperspannung während der Drehung, das Becken sollte nicht nach vorn oder hinten kippen.

Oberkörper und nach hinten gestrecktes Bein stehen in einer möglichst geraden Linie.

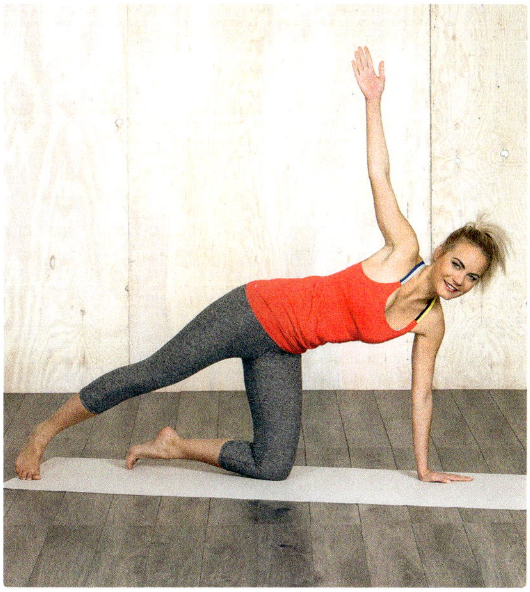

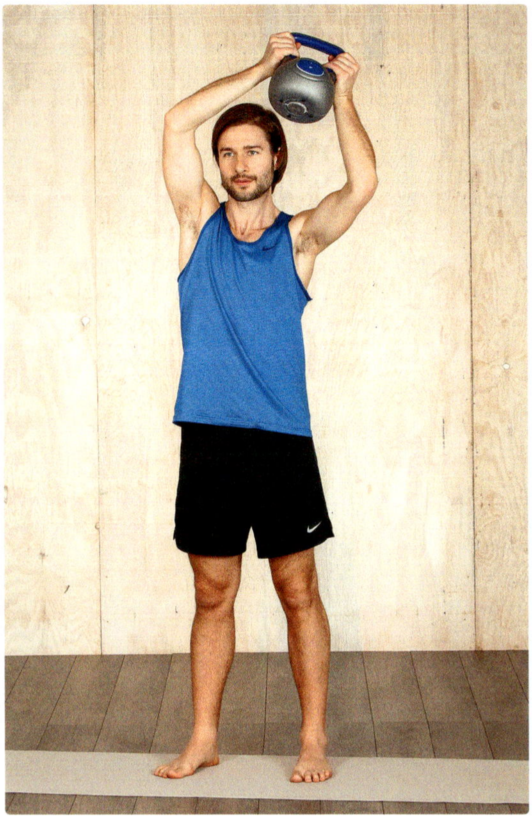

Während der Bewegung sollten beide Hände an der Kettlebell bleiben.

Mit der Zeit sollten Sie die Mitbewegung von Kopf und Rumpf reduzieren.

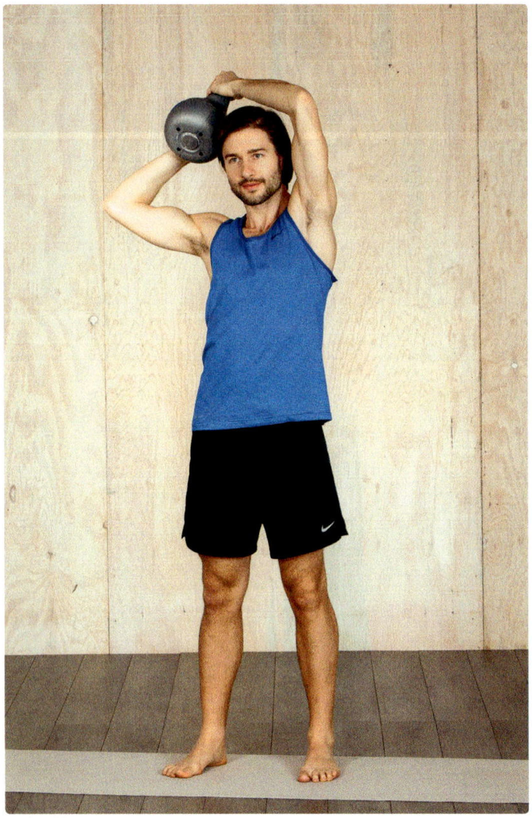

Armlinien aktivieren

AUSGANGSPOSITION: Im Stehen nehmen Sie die Kettlebell mit beiden Händen.

DURCHFÜHRUNG: Sie bewegen die Kettlebell mit beiden Armen um Ihren Kopf. Während der Bewegung sollten beide Hände an der Kettlebell bleiben. Mit dieser Übung fordern Sie eine intensive Rotationsfähigkeit Ihrer Schulterkomplexe und eine gesteigerte Elastizität der myofaszialen Armlinien. Zudem findet eine intensive Stabilisationsarbeit im Bereich der Hals- und Brustwirbelsäule statt. Ändern Sie zwischendurch die Bewegungsrichtung des Gewichtes. Die kritischen Bereiche sind, wie so oft, die Übergangsbereiche: hier: Arm-Rumpf, wo Sie sehr hohe Bewegungskräfte kontrollieren müssen. Hier dynamisieren Sie und verbessern damit die elastischen Belastungsfähigkeiten deutlich.

ENDPOSITION: Die Bewegung geht einmal um den Kopf herum und endet, wenn das Gewicht wieder vor dem Körper ist.

ZU BEACHTEN: Versuchen Sie, mit der Zeit die Mitbewegung von Kopf und Rumpf zu reduzieren, sodass die Bewegung allein von den Armen gemeistert wird und Sie Kopf und Rumpf stabil halten.

Intensives Rollout Schulter

AUSGANGSPOSITION: Sie halten die Rolle im Stehen mit der Schulter gegen eine Wand oder in einen Türrahmen. Die Intensität des Rollouts dosieren Sie mit Ihrem Körpergewicht.

DURCHFÜHRUNG: Üben Sie einen moderaten Druck gegen die Rolle aus und rollen Sie Ihren Arm nach unten. Beim Rollout im Türrahmen ist es hilfreich, wenn Sie mit der zweiten Hand die Rolle festhalten und sie während der Bewegung mitführen. Rollen Sie so weit an Wand oder Türrahmen nach unten, dass Ihre oberste Schulterkontur auf der Rolle ist. Dann setzt die Gegenbewegung ein und Sie rollen nach oben. Dabei können Sie die Schulter zum Ohr ziehen. Um die Kontaktflächen zu ändern, drehen Sie den Arm nach außen oder innen.

ENDPOSITION: Beginnt das Rollout mit nach unten gestrecktem Arm und hochliegender Rolle, endet die Bewegung mit hochgezogener Schulter und der Rolle im oberen Drittel des Oberarms.

ZU BEACHTEN: Suchen Sie druckempfindliche Stellen mit der Rolle auf und arbeiten Sie dort intensiv: Rotieren Sie dort den Arm (nach innen und außen drehen). Das führt zu einer Bewegung quer zum Faserverlauf der Armfaszien und höherer Intensität.

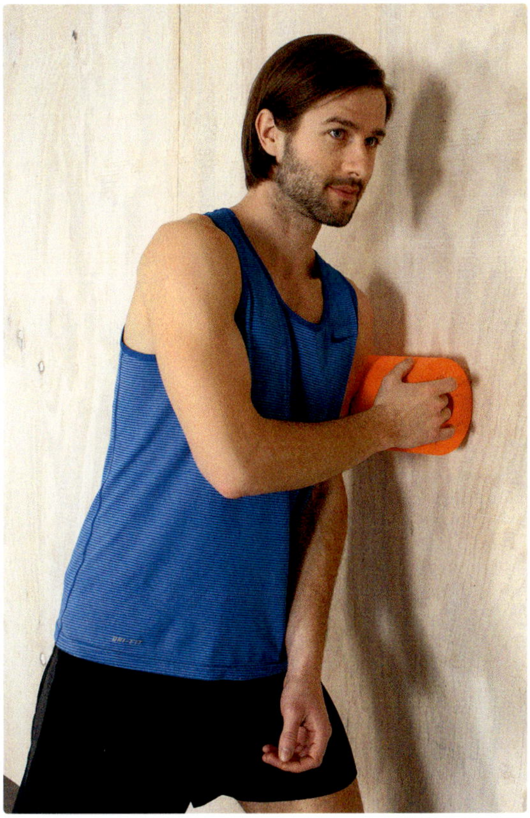

Sie können Ihren Arm auch nach außen oder innen drehen, um die Kontaktflächen zu ändern.

Empfindliche Stellen bearbeiten Sie intensiv, z. B. indem Sie an dieser Stelle die Rolle rotieren.

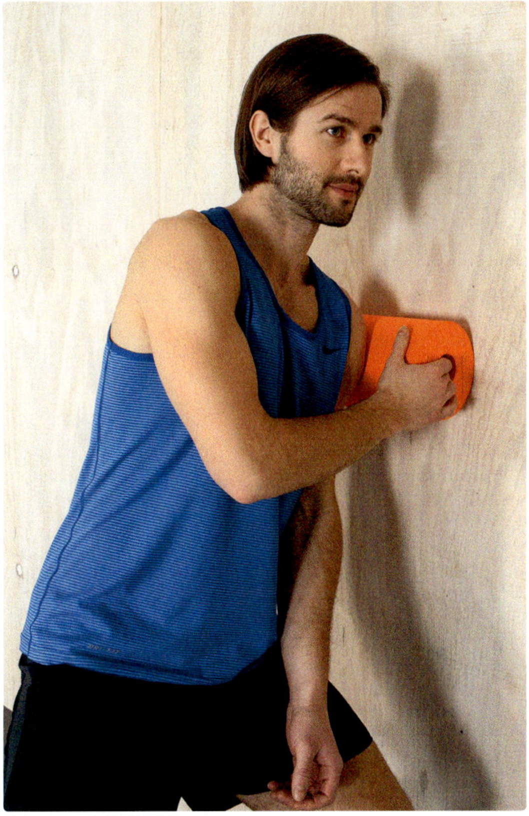

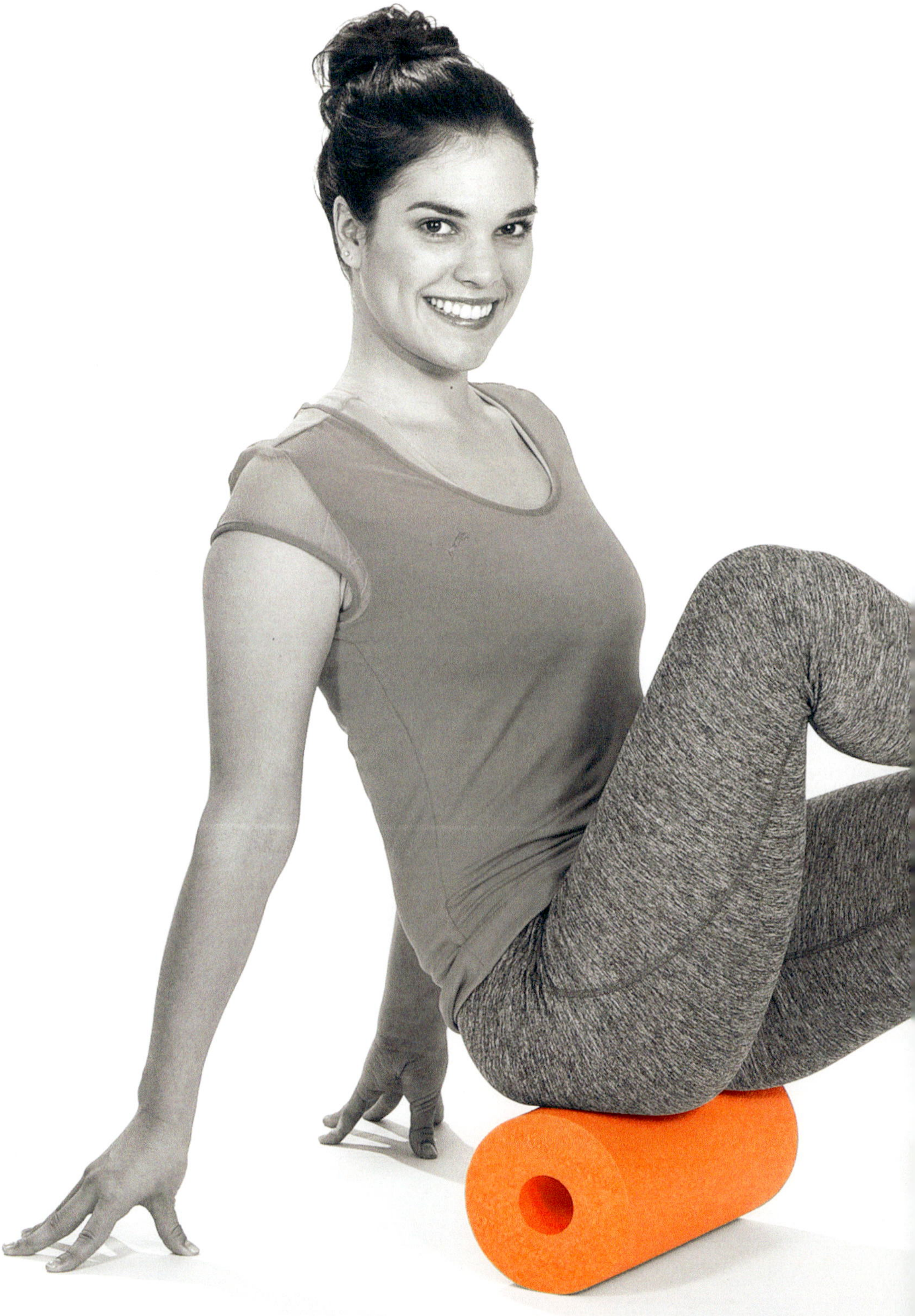

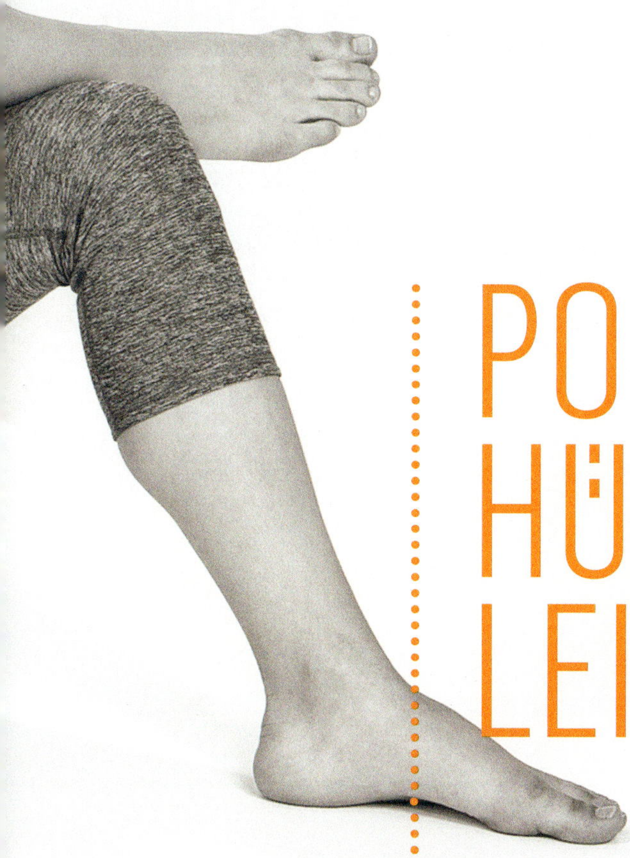

PO HÜFTE LEISTE

Rollout für die Leiste

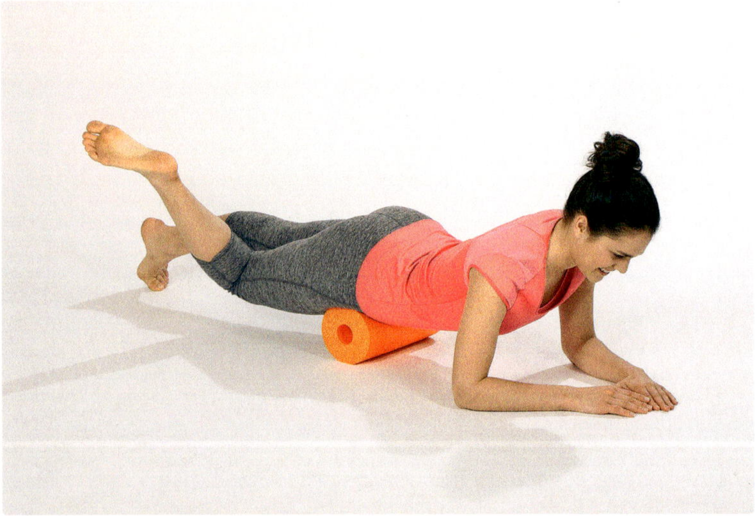

Rollout der Leiste: Achten Sie darauf, dass Ihre Füße auf dem Boden und aufgestellt bleiben.

Die Muskeln des Leistenbereiches neigen dazu, sich bei Sportlern und auch bei Schreibtischtätern zu verkürzen, oder sie sind zumindest in einem viel zu hohen Spannungszustand. Mit einem Rollout dieser Region können Sie effektiv dagegen angehen.

- Legen Sie sich auf den Boden und positionieren Sie die Blackroll in der Leiste. Sie können das Rollout anfangs mit aufgestellten Zehenspitzen durchführen, später auch mit komplett angehobenen Beinen.

TIPP: Radfahrer und Fußballspieler nehmen die Verbesserung, d. h. eine elastischere Leistenregion und spannungsreduzierte Muskeln der Leistengegend, sofort wahr.

Rollout des Gesäßes

Die oberflächliche Gesäßmuskulatur neigt zwar dazu, Kraft zu verlieren, wenn sie nicht gebraucht wird. Jedoch tendieren die tiefen Schichten der Hüft- und Gesäßmuskulatur dazu, sich zu verspannen und zu verkürzen. Sie sind meist überaus dankbar für ein intensives Rollout.

- Setzen Sie sich mit aufgestellten Füßen einfach auf die Blackroll und rollen in einer kleinen Bewegung vor und zurück, ohne von der Rolle zu rutschen.

TIPP: Setzen Sie sich einfach tagsüber, z. B. während der Arbeit, auf einen Tennisball.

INTENSIVES ROLLOUT: Wenn Sie z. B. den linken Fuß auf das rechte Knie legen, verändert sich die Gelenkstellung, was das Rollout intensiver werden lässt. Dadurch verändert sich auch die Lage der Muskeln und der Druck trifft anders auf die Muskeln und ihre Hüllstrukturen. Beachten Sie: Der Druck kann am Anfang schmerzhaft sein.

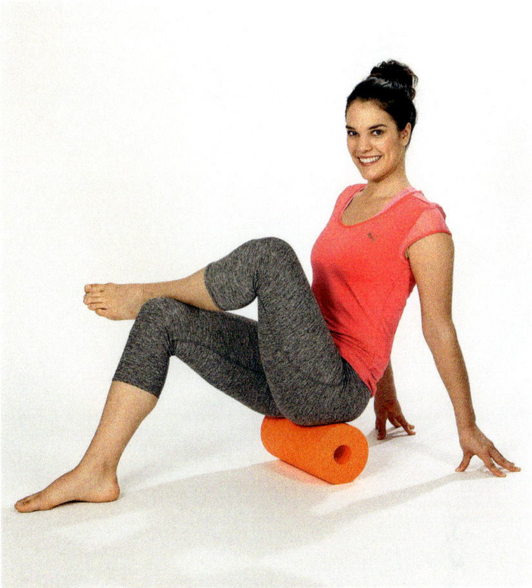

Intensives Rollout: Sie können sich auch mit den Händen hinten abstützen.

Rollout des Gesäßes: Die Hände liegen locker auf den Knien.

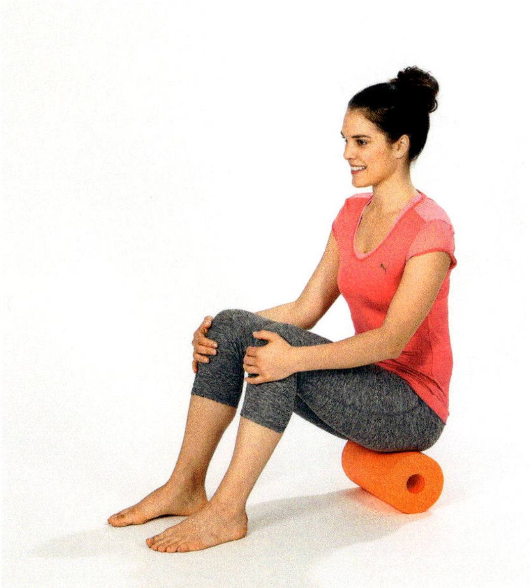

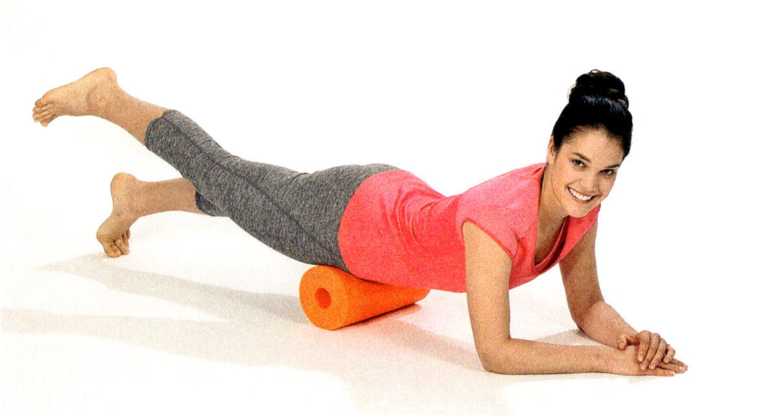

Mobilisation der Hüftgelenke: Bei dieser Übung trainieren Sie auch Ihre Körpermitte, weil Sie die Spannung halten müssen.

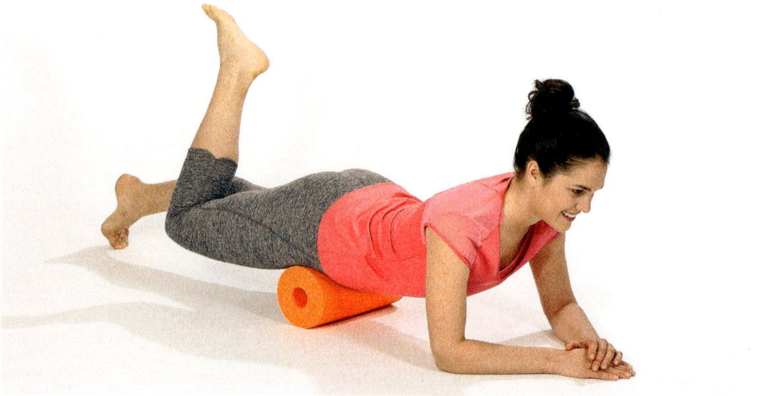

Mobilisation der Hüftdrehung nach innen: Achten Sie darauf, den Oberschenkel nicht nach außen oder innen zu verschieben!

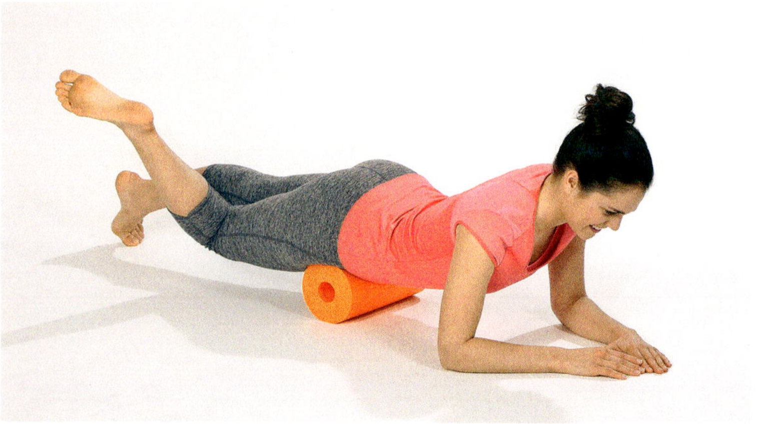

Mobilisation der Hüftdrehung nach außen: bitte nicht übertreiben! Langsam beginnen und dann steigern.

Hüftgelenke mobilisieren

- Um die Hüftstreckung zu mobilisieren, legen Sie sich mit der Leiste auf die Blackroll. Stellen Sie Ihre Zehenspitzen auf den Boden auf und halten Sie während der Übung eine mittlere Bauchspannung, um die Körpermitte zu stabilisieren und die Lendenwirbelsäule zu schützen. Nun heben Sie ein gestrecktes Bein so weit vom Boden ab, bis Sie spüren, dass sich das Becken mitbewegt. An dieser Stelle stoppen Sie die Bewegung, um die Lendenwirbelsäule nicht allzu stark zu belasten. Heben und senken Sie das gestreckte Bein 8–12-mal pro Seite.

- Drehung nach innen: Um die Drehfähigkeit nach innen zu verbessern, legen Sie sich wieder mit der Leiste auf die Blackroll. Dann beugen Sie ein Knie auf etwa 90 Grad an und bewegen den Unterschenkel bei stabilem Oberschenkel nach außen. Sie lassen den Unterschenkel quasi ein bisschen nach außen kippen. Die Hüfte dreht nach innen.

- Drehung nach außen: Um die Drehfähigkeit der Hüfte nach außen zu verbessern, legen Sie sich mit der Leiste auf die Blackroll. Sie beugen das Knie auf etwa 90 Grad an und bewegen den Unterschenkel bei stabilem Oberschenkel nach innen. Sie lassen den Unterschenkel quasi nach innen kippen. Dabei dreht Ihr Hüftgelenk nach außen.

Führen Sie die Bewegung zu Beginn langsam und kontrolliert aus. Achtung: Es ist nicht einfach, die Beinachse während dieser Drehbewegungen zu kontrollieren und zu halten.

Brückenbauer

- In Rückenlage stellen Sie die in den Knien angewinkelten Beine auf die Blackroll. Nun heben Sie das Becken vom Boden ab und lassen es langsam wieder absinken. Diese Bewegung wiederholen Sie 15–25-mal. In dieser Ausgangsstellung können Sie auch mit den Füßen auf der Rolle nach vorne und zurück laufen. Dazu rollen Sie die Blackroll nach vorne und machen dabei kleine »Trippelschritte«.

- Steigerung: Um Koordination, Stabilität und Gleichgewicht zu trainieren, können Sie im Wechsel ein Bein von der Rolle abheben und nach vorne strecken. Stützen Sie sich zu Beginn noch mit den Armen/Händen ab. Später können Sie die Hände auch auf den Bauch legen oder nach oben strecken.

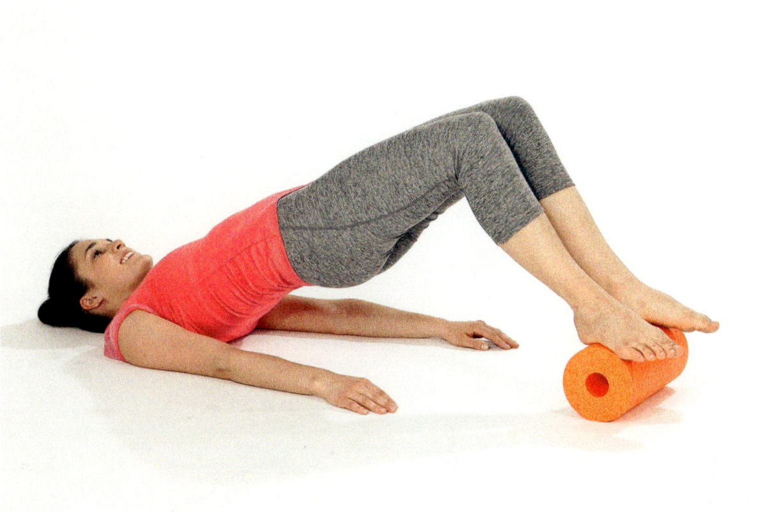

Brückenbauer: Legen Sie gerne anfangs die Unterarme neben sich.

Einbeiniger Brückenbauer: Achten Sie darauf, dass Bein, Hüfte und Oberkörper in einer Linie bleiben.

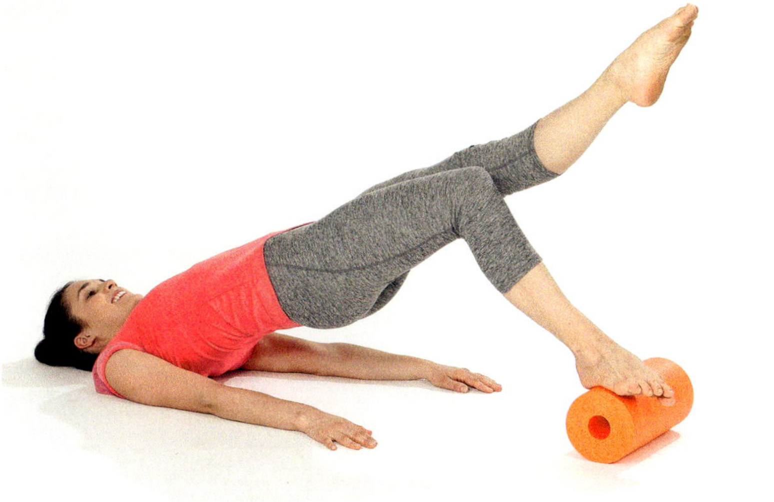

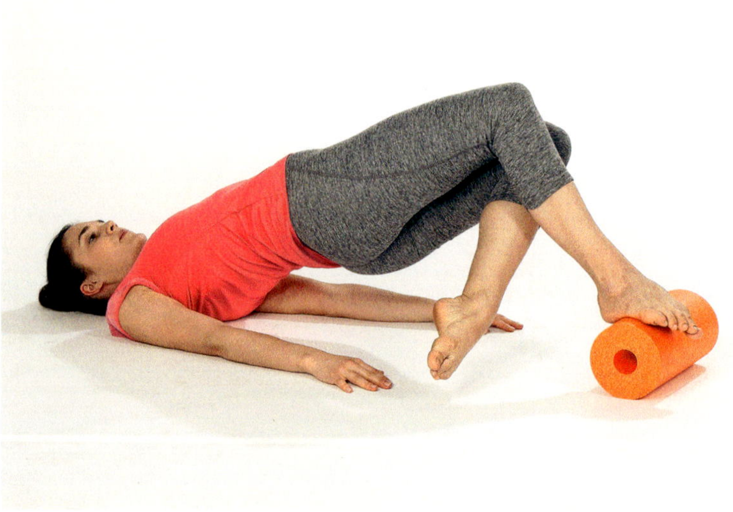

Beintunnel: Dass die Hüfte ein wenig in die Richtung des gebeugten Beins kippt, ist völlig in Ordnung.

Beintunnel

Die Ansprüche an die Koordination steigen auch bei dieser Übung.

- Stellen Sie Ihre Füße in Rückenlage auf die Blackroll. Dabei sind die Knie etwas mehr als 90 Grad gebeugt (Sie stellen die Füße also etwas weiter nach vorne). Nun nehmen Sie einen Fuß von der Blackroll und schieben ihn mitsamt dem Unterschenkel unter dem anderen Bein hindurch, bis der Unterschenkel parallel zum Boden verläuft.

VARIANTE: Diese Übung können Sie mit der nächsten Übung (Beckendreher) kombinieren und beide Übungen zu einer Bewegung zusammensetzen. Dann geht ein Bein zuerst unter dem Standbein hindurch und anschließend oben herüber.

Beckendreher

Bei schnellen und ruckartigen Bewegungen spürt man eine fehlende Beckenstabilität sehr schnell und sie ist ein häufiger Grund für Funktionsstörungen und Beschwerden im unteren Rückenbereich. Vor allem die möglichst synchrone Anspannung der einzelnen Muskelgruppen bedarf häufig eines gründlichen Trainings. Mit dem Beckendreher können Sie gezielt an diesem filigranen Zusammenspiel arbeiten – und es verbessern. Dann sind Sie für die Zukunft auf Belastungen in der Beckenregion besser vorbereitet.

- In Rückenlage stellen Sie die in den Knien angewinkelten Beine auf die Blackroll. Nun heben Sie ein Bein von der Blackroll ab und bringen das Knie über den anderen Oberschenkel (über das Standbein), bis der Unterschenkel wieder parallel zum Boden verläuft.

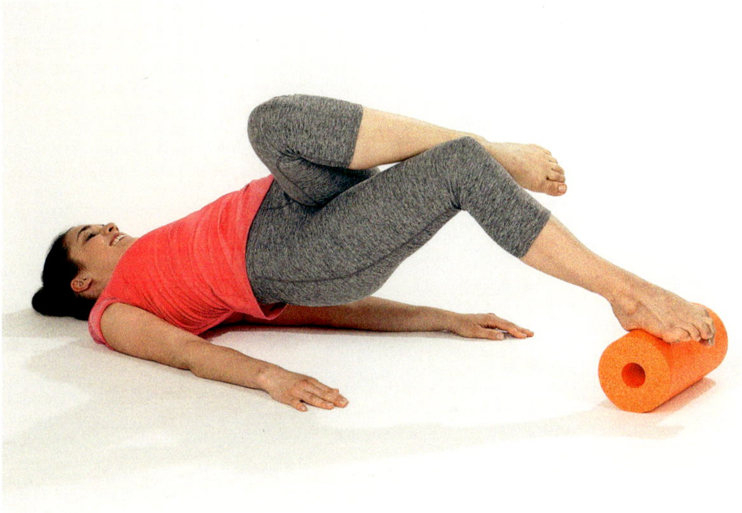

Beckendreher: Achten Sie darauf, dass Ihr Knie nicht durchhängt – Stabilität in dem Gelenk ist sehr wichtig.

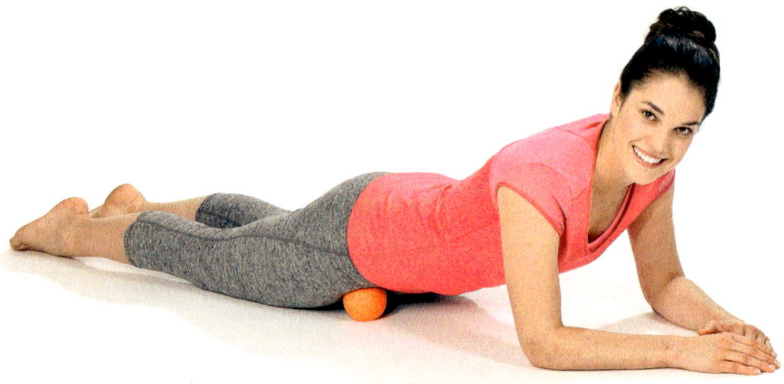

Triggern am oberen Oberschenkel: Über die Position der Hüfte (je weiter nach unten, desto stärker der Druck) regulieren Sie die Intensität der Übung.

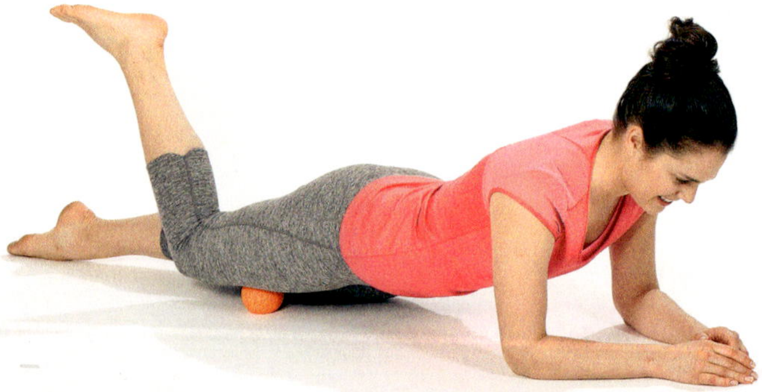

Triggern am unteren Oberschenkel: Wenn Sie das Knie anbeugen, erhöhen Sie den Druck auf den Ball um das Eigengewicht.

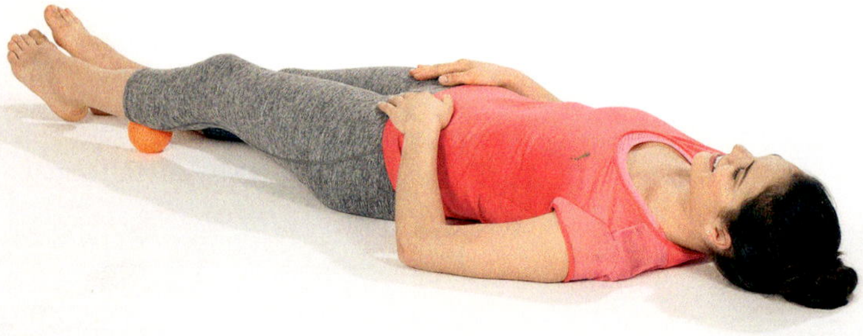

Triggern an der Wade: Ist die Übung anfangs zu schmerzhaft, können Sie z. B. mit einem unterliegenden Handtuch etwas Druck wegnehmen.

Triggern am Bein

● Oberer Teil des Oberschenkels: In Bauchlage bringen Sie den Blackroll-Ball zwischen Oberschenkel (knapp unter der Leiste, im oberen Drittel des Oberschenkels) und Boden. Suchen Sie eine schmerzhafte Stelle und halten Sie den Druck für 40–90 Sekunden. Achten Sie währenddessen auf Veränderungen am Druckpunkt.

● Unterer Teil des Oberschenkels: Sie können den Ball auch knapp oberhalb des Kniegelenks unter den Oberschenkel legen (unteres Drittel des Oberschenkels). Auch an dieser Stelle finden sich häufig druckempfindliche Bereiche, die sehr dankbar für eine Trigger-Anwendung sein werden.

Halten Sie den Druck für 40–90 Sekunden und achten Sie auf eintretende Veränderungen.

VARIANTE: Triggern an der Wade: Um diese Region zu triggern, legen Sie den Ball unter die Wadenmuskulatur. Suchen Sie auch hier wieder einen druckempfindlichen Bereich und platzieren Sie den Ball dort. Halten Sie den Druck wieder 40–90 Sekunden.

Triggern am Gesäß

Ein kleiner und tief liegender Muskel im Gesäßbereich ist der Piriformismuskel. Er hat bei Verspannungen ein großes Potenzial für Störungen und Irritationen. Er kann sogar ähnliche Symptome auslösen, wie sie bei einem Bandscheibenvorfall auftreten können.

- Um diesen Muskel zu erreichen, setzen Sie sich mit einer Gesäßhälfte auf den Ball und halten den Druck für 40–90 Sekunden. Wird dabei Ihr Gesäß oder das Bein kribbelig oder pelzig, verlagern Sie sofort den Ball an eine andere Stelle. Verfahren Sie so auch auf der anderen Gesäßhälfte.

- Alternativ können Sie dazu auch einen Tennis- oder Igelball verwenden. Eine Variabilität bei der Wahl des Trainingsgeräts steigert meist auch das Trainingsergebnis und bringt nicht zuletzt auch Abwechslung.

VARIANTENREICHES TRIGGERN:

- Variante 1: Eine Möglichkeit der Trigger-Behandlung besteht darin, den Druckpunkt über einen Zeitraum (40–90 Sekunden) konstant zu halten. Oder halten Sie den Druck so lange, bis sich der Muskel spürbar entspannt und nachgibt.

- Variante 2: Verlagern Sie während des Triggerns Ihr Körpergewicht über den Druckpunkt. So können Sie die Intensität bereits während der Übung variieren und verändern.

- Variante 3: bewegen Sie das Gesäß auf dem Ball. Rollen Sie über dem Druckpunkt nach vorn und nach hinten oder auch von rechts nach links. Die Bewegung verändert ebenfalls die Intensität der Übung.

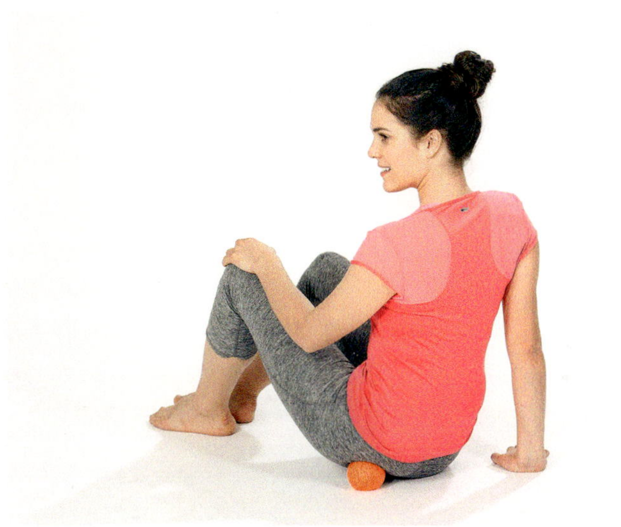

Triggern am Gesäß: Dosieren Sie den Druck vorsichtig und ansteigend. Denn das Gewicht des Oberkörpers auf einem so kleinen Punkt wie dem Ball kann sonst schnell schmerzhaft werden.

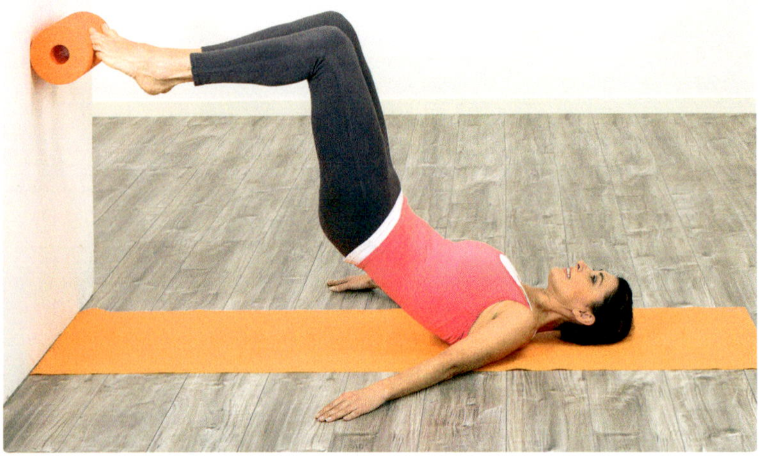

Zehenstand an der Wand.

Ferse langsam an die Wand sinken lassen.

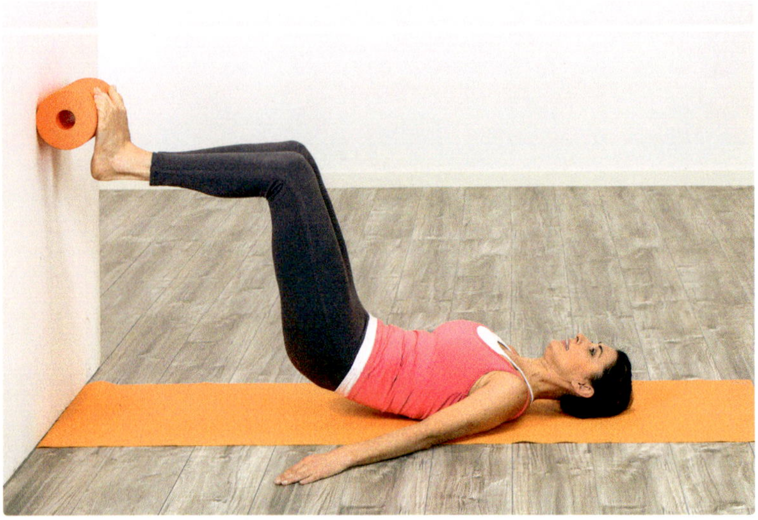

Wandstemme

AUSGANGSPOSITION: Legen Sie sich in Rückenlage vor eine Wand. Klemmen Sie die Blackroll zwischen Wand und Füßen fest, die Beine halten Sie in der 90/90-Position. Mit den Armen stützen Sie sich etwa im 45-Grad-Winkel seitlich des Oberkörpers auf dem Boden ab. Spannen Sie die Bauchmuskeln an. Kopf und Schultern können während der Übung auf dem Boden abgelegt bleiben.

DURCHFÜHRUNG: Spannen Sie bewusst Ihre Bauch- und Gesäßmuskeln vor der eigentlichen Übung etwas stärker an und heben Sie das Becken kontrolliert und gleichmäßig vom Boden ab. Arme, Schultern und Kopf bleiben auf dem Boden liegen. Halten Sie, wenn Sie können, für 3–5 Sekunden diese Position. Lassen Sie das Becken dann wieder bis kurz vor den Boden absinken, bevor Sie es erneut anheben.

ENDPOSITION: Das Bewegungsende ist erreicht, wenn das Becken angehoben ist. Eine vollständige Wiederholung haben Sie absolviert, nachdem Sie das Becken wieder kontrolliert bis kurz vor den Bodenkontakt abgesenkt haben.

ZU BEACHTEN: Führen Sie die Bewegung zunächst langsam aus. Wenn Sie nach ein paar Wiederholungen die Bewegung im Griff haben, können Sie das Tempo gerne steigern. Die Gesäßmuskeln sind Schnellkraftmuskeln – zwischendurch lieben sie schnelle Bewegungen.

Wandläufer

AUSGANGSPOSITION: Legen Sie sich in Rückenlage vor eine Wand. Wählen Sie den Abstand so, dass Sie die Rolle mit den Füßen an der Wand halten können, Knie und Hüftgelenke halten Sie in der 90/90-Position. Dabei stützen Sie die Arme im 45°-Winkel neben dem Oberkörper auf dem Boden ab. Spannen Sie die Bauch- und Gesäßmuskeln etwas an und heben Sie das Becken vom Boden ab. Halten Sie die Position durch eine gleichmäßige Rumpfspannung stabil.

DURCHFÜHRUNG: Mit angehobenem Becken lösen Sie nun abwechselnd die Füße von der Rolle. Mit dem anderen Fuß üben Sie Druck auf die Rolle aus und sorgen so für sicheren Halt und eine stabile Körperhaltung. Strecken Sie das angehobene Bein weit von der Wand weg in Richtung Kopf und führen Sie den Fuß anschließend zurück auf die Rolle. Danach folgt dieselbe Bewegung mit dem anderen Bein.

ENDPOSITION: Das Bewegungsende ist erreicht, wenn Sie ein Bein von der Rolle abgehoben und in die entgegengesetzte Richtung gestreckt haben. Ist der Fuß wieder auf der Rolle aufgestellt, haben Sie eine komplette Wiederholung durchgeführt.

ZU BEACHTEN: Achten Sie vor allem auf das angehobene Becken. Lassen Sie es nicht seitlich abkippen und passen Sie auf, dass Sie nicht ins Hohlkreuz fallen. Stützen Sie sich anfangs vermehrt mit den Armen ab.

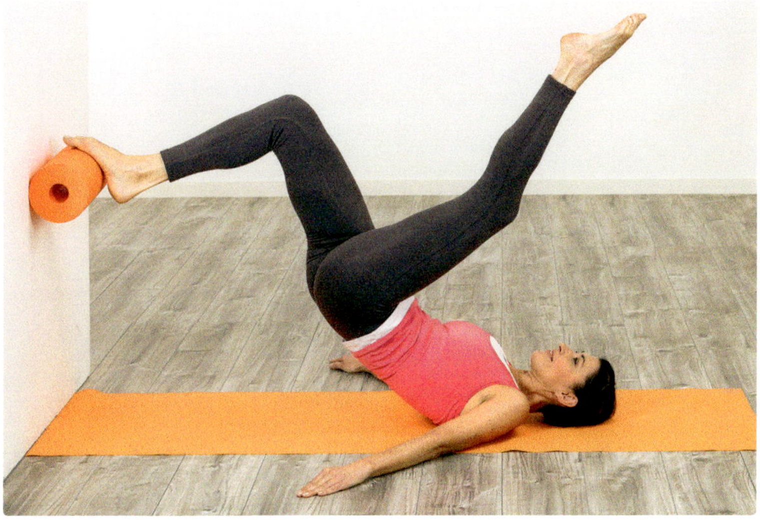

Stabile Position auf der Rolle an der Wand.

Wechselseitig ein Bein abheben.

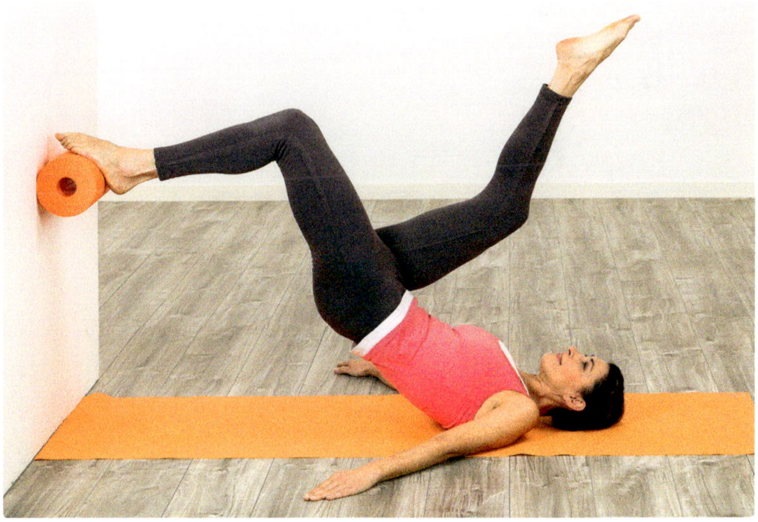

Arm- und Beinheben diagonal

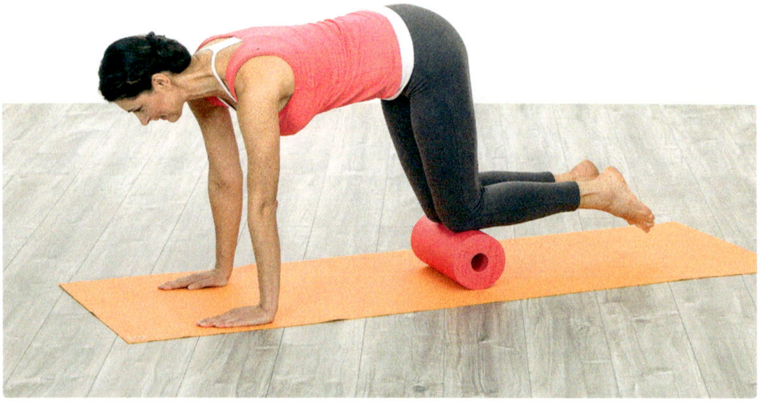

Der klassische Vierfüßler auf der Rolle.

Arm und Bein diagonal anheben.

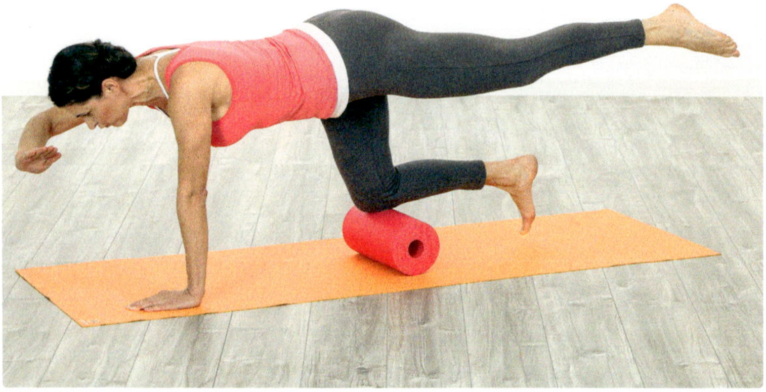

AUSGANGSPOSITION: Gehen Sie in die Vierfüßlerposition. Die Hände stellen Sie leicht vor die Schultern, die Knie unter die Hüftgelenke. Schieben Sie die Blackroll unter Ihre Knie und halten Sie die Unterschenkel parallel zum Boden in der Luft. Die Füße sind gestreckt. Strecken Sie auch Ihren Oberkörper und versuchen Sie, Kopf und Nacken in Verlängerung der Wirbelsäule zu halten. Dabei zeigt Ihre Nasenspitze zum Boden.

DURCHFÜHRUNG: Aus der Startposition heraus heben Sie einen Arm und das diagonale Bein von Boden und Rolle an und strecken sie aus. Halten Sie Arm, Oberkörper und Bein in einer möglichst geraden Linie. Stabilisieren Sie diese Körperhaltung durch Anspannen der Bauch- und Rückenmuskeln. Danach bringen Sie Arm und Bein zurück in die Ausgangsposition und starten die Bewegung mit der anderen Diagonale. Die Rolle sollte während der gesamten Übung unter der Hüfte stehen bleiben – lassen Sie sie nicht nach hinten wegrollen.

ENDPOSITION: Das Ende der Bewegung ist erreicht, wenn Arm und Bein angehoben sind und gestreckt gehalten werden. Sind Sie wieder in der Ausgangsposition (der Arm steht auf dem Boden und das Knie wieder auf der Rolle), haben Sie eine komplette Wiederholung geschafft.

ZU BEACHTEN: Achten Sie darauf, dass die Blackroll unter der Hüfte bleibt, und spannen Sie die Bauchmuskulatur während der gesamten Übung an. Nach einigen Wiederholungen fällt das immer schwerer.

Liegestütz mit Beinheben

AUSGANGSPOSITION: Starten Sie in einer Liegestützposition (Plank). Stellen Sie dabei Ihre Zehenspitzen auf die Blackroll. Die Hände stehen etwas mehr als schulterbreit auseinander und sind etwas vor den Schultern aufgestellt. Halten Sie den Oberkörper und das Becken möglichst gerade in einer Linie. Spannen Sie dazu die Bauchmuskeln an und behalten Sie die Spannung während der gesamten Übung bei.

DURCHFÜHRUNG: Spannen Sie die Gesäßmuskeln an und heben Sie abwechselnd die Beine von der Rolle ab. Halten Sie das hochgestreckte Bein für 2–4 Sekunden in seiner Position, bevor Sie den Fuß wieder auf der Rolle positionieren und die Übung auf der anderen Seite ausführen. Erhöhen Sie beim Anheben eines Beins gleichzeitig den Druck des Standbeins auf die Rolle. Das schafft mehr Stabilität.

ENDPOSITION: Die Endposition der ersten Bewegung ist das angehobene und gestreckt gehaltene Bein. Wenn Sie die Zehen wieder auf der Rolle aufgestellt haben, ist eine ganze Wiederholung geschafft. So verfahren Sie auch auf der anderen Seite.

ZU BEACHTEN: Achten Sie darauf, nicht ins Hohlkreuz zu fallen. Die Rolle muss an ihrem Platz bleiben und darf nicht wegrollen.

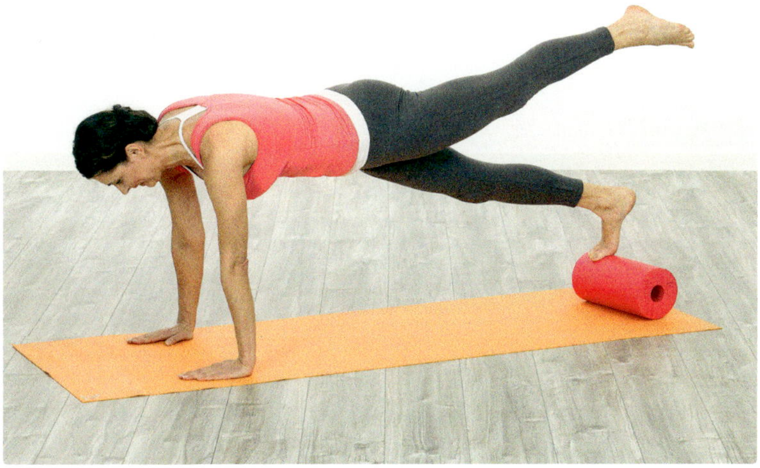

Hohe Stützposition.

Absinken des Oberkörpers kontrollieren.

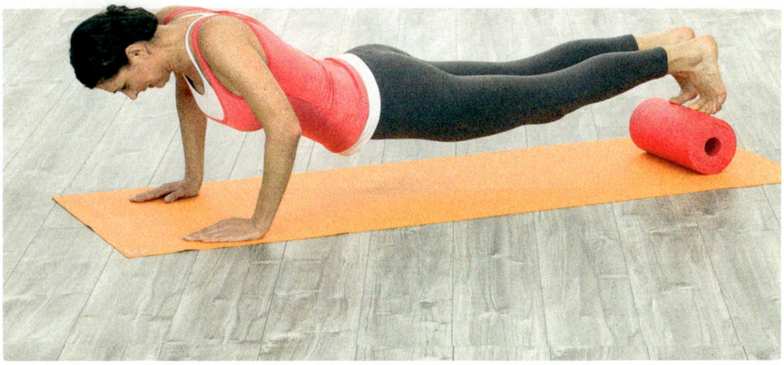

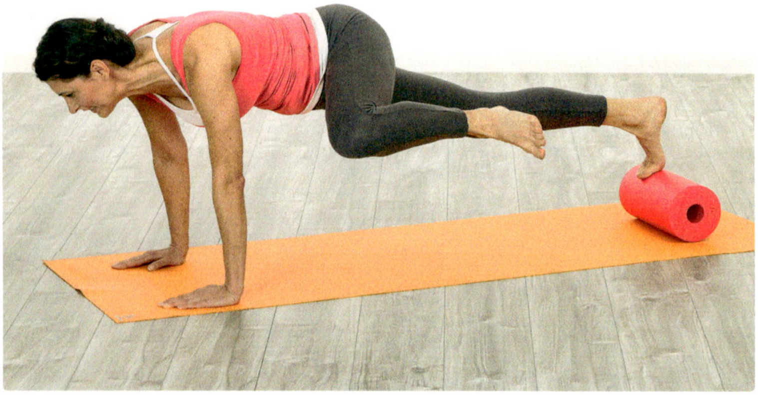

Seitliches Abspreizen eines Beines.

Bein nach hinten zurückstrecken.

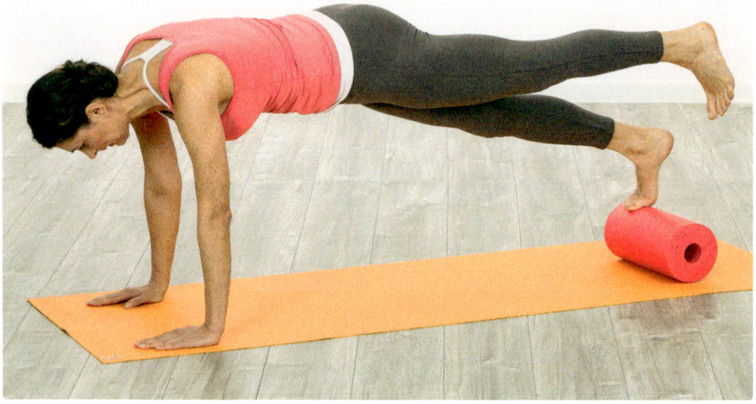

Frosch-Liegestütz

AUSGANGSPOSITION: Diese Übung beginnen Sie in der Liegestützposition (Plank Position); mit den Zehen stehen Sie auf der Blackroll. Die Hände stehen etwas mehr als schulterbreit auseinander und sind etwas vor den Schultern aufgestellt. Den Oberkörper halten Sie mit Unterstützung der Arme in einer gestreckten Position, die Bauchmuskeln sind angespannt, so dass der Rücken und das Becken eine Linie bilden.

DURCHFÜHRUNG: Heben Sie ein Bein von der Rolle ab und führen Sie es unter dem Oberkörper nach vorne. Zielen Sie bei der Bewegung mit Ihrem Knie auf den Ellbogen des gleichseitigen Armes. Strecken Sie nun das Bein wieder nach hinten aus und halten es in der Luft. Dabei kann die Streckbewegung abwechselnd einmal nach hinten innen oder hinten außen erfolgen. Dadurch werden unterschiedliche Anteile der Gesäßmuskulatur beansprucht und trainiert. Führen Sie diese Bewegung (Knie an den Ellbogen, zurück und strecken) mit der geforderten Wiederholungszahl durch. Nach einer kurzen Pause wechseln Sie auf das andere Bein.

ENDPOSITION: Haben Sie ein Knie Richtung Ellbogen bewegt, so ist das erste Bewegungsende erreicht. Für eine vollständige Wiederholung strecken Sie das Bein auch wieder nach hinten (innen oder außen). Stellen Sie das Bein nicht ab, sondern beginnen Sie sofort wieder mit der nächsten Wiederholung.

ZU BEACHTEN: Diese Übung erfordert enorme Stützkraft von Armen und Händen. Lockern Sie Ihre Handgelenke zwischen den Durchgängen mit kleinen Bewegungen (Beugen und Strecken oder auch Kreisen) auf. Halten Sie Ihre Bauchmuskelspannung während der gesamten Übung.

Auf und ab

AUSGANGSPOSITION: Beginnen Sie die Übung im umgekehrten Vierfüßlerstand. Stellen Sie dazu in der Rückenlage die Füße etwa beckenbreit auf, die Arme stützen sich unter den Schultern auf dem Boden ab. Das Becken nehmen Sie vom Boden hoch in einer Linie mit Knie und Schultern. Die Blackroll liegt quer vor oder zwischen Ihren Füßen. Halten Sie den Kopf in der Verlängerung des Rumpfes, das heißt, die Nase zeigt zur Decke, und spannen Sie die Bauchmuskeln an.

DURCHFÜHRUNG: Steigen Sie nacheinander mit beiden Füßen auf die Rolle und halten Sie diese Position für 1–2 Sekunden. Strecken Sie Ihren Oberkörper in die Länge und verlagern Sie das Körpergewicht etwas mehr auf die stützenden Arme. Spannen Sie die Gesäßmuskulatur beim Aufsteigen besonders intensiv an – das macht die Übung (Bewegung auf der wackeligen Rolle) für Sie leichter kontrollierbar. Danach steigen Sie mit beiden Füßen wieder von der Rolle herunter. Dann geht es in die nächste Wiederholung.

ENDPOSITION: Stehen Sie mit beiden Füßen auf der Rolle, haben Sie die vorläufige Endposition der Bewegung erreicht. Wenn Sie wieder von der Rolle abgestiegen sind, haben Sie eine komplette Wiederholung durchgeführt.

ZU BEACHTEN: Kontrollieren Sie die Rolle unter den Füßen durch eine gute Rumpf- und Hüftmuskelspannung und achten Sie darauf, dass die Rolle gerade liegen bleibt und nicht verrutscht, wenn Sie mit den Füßen wieder absteigen.

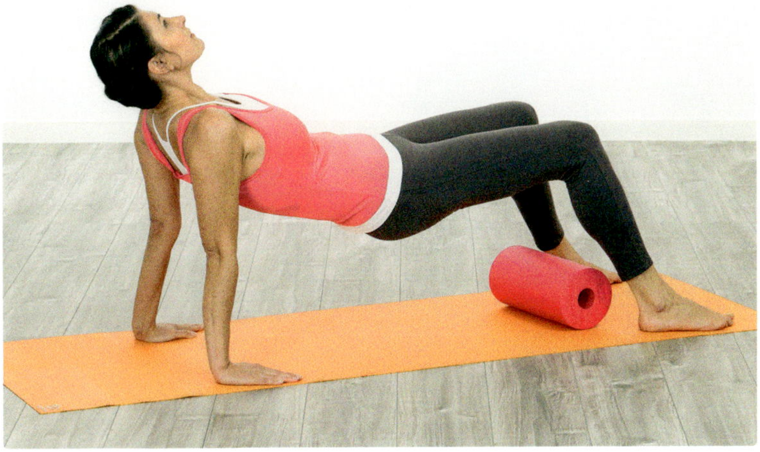

Umgekehrter Vierfüßler.

Auf die Rolle steigen.

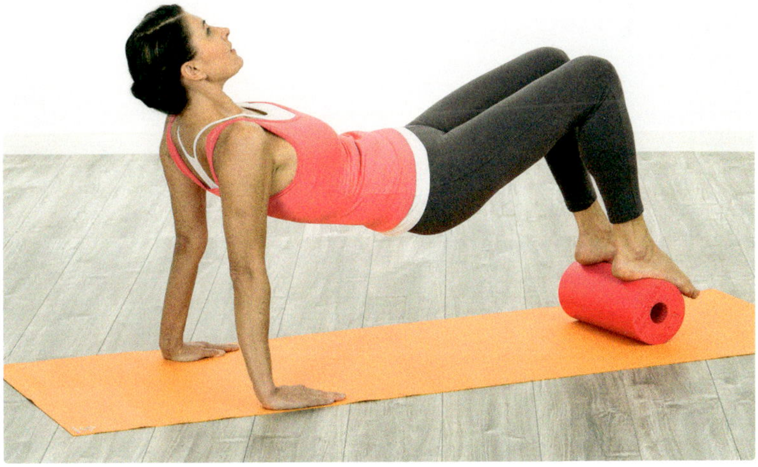

Beinheben rückwärts

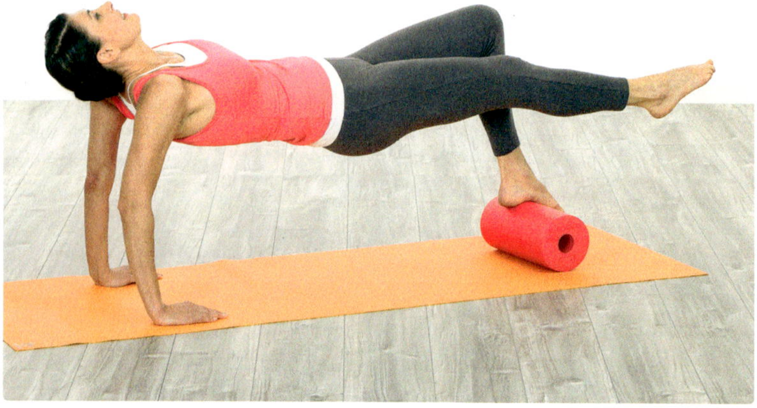

Strecken Sie ein Bein lang nach vorne.

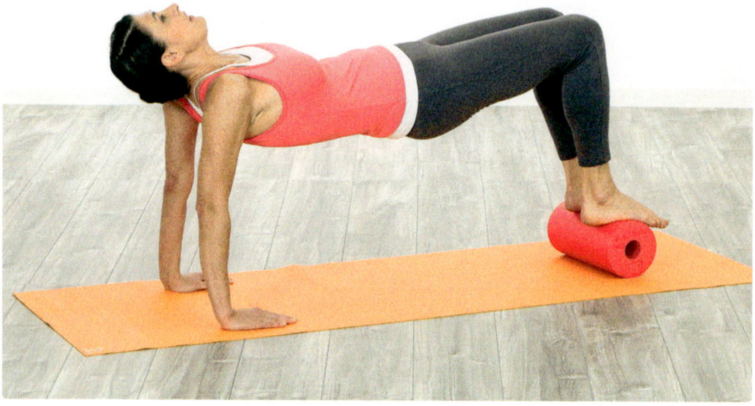

Stabilisieren Sie sich wieder.

AUSGANGSPOSITION: Sie beginnen im umgekehrten Vierfüßlerstand, beide Füße sind etwa beckenbreit auf der Blackroll abgestellt. Ober- und Unterschenkel bilden in etwa einen rechten Winkel. Mit den Armen stützen Sie sich in Schulterhöhe rückwärts auf dem Boden ab. Spannen Sie Ihre Bauch- und Rückenmuskeln an, um die Position auf der Rolle zu stabilisieren. Im Optimalfall befinden sich Oberschenkel, Hüfte, Oberkörper und Kopf in einer geraden Linie.

DURCHFÜHRUNG: Aus dieser stabilen Position heraus heben Sie nun abwechselnd einen Fuß von der Rolle ab und strecken das angehobene Bein nach vorne aus. In dieser instabilen Position auf der Rolle spannen Sie die Gesäßmuskeln etwas mehr an und halten damit auch die Rolle an Ort und Stelle. Als zusätzliche Schwierigkeit können Sie auch das Körpergewicht einmal mehr auf die Arme und einmal mehr auf das Standbein verlagern.

ENDPOSITION: Das Ende der Bewegung ist erreicht, wenn Sie das angehobene Bein gestreckt nach vorne halten. Ist das Bein wieder auf der Rolle, haben Sie eine komplette Wiederholung absolviert.

ZU BEACHTEN: Wichtig ist das kontrollierte Gleichgewicht, wenn Sie mit einem Bein auf der Rolle stehen. Strecken Sie den Oberkörper dabei stets in die Länge und halten Sie den Kopf in einer Linie mit dem Oberkörper.

Rückwärts-Twister

AUSGANGSPOSITION: Es geht wieder los im umgekehrten Vierfüßlerstand, dabei stellen Sie beide Füße sicher auf der Blackroll ab. Positionieren Sie die Füße dabei nur so weit auseinander, dass Sie noch einen Fuß anheben können, ohne dass die Rolle dabei kippt. Mit den Armen stützen Sie sich in Schulterhöhe rückwärts auf dem Boden ab, das Becken halten Sie auf einer Linie mit Schultern und Knien. Spannen Sie die Rumpfmuskeln an, um die Position auf der Rolle zu stabilisieren. Den Abstand zwischen Armen und den aufgestellten Füßen wählen Sie so, dass Sie ein Bein bequem unter dem anderen hindurchbewegen können, ohne an der Rolle hängen zu bleiben.

DURCHFÜHRUNG: Lösen Sie einen Fuß von der Rolle und führen Sie das Bein unter dem anderen Bein hindurch. Dabei sollte der Unterschenkel am Ende parallel zum Boden verlaufen. Das Becken darf auf der Seite des bewegten Beins etwas nach unten absinken und auf der Gegenseite angehoben werden. Spannen Sie weiter die Rumpfmuskulatur an, um die Position stabil halten zu können.

ENDPOSITION: Das erste Bewegungsende ist erreicht, wenn Sie das angehobene Bein unter dem Standbein hindurchbewegt haben und der Unterschenkel parallel zum Boden gehalten wird. Sind Sie mit dem Bein wieder in der Ausgangsposition auf der Rolle angekommen, haben Sie eine komplette Wiederholung ausgeführt.

ZU BEACHTEN: Konzentrieren Sie sich auf die Spannung Ihrer Körpermitte (Bauchmuskulatur) und die Drehbewegung des Beckens, wenn Sie ein Bein unter dem anderen hindurchbewegen. Halten Sie die Rolle stabil unter dem Standbein.

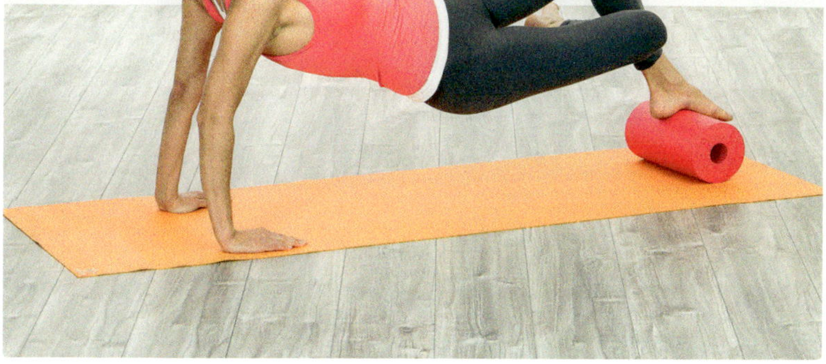

Drehen des Beckens nach unten.

Unterschenkel liegt parallel zum Boden.

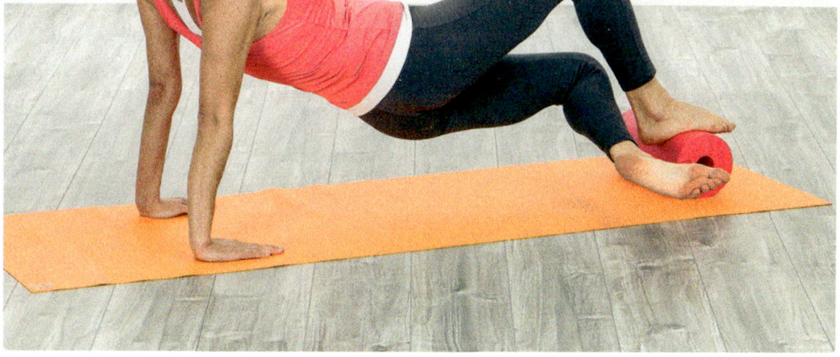

Vorwärts-Rück-wärts-Twister

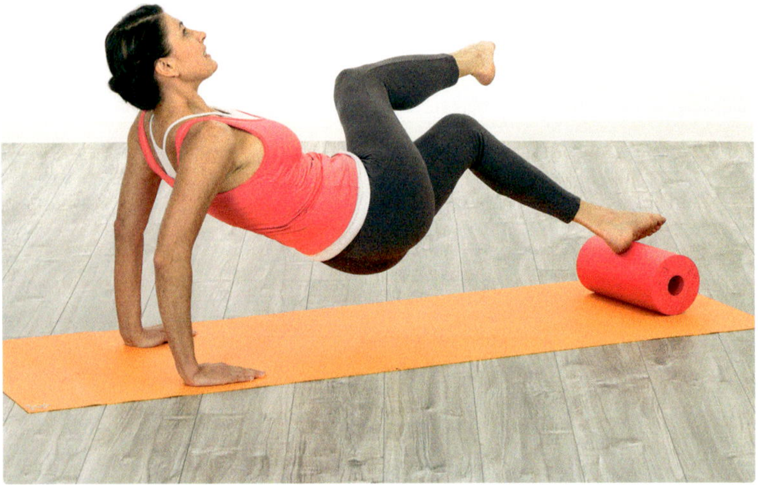

Becken nach oben drehen.

Und nach unten absenken.

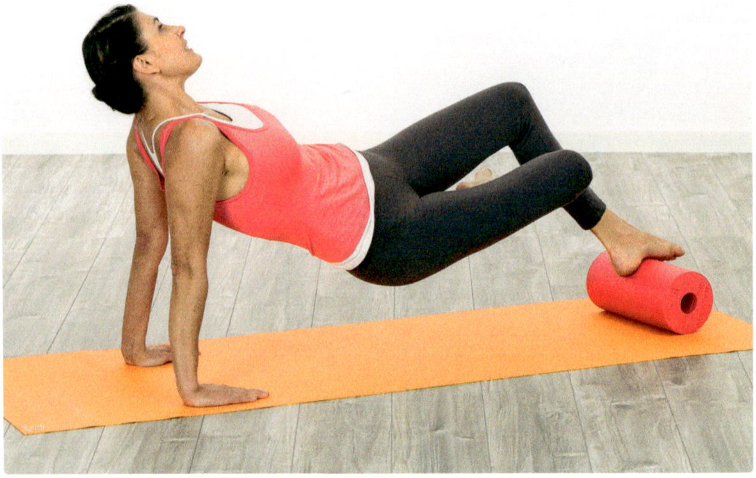

AUSGANGSPOSITION: Begeben Sie sich in den umgekehrten Vierfüßlerstand, die Füße stellen Sie auf der Blackroll ab. Positionieren Sie die Füße dabei nur so weit auseinander, dass Sie noch einen Fuß anheben können, ohne dass die Rolle kippt. Mit den Armen stützen Sie sich in Schulterhöhe rückwärts auf dem Boden ab. Den Abstand zwischen Armen und den aufgestellten Füßen wählen Sie so, dass Sie ein Bein unter dem anderen hindurchbewegen können, ohne hängen zu bleiben.

DURCHFÜHRUNG: Lösen Sie einen Fuß von der Rolle und bewegen Sie das Bein unter dem Standbein hindurch, bis sich der Unterschenkel parallel zum Boden befindet. Dabei wird das Becken auf der Seite des Bewegungsbeins etwas absinken. Ziehen Sie das Bein dann wieder auf die richtige Seite, heben Sie es nach oben an und bewegen Sie es über das Standbein zur Gegenseite. Dabei wird das Becken auf der Seite des Bewegungsbeins mit angehoben und dreht sich nach oben.

ENDPOSITION: Das erste Bewegungsende ist erreicht, wenn Sie das angehobene Bein unter dem Standbein hindurchbewegt haben und der Unterschenkel parallel zum Boden gehalten wird. Das zweite Bewegungsende ist erreicht, wenn Sie das Bein über das Standbein zur Gegenseite gestreckt haben. Nach einer kompletten Wiederholung steht das Bein wieder neben dem Standbein auf der Rolle.

ZU BEACHTEN: Konzentrieren Sie sich auf die Spannung Ihrer Körpermitte (Bauchmuskulatur) und die Drehbewegung des Beckens, wenn Sie ein Bein unter dem anderen hindurchbewegen. Halten Sie die Rolle stabil unter dem Standbein.

Rutsche

AUSGANGSPOSITION: Legen Sie sich in Rückenlage auf eine Matte oder den Boden und stellen Sie die Füße auf dem Boden auf. Die Blackroll liegt längs auf Höhe Ihrer Füße. Stellen Sie Ihre Füße hintereinander auf die Rolle. Bringen Sie das Becken nach oben in eine gerade Linie mit Knien und Oberkörper. Mit den Armen können Sie sich rechts und links neben dem Oberkörper abstützen. Legen Sie dazu Ihre Arme ca. in einem ca. 45°-Winkel auf dem Boden ab.

DURCHFÜHRUNG: Bemühen Sie sich um einen sicheren Stand auf der Mitte der Rolle, ohne mit den Füßen seitlich daran abzurutschen. Nun heben Sie im Wechsel die Füße von der Rolle ab und strecken das jeweilige Bein nach vorne. Spannen Sie gezielt Bein-, Hüft- und Rumpfmuskulatur an, um das Gleichgewicht halten zu können.

ENDPOSITION: Sie haben das Bewegungsende erreicht, wenn Sie ein Bein angehoben und nach vorne gestreckt haben. Nach der Ausführung mit beiden Beinen haben Sie, wenn die Füße wieder beide auf der Rolle stehen, eine komplette Wiederholung der Übung geschafft.

ZU BEACHTEN: Konzentrieren Sie sich auf eine gute Rumpfspannung, damit Sie das Gleichgewicht auf der Rolle halten können. Drücken Sie kräftig mit beiden Armen in die Unterlage; das hilft, die Balance zu halten.

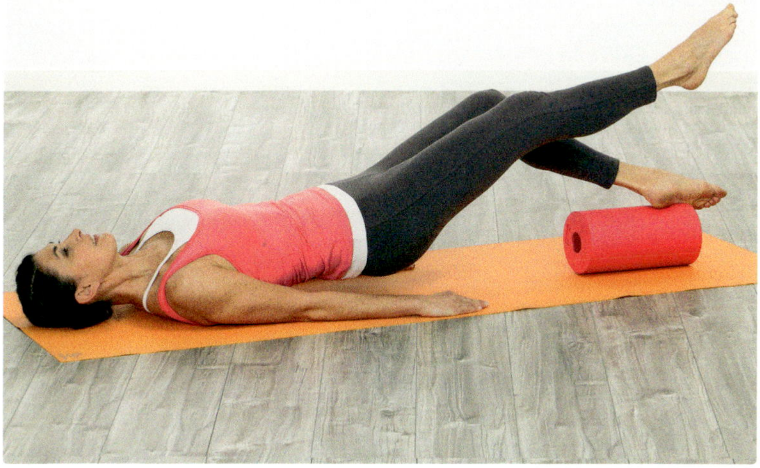

Angehobene Hüfte beibehalten.

Füße stehen voreinander auf der Rolle.

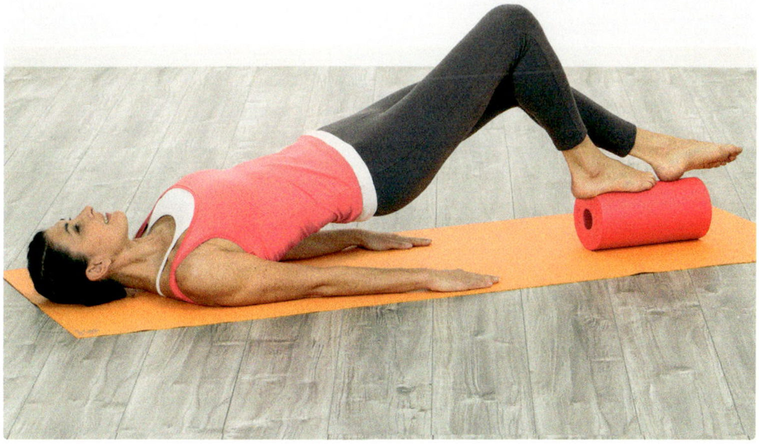

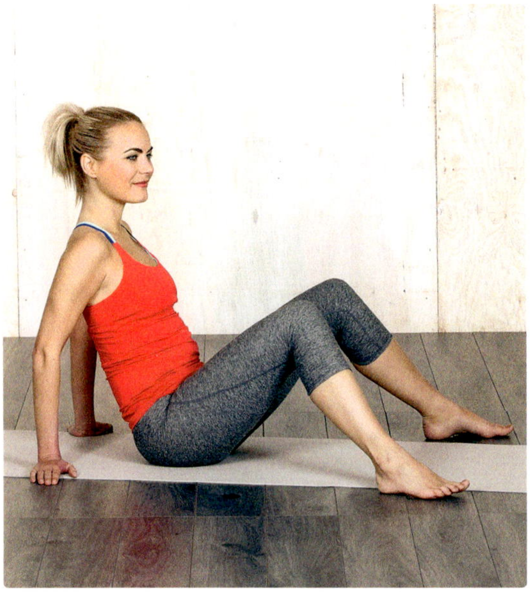

Bei Spannungen in der Leiste stoppen Sie und führen nun kleine federnde Bewegungen durch.

Lassen Sie Ihr Bein gerade stehen und halten Sie Ihr Knie in der Ausgangsposition.

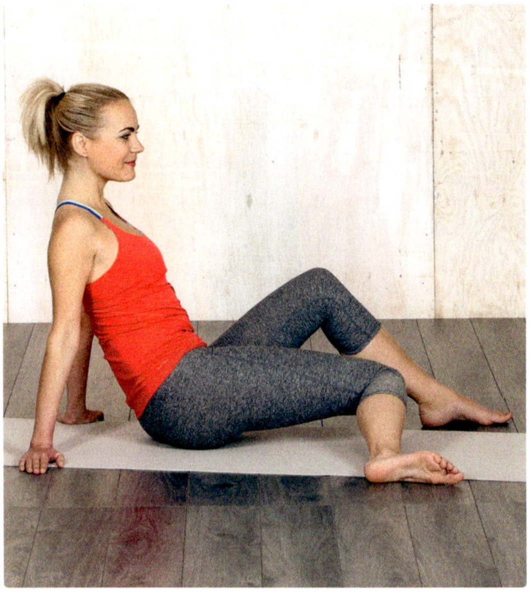

Beinknick

AUSGANGSPOSITION: Setzen Sie sich auf den Boden und stellen Sie Ihre Füße im Abstand einer Unterschenkellänge nebeneinander auf. Mit dieser Übung mobilisieren Sie Ihre Hüftgelenke und den Hüftabschnitt der oberflächlichen Frontallinie. Richten Sie Ihren Oberkörper auf und stabilisieren Sie die Knie.

DURCHFÜHRUNG: Für Ihre Hüftmobilisation zielen Sie mit einem Knie auf das Sprunggelenk Ihres anderen Fußes. Sie drehen ein Bein in der Hüfte nach innen, indem Sie das Knie auf den anderen Fuß zubewegen. Bei Spannungen oder Druckgefühl in der Leiste stoppen Sie die Bewegung, führen Sie an dieser Stelle kleine federnde Bewegungen mit dem Bein durch. Achten Sie auf Veränderungen von Spannung und Druckgefühl in der Leiste. Lassen Sie Ihr Knie immer wieder ein wenig weiter absinken und heben Sie es in derselben kleinen Bewegung wieder etwas an. Führen Sie diese Bewegung auch mit dem anderen Bein auf der anderen Seite durch.

ENDPOSITION: Das Ende der Bewegung ist erreicht, wenn Ihr Knie möglichst dicht am anderen Fuß ist.

ZU BEACHTEN: Lassen Sie dabei Ihr anderes Bein möglichst gerade stehen und halten Sie Ihr Knie in der Ausgangsposition, ohne nach außen abzuweichen.

Hüfte rotieren 1

AUSGANGSPOSITION: Aus einer seitlichen Sitzposition heraus arbeiten Sie weiter an der Elastizität Ihrer Hüftregion und verbessern die Drehfähigkeit Ihrer Hüftgelenke – hier des Hüftgelenks des oberen/hinteren Beins. Das untere Bein nehmen Sie in der sitzenden Position etwas nach vorn, bis die Fußsohle Ihr anderes Knie berührt. Halten Sie dabei den Oberkörper aufgerichtet und stützen Sie sich mit beiden Armen auf dem Boden ab.

DURCHFÜHRUNG: In dieser Position bewegen Sie Ihr hinteres Bein von einer Innen- in eine Außenrotation. Für die Innenrotation heben Sie Ihr hinteres Bein vom Fuß her vom Boden ab. Knie und Oberschenkel bleiben relativ unbewegt auf dem Boden liegen – lediglich Fuß und Unterschenkel heben. Der zweite Teil der Bewegung – die Außenrotation der Hüfte – schließt sich nahtlos an. Wenn der Fuß wieder auf dem Boden ist, heben Sie Ihr Knie ab, während der Fuß Bodenkontakt behält.

ENDPOSITION: Das Ende der Innenrotation besteht in einem möglichst großen Fuß-Boden-Abstand, während das Ende der Außenrotation in einem großen Knie-Boden-Abstand besteht.

ZU BEACHTEN: Vermeiden Sie zu große Ausweichbewegungen mit dem Oberkörper.

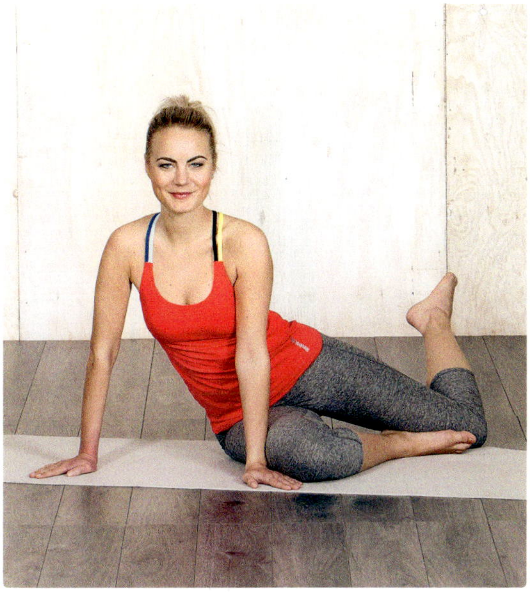

Knie und der Oberschenkel bleiben relativ unbewegt liegen – nur Fuß und Unterschenkel heben sich.

Lassen Sie zu große Ausweichbewegungen des Oberkörpers nicht zu.

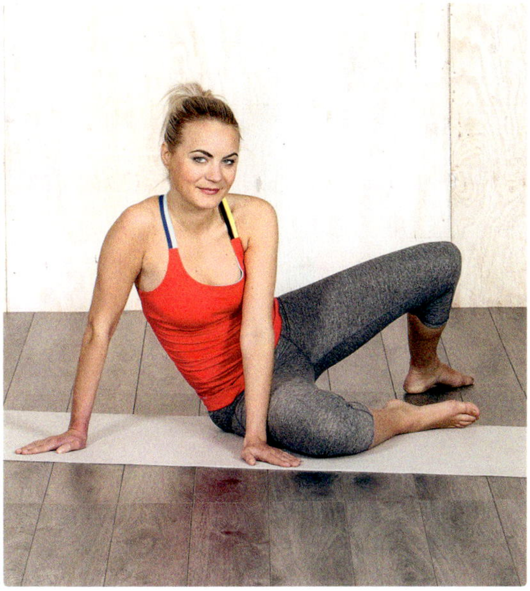

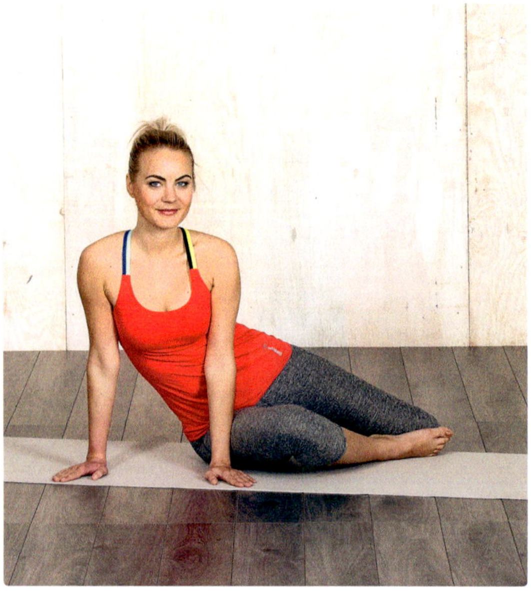

Der Fuß bleibt relativ unbewegt liegen – nur Knie und Oberschenkel heben sich vom Boden ab.

Wundern Sie sich nicht – der Bewegungsausschlag bei dieser Übung ist relativ gering.

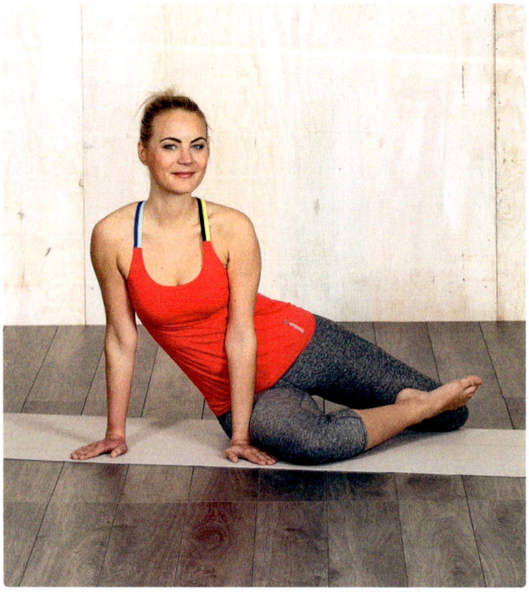

Hüfte rotieren 2

AUSGANGSPOSITION: Sie beginnen aus einer seitlichen Sitzposition heraus – nun liegt der Fokus auf dem Hüftgelenk des unteren/vorderen Beins. Das untere Bein nehmen Sie in der sitzenden Position etwas nach vorn, bis die Fußsohle das andere Knie berührt. Halten Sie dabei den Oberkörper aufgerichtet, stützen Sie sich mit beiden Armen auf dem Boden ab.

DURCHFÜHRUNG: Bewegen Sie das vordere Bein von einer Innen- in eine Außenrotation. Für die Innenrotation heben Sie das Knie des vorderen Beins vom Boden ab. Der Fuß bleibt relativ unbewegt auf dem Boden liegen – lediglich Knie und Oberschenkel heben sich. Der zweite Teil der Bewegung – die Außenrotation der Hüfte – schließt sich nahtlos an. Wenn das Knie wieder auf dem Boden ist, heben Sie Ihren Fuß und den Unterschenkel ab, während das Knie den Bodenkontakt behält.

ENDPOSITION: Das Ende der Innenrotation besteht in einem möglichst großen Knie-Boden-Abstand, während das Ende der Außenrotation in einem großen Fuß-Boden-Abstand besteht.

ZU BEACHTEN: Da das untere, vordere Bein in der Ausgangsposition bereits in einer Außenrotation eingestellt ist, kommt bei der Übung lediglich ein kleiner Bewegungsausschlag zustande.

Drehdehnung

AUSGANGSPOSITION: Aus der Rückenlage heraus haben Sie ausreichende Bewegungskapazitäten für die langkettige Drehbewegung in beide Richtungen.

DURCHFÜHRUNG: Starten Sie die Übung, indem Sie ein Bein lang nach oben (zur Decke) strecken. Halten Sie es gestreckt und drehen Sie das Becken mit dem gestreckten Bein langsam zur Gegenseite. Wenn Sie also Ihr linkes Bein nach oben strecken, geht die Drehbewegung zu Ihrer rechten Körperseite hin. Dort legen Sie Ihr gestrecktes Bein auf dem Boden ab und versuchen, beide Schultern auf dem Boden liegen zu lassen. So entsteht eine diagonal verschraubte Drehdehnlagerung für die Frontal- und die Spirallinie. In dieser Position können Sie auch kleine geschmeidige Bewegungen in Fuß-, Knie- oder Hüftgelenken durchführen. Kommen Sie zurück in die Ausgangsstellung – und los geht die Bewegung auf der anderen Seite.

ENDPOSITION: Wenn Ihr Fuß den Boden auf der Gegenseite berührt und Sie beide Schultern noch am Boden halten können, ist die Bewegung zu Ende.

ZU BEACHTEN: Üben Sie anfangs eher langsam, um die elastischen Fähigkeiten der Lendenwirbelbereiche nicht zu überlasten. Später können Sie diese Übung mit Schwung durchführen. Geben Sie Ihrer Frontal- und Spirallinie Zeit, sich zu gewöhnen.

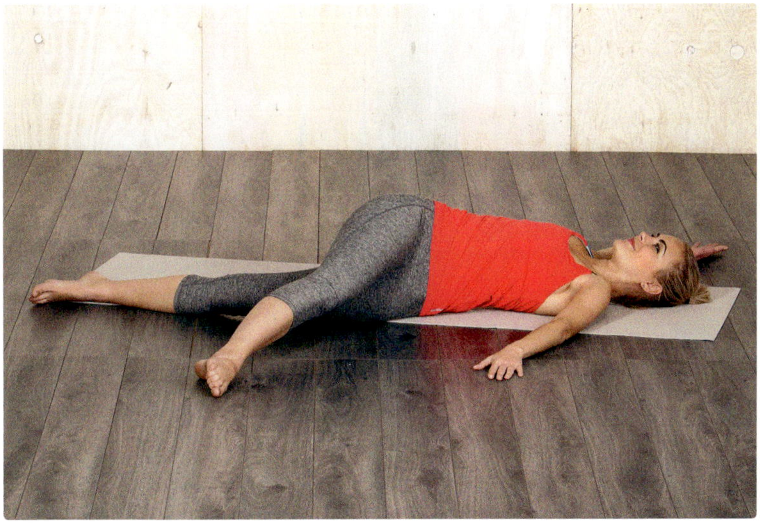

Die Übung fordert über die diagonal verschraubte Drehdehnlagerung die Frontal- und Spirallinie.

Beginnen Sie langsam, das schont die elastischen Fähigkeit der Lendenwirbelbereiche.

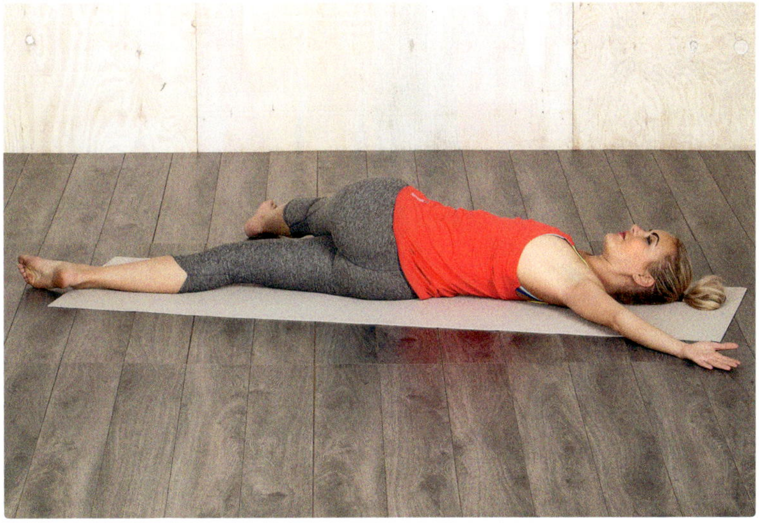

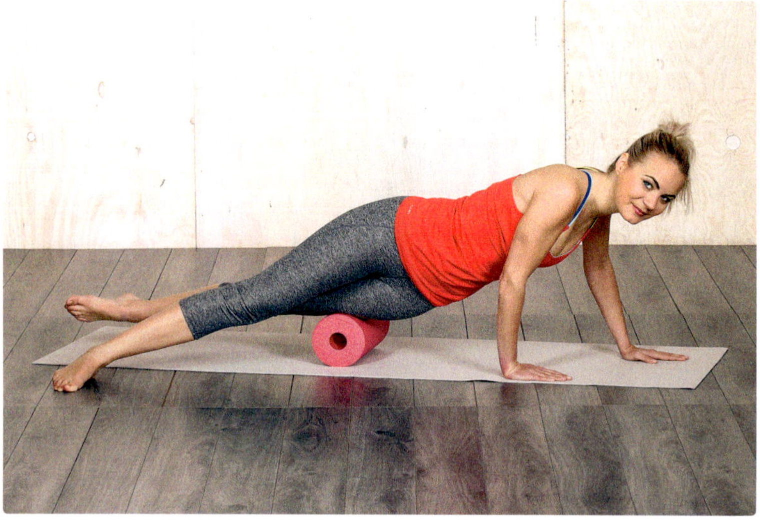

Kippen Sie das Becken leicht nach vorn oder hinten, so erreichen Sie verschiedene Anteile der Laterallinie.

Halten Sie Ihre Körpermitte während des gesamten Rollouts stabil.

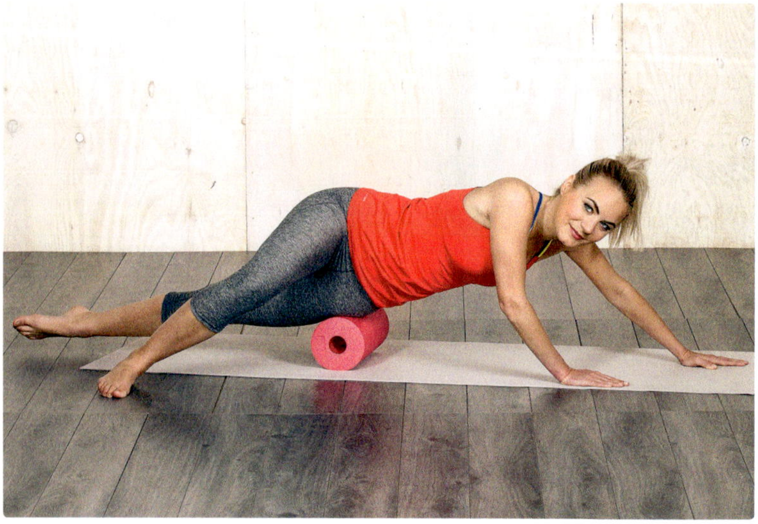

Rollout Tractus iliotibialis

AUSGANGSPOSITION: In einer Seitlage positionieren Sie die Blackroll unter der Außenseite Ihres Oberschenkels. Starten Sie etwa in der Mitte der Oberschenkelaußenseite. So haben Sie noch ausreichend Bewegungsweg nach oben bis zur Hüfte. Stützen Sie sich mit beiden Händen auf dem Boden ab und stabilisieren Sie so den Oberkörper.

DURCHFÜHRUNG: Schieben Sie sich mit den Armen über die Rolle nach unten weg. Dabei bewegt sich die Rolle an Ihrem Oberschenkel entlang der Außenseite nach oben in Richtung Hüfte. Führen Sie die Bewegung langsam und kontrolliert durch – geben Sie Ihrer Laterallinie damit Zeit für die Anpassungsreaktionen und einen Wasseraustausch in den elastischen Fasern. Sie können das Becken leicht nach vorn oder hinten kippen, um verschiedene Anteile der Laterallinie auszurollen.

ENDPOSITION: Wenn die Faszienrolle oberhalb des Hüftknochens (Trochanter major) angekommen ist, ist das Rollout zu Ende.

ZU BEACHTEN: Halten Sie Ihre Körpermitte während des gesamten Rollouts stabil.

Rollout lumbosakral

AUSGANGSPOSITION: Sie sitzen auf der Blackroll, die Füße stehen auf dem Boden und Sie stützen sich mit beiden Händen hinter dem Rücken auf dem Boden ab. Die Rolle ist zu Beginn des Rollouts am unteren Rückenende (in Richtung Gesäß) positioniert.

DURCHFÜHRUNG: Schieben Sie den Oberkörper über die Rolle nach unten (in Richtung Füße). Dadurch bewegt sich die Blackroll am Rücken entlang nach oben und rollt den myofaszialen Anteil nach oben aus. Auch hier gilt: je langsamer, desto gründlicher. Lösungsprozesse im Muskel kommen besser in Schwung, wenn Sie das Rollout langsam vornehmen.

ENDPOSITION: Das Ende der Bewegung haben Sie erreicht, wenn die Rolle am unteren Rippenbogen angekommen ist. Dann beginnt der Rückweg in die Ausgangsposition.

ZU BEACHTEN: Sie können den Oberkörper während des Rollouts ein wenig nach rechts oder links drehen. Dadurch kommen andere Faszienanteile unter die Rolle und die Effekte breiten sich aus.

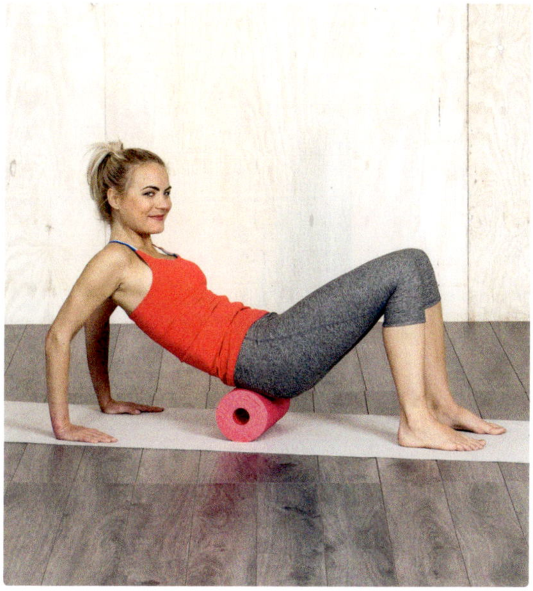

Je langsamer, desto gründlicher: So kommen Lösungsprozesse in Schwung.

Drehen Sie den Oberkörper etwas nach rechts und links, erreichen Sie weitere Faszienanteile.

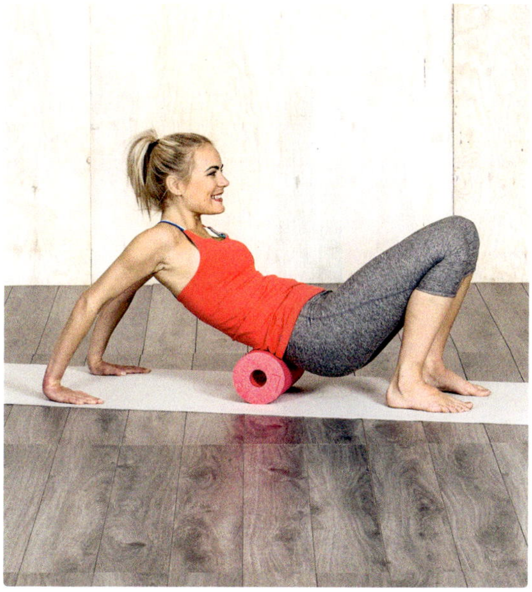

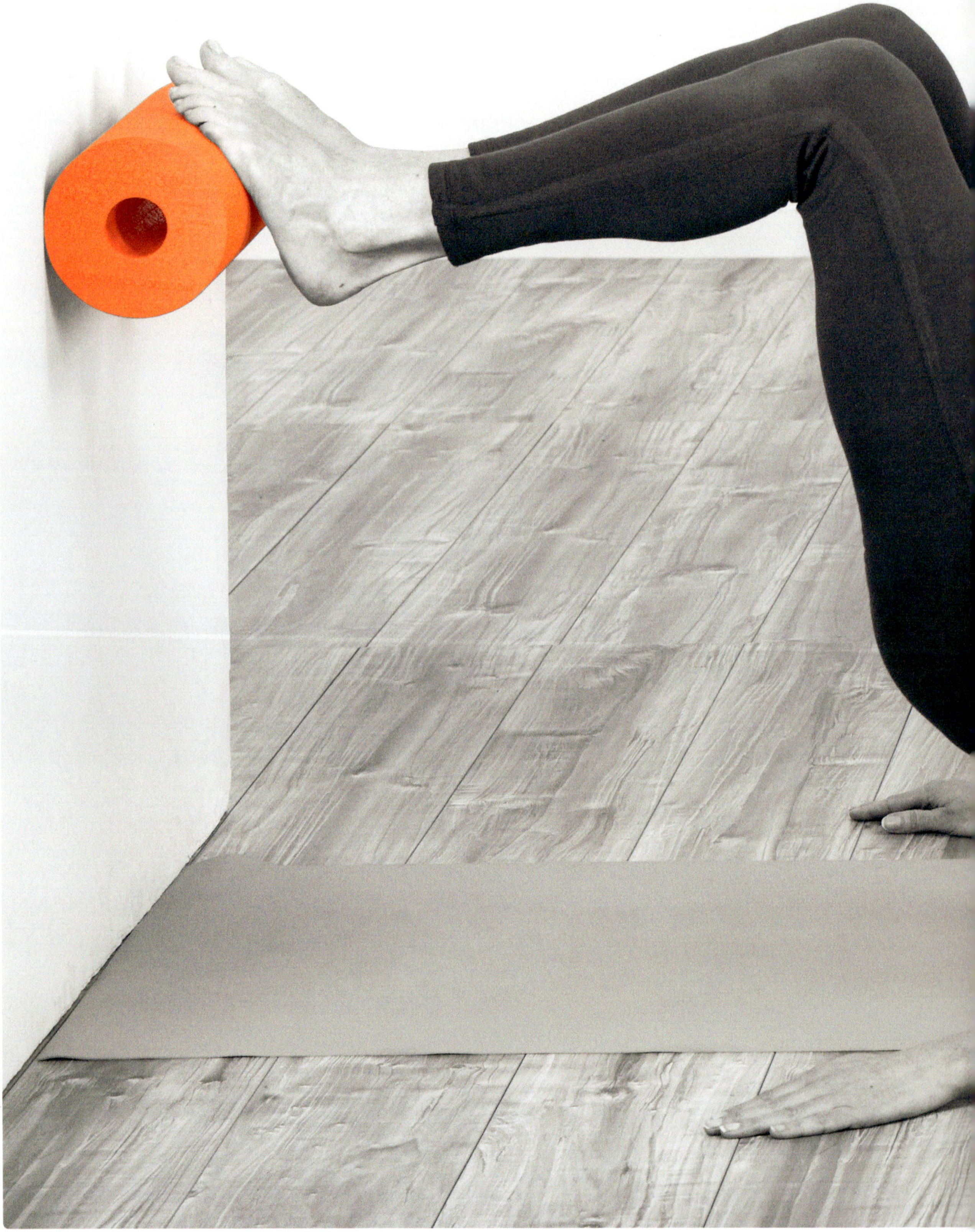

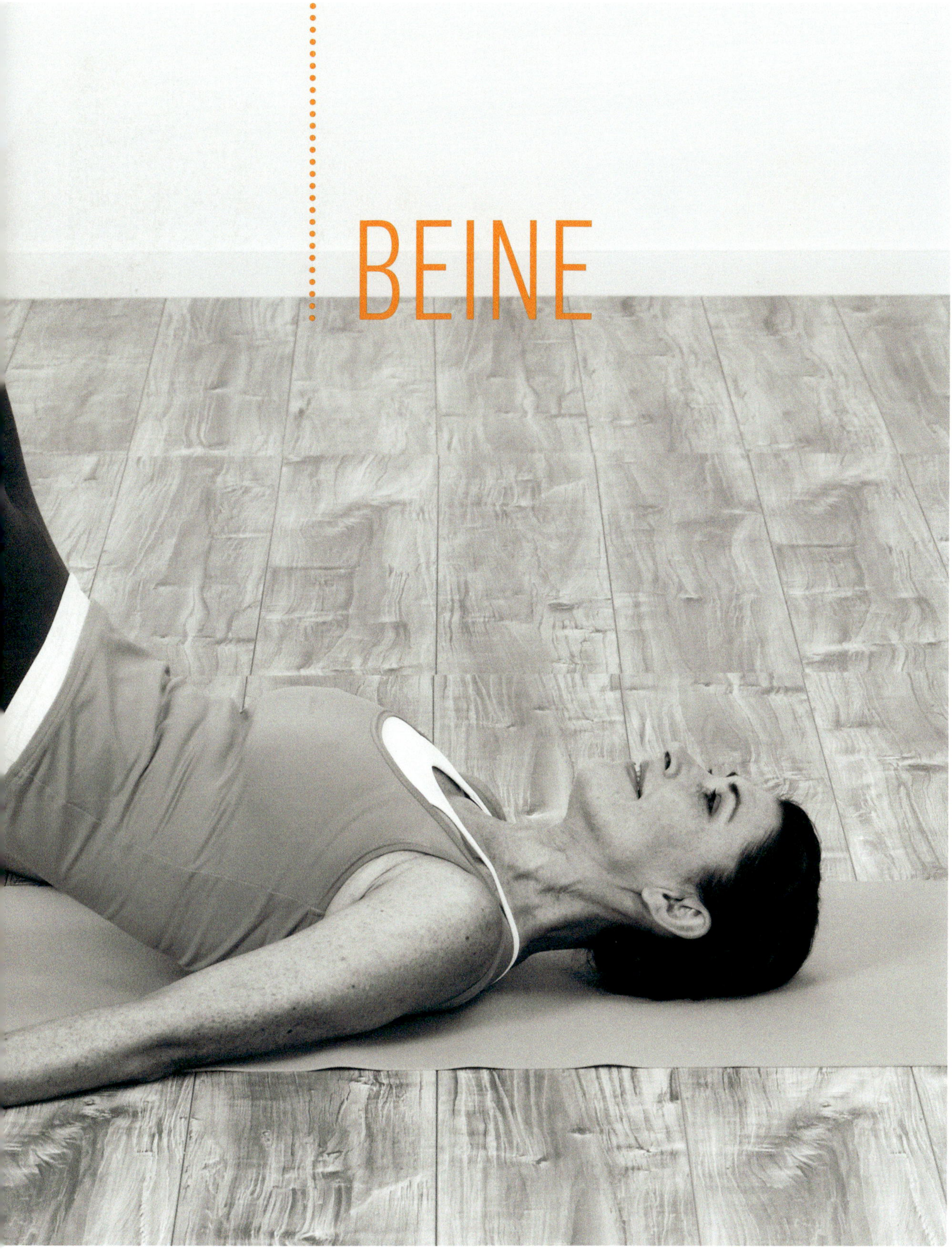

BEINE

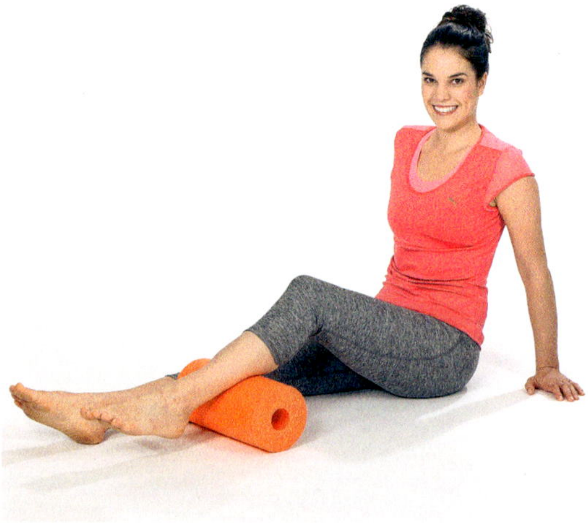

Sanftes Rollout der Wade: Beginnen Sie langsam und geben Sie nicht zu viel Druck auf die Rolle.

Intensives Rollout der Wade: Diese Übung trainiert gleichzeitig die Arm- und Bauchmuskulatur.

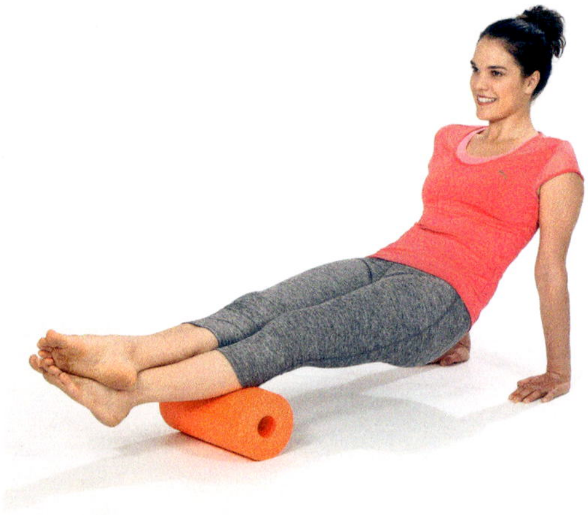

Rollout der Wade

● Setzen Sie sich auf den Boden und legen Sie die Rolle unter den Unterschenkel. Rollen Sie eine Wade ohne zusätzliche Gewichtsbelastung oder zu starken Druck über die Blackroll, möglichst von der Ferse bis zur Kniekehle. Unter Umständen müssen Sie dazu auf dem Boden etwas mitrutschen.

Eine etwas höhere Intensität des Drucks erhalten Sie, wenn Sie beide Beine übereinanderschlagen. Durch das Auflegen des einen Beins erhöhen Sie den Druck und damit den Effekt des Rollouts auf die Faszie. Auch in dem Fall rollen Sie von der Ferse bis zur Kniekehle. Sie können zu Beginn auch eine kleinere Bewegung ausführen.

TIPP: Vor allem für Läufer ist ein regelmäßiges Rollout der Wade im Bereich der Achillessehne sehr zu empfehlen.

INTENSIVES WADEN-ROLLOUT: Das Rollout der Wade wird besonders intensiv, wenn Sie beide Beine auf der Blackroll haben (nebeneinander oder überkreuzt), dabei die Hüfte abheben und sich mit den Händen abstützen. Damit erhöhen Sie den Druck auf die Rolle um Ihr Körpergewicht. Rollen Sie in der Position von der Ferse bis zur Kniekehle und zurück. Beachten Sie: Der Druck kann am Anfang schmerzhaft, sollte aber gut auszuhalten sein.

Rollout vorderseitiger Unterschenkel

Zum Rollout der Schienbeinmuskulatur und deren faszialen Hüllstrukturen eignet sich die Vierfüßlerposition mit den Unterschenkeln auf der Blackroll.

- Sie stellen sich auf Hände und Knie und legen die Rolle unter die Schienbeine. Das Rollout geht von der Unterkante der Kniegelenke bis zum Fußrücken. Achtung: Der Druck kann am Anfang schmerzhaft sein.

VARIANTE: Alternativ können Sie die Hüfte und die Beine etwas zur Seite drehen, um das Rollout vermehrt auf der Schienbeinaußenkante durchzuführen.

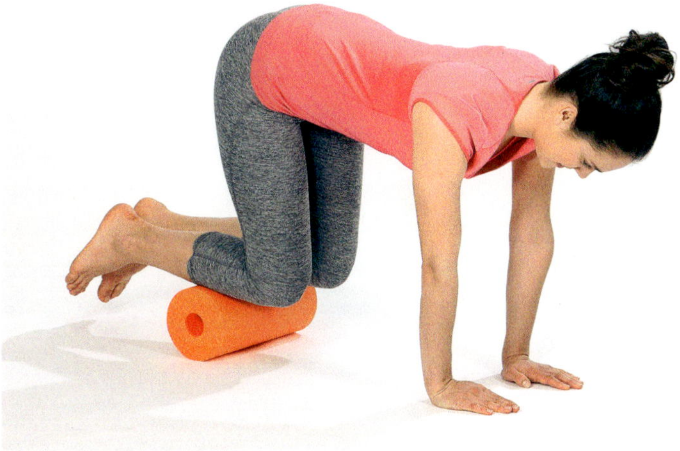

Rollout der Unterschenkelvorderseite: Bevor Sie zu rollen beginnen, seien Sie sicher, dass Sie die Grundposition stabil haben.

Rollout rückseitiger Oberschenkel

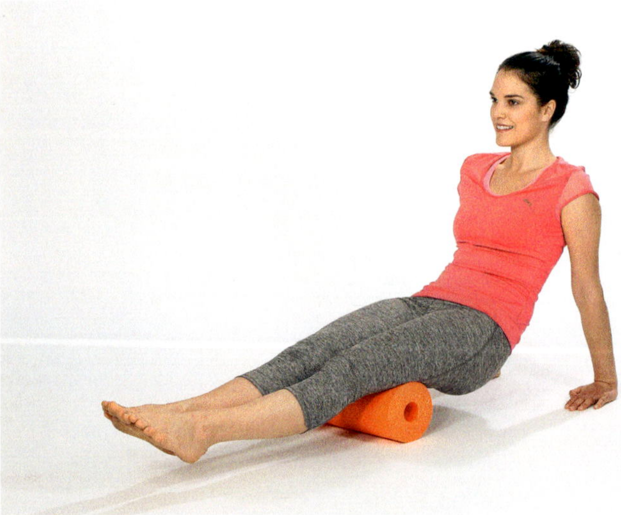

Rollout der Oberschenkelrückseite: Bei dieser Übung trainieren sehr viele Muskelpartien Ihres Körpers – denn Sie müssen ja die Spannung halten.

- Setzen Sie sich auf den Boden und legen Sie die Rolle unter. Für dieses Rollout müssen Sie die Hüfte anheben. Um sich zu gewöhnen, können Sie das Rollout zu Beginn mit nur einem Bein durchführen. Mit dem zweiten Bein stützen Sie sich ab. Dazu stellen Sie den Fuß neben der Rolle auf.

Die Intensität der Übung steigern Sie, indem Sie beide Oberschenkel auf der Blackroll ablegen, wobei sich die Druckintensität schön flächig verteilen kann. Möchten Sie die Intensität weiter steigern, überkreuzen Sie einfach die Beine und führen das Rollout durch.

TIPP: Für Fußballspieler, Verkäufer im Einzelhandel und Lehrer oder auch einfach für mehr Bewegungsreserven ist ein intensives Rollout der Oberschenkelrückseite zu empfehlen.

Rollout außenseitiger Oberschenkel

● Legen Sie sich seitlich auf den Boden und positionieren Sie die Rolle. Sie stützen sich dabei auf dem Unterarm ab. Beachten Sie: Für dieses Rollout sollte der Untergrund so beschaffen sein, dass Sie rutschen können. Seitlich rollen Sie von unterhalb des Hüftknochens bis in den seitlichen Oberschenkel. Wenn Sie den Druck etwas reduzieren möchten, stellen Sie das obere Bein vor dem Körper auf dem Boden auf.

TIPP: Ein Rollout der seitlichen Oberschenkelregion ist vor allem für Läufer, Schlittschuhläufer und Inlineskater eine wichtige Übung.

INTENSIVES ROLLOUT: Wenn Sie die Füße vom Boden lösen und die Beine anheben, lastet das gesamte Gewicht auf dem Druckpunkt der Blackroll. Das löst hervorragend hartnäckige Verklebungen am seitlichen Oberschenkel. Beachten Sie: Bei allen drei Übungen kann der Druck am Anfang schmerzhaft sein.

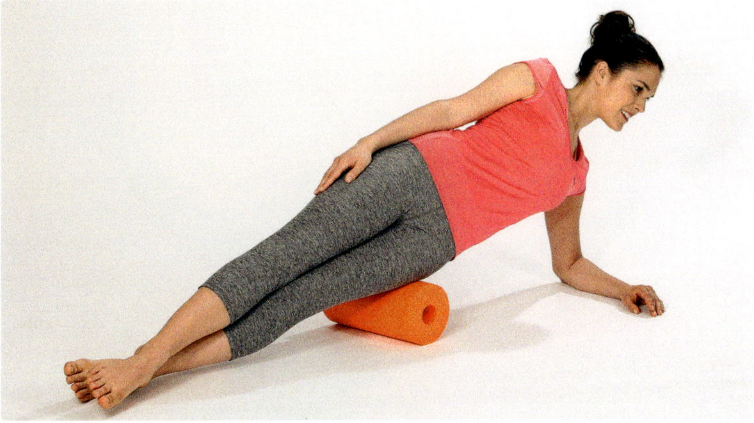

Rollout der Oberschenkelaußenseite: Legen Sie sich gerne ein Kissen unter den Unterarm, wenn der Druck auf die Knochen zu stark wird.

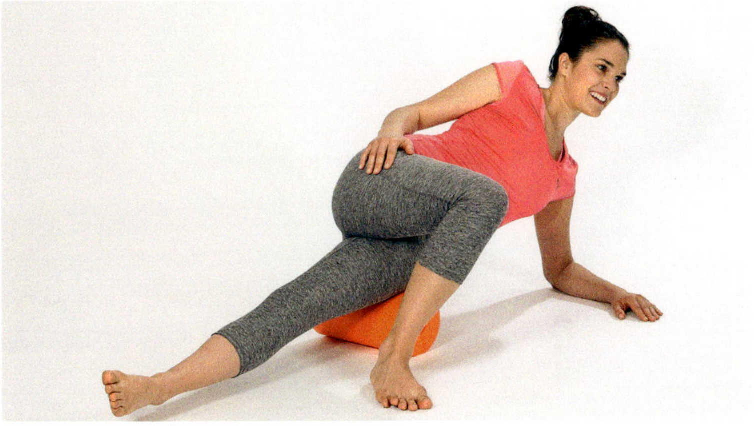

Rollout für den Muskel namens Traktus: Diese Variante nimmt etwas Druck vom Oberschenkel.

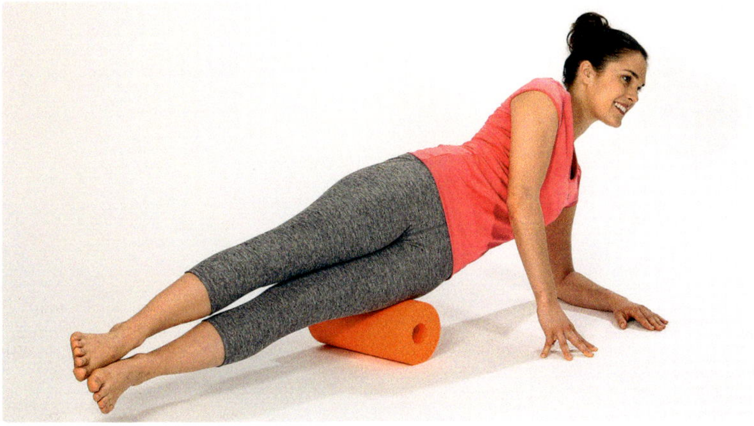

Intensives Rollout des Muskels namens Traktus: Das ist definitiv nichts für Anfänger, aber eine gute Übung – auch für das Gleichgewicht.

Rollout vorderseitiger Oberschenkel

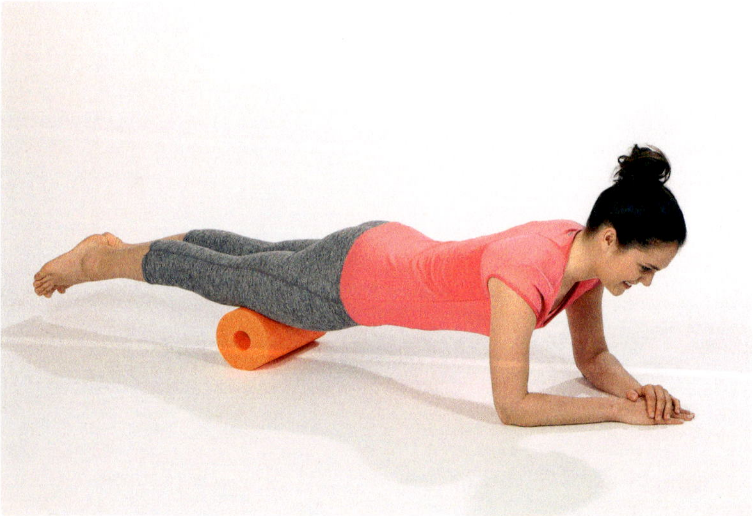

Rollout der Oberschenkelvorderseite: Legen Sie sich gerne ein Kissen unter die Unterarme.

● Legen Sie sich auf den Bauch und positionieren Sie die Rolle. Auch das Rollout der Vorderseite der Oberschenkel können Sie mit beiden Beinen oder nur mit einem Bein vornehmen. Beide Beine auf der Rolle ist die intensive Variante. Ist nur ein Bein auf der Rolle, nimmt die Position etwas Druck vom Bein weg.

Wenn Sie nur ein Bein auf der Blackroll haben, legen Sie das zweite Bein auf dem Boden ab. Dann rollen Sie von der Leiste bis knapp oberhalb der Kniescheibe (in keinem Fall über die Kniescheibe hinwegrollen!). Stützen Sie sich mit den Unterarmen ab. Achtung: Der Druck kann am Anfang schmerzhaft sein.

Rollout innenseitiger Oberschenkel

Das Rollout für die Oberschenkelinnenseite können Sie nur mit einem Bein auf der Blackroll vornehmen.

- Dazu positionieren Sie die Blackroll so unter dem Bein, dass Sie entlang des Oberschenkels nach vorne und hinten rollen können. Legen Sie sich auf den Boden, winkeln Sie ein Bein an und legen die Rolle z. B. kurz unterhalb der Leiste ab. So können Sie von der Leiste bis zur Innenseite des Oberschenkels knapp oberhalb des Kniegelenkes rollen. Durch den relativ geringen Druck auf die Blackroll ist dieses Rollout auch meist nicht schmerzhaft.

TIPP: Für Reiter und Jogger ist ein intensives Rollout der Oberschenkelinnenseite bei Neigung zu Muskelzerrung der Innenseite des Oberschenkels als Trainingsergänzung zu empfehlen.

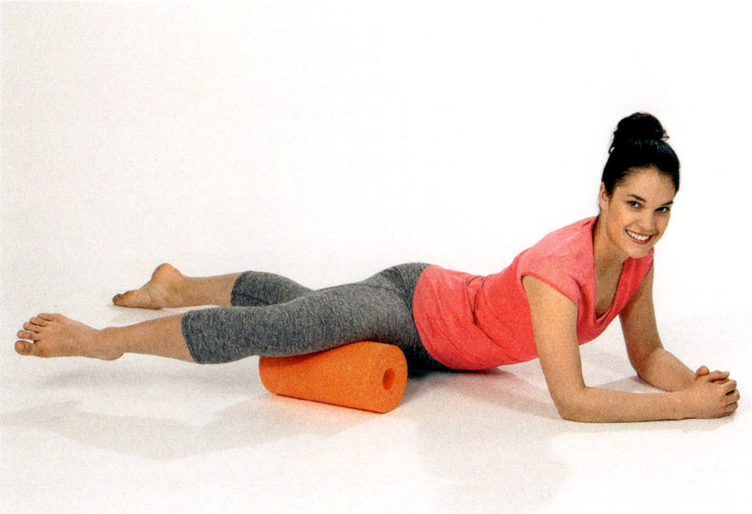

Rollout der Oberschenkelinnenseite: Sie können sich für diese Übungen auch auf eine Isomatte oder eine gefaltete Decke legen.

Kniegelenke mobilisieren

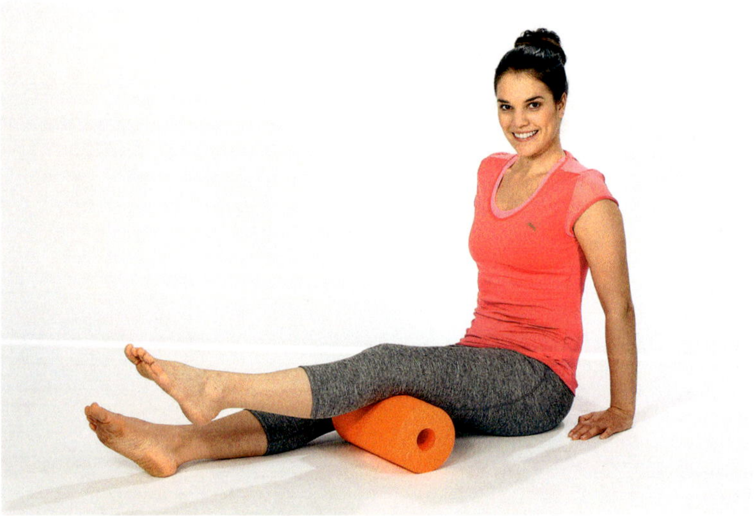

Mobilisation der Kniegelenke: Stützen Sie sich bei der Übung gerne mit den Händen ab.

Diese Übung können Sie im Sitzen oder auch im Liegen ausführen.

- Setzen Sie sich auf den Boden und legen Sie das Bein mit der Kniekehle auf der Blackroll ab. Nun strecken Sie das Kniegelenk. Entfernen Sie die Ferse vom Boden und heben Sie den Unterschenkel ab. Legen Sie die Ferse wieder ab und wiederholen Sie diese Bewegung mehrfach.

TIPP: Wer die Knie in der Streckung mobilisiert, verbessert in großem Maße auch die Beweglichkeit der Menisken und der Knorpelfläche des Kniegelenks. Diese Mobilisationsübung ist also eine einfache, aber sehr effektive Möglichkeit der intensiven Gelenkpflege. Sehr zu empfehlen ist diese Übung, wenn Ihr Kniegelenk in Bewegung ab und an Geräusche wie z.B. ein Reiben oder auch ein Knacken von sich gibt.

Roll-Kniebeuge

AUSGANGSPOSITION: Für die Kniebeuge kann die Blackroll eine hervorragende Hilfe sein. Sie dient als bewegliche Rückenlehne und hilft, den Bewegungsablauf der Kniebeuge zu perfektionieren. Stellen Sie sich mit dem Rücken zur Wand und klemmen Sie die Rolle zwischen den unteren Rücken und die Wand, knapp oberhalb des Beckenkammes. Die Füße stehen etwas mehr als beckenbreit auf dem Boden, etwa zwei Fußlängen von der Wand entfernt. Halten Sie während der Übung eine gleichmäßige Bauchmuskelspannung.

DURCHFÜHRUNG: Gehen Sie langsam und kontrolliert in die Knie. Bringen Sie das Becken etwa auf die Höhe der Kniegelenke. Sie können das Becken auch etwas tiefer absenken (unterhalb des Kniegelenkes) oder bereits oberhalb des Kniegelenkes stoppen und die Beine wieder strecken, um zurück in die Ausgangsposition zu kommen – das hängt von Ihrem Trainingszustand ab. Mit den Armen können Sie sich anfangs noch etwas auf den Oberschenkeln abstützen. Später können Sie die Arme auch mit der Kniebeuge nach vorne anheben.

ENDPOSITION: Das Ende der Bewegung ist erreicht, wenn das Becken auf Kniehöhe (auch kurz darüber oder kurz darunter) angekommen ist. Eine Wiederholung besteht aus Absenken und Wiederaufrichten in die Ausgangsposition.

ZU BEACHTEN: Halten Sie Ihre Körpermitte durch Anspannen der Rumpfmuskulatur stabil und vermeiden Sie anfangs zu tiefe Bewegungen. Steigern Sie langsam und geben Sie vor allem den Knien genügend Zeit, sich an die Belastung anzupassen.

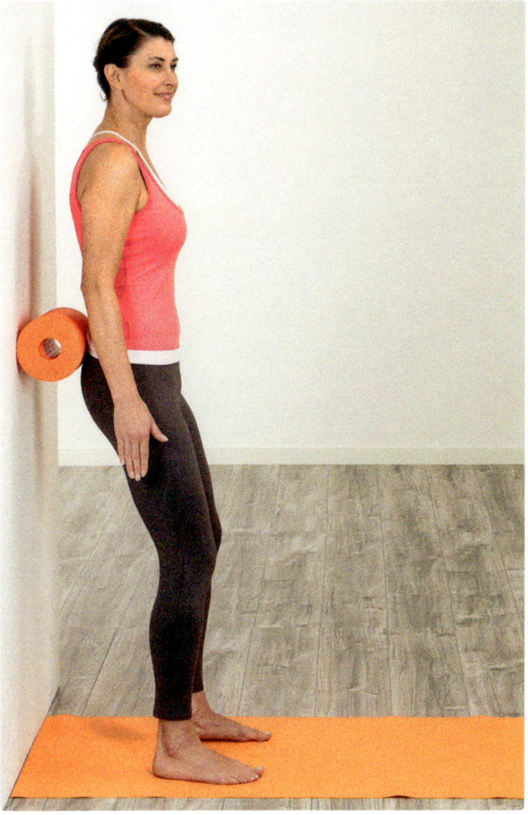

Stabiler Stand an der Wand.

Kniebeuge mit Rollhilfe.

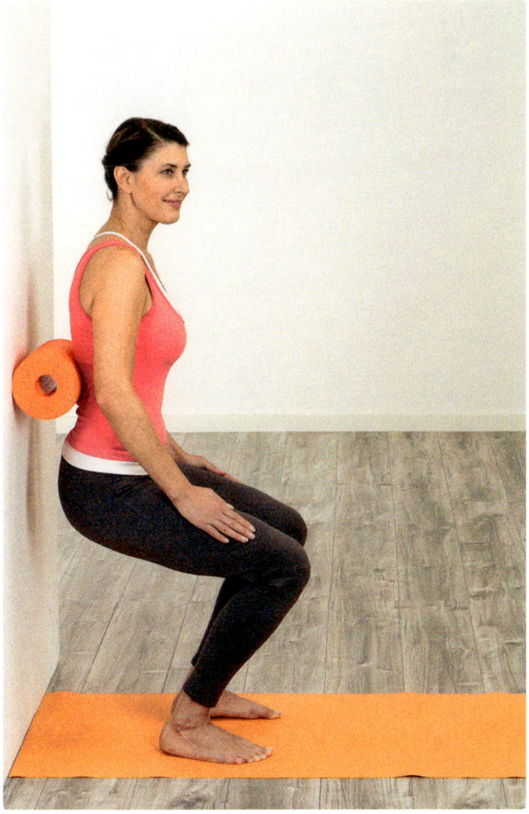

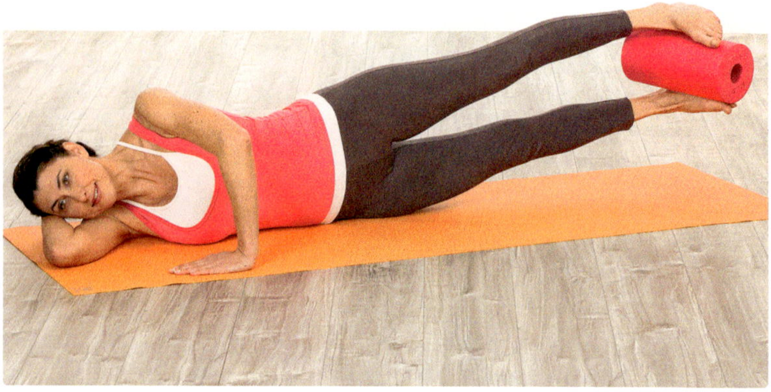

Beide Beine angehoben.

Auf den Rücken drehen.

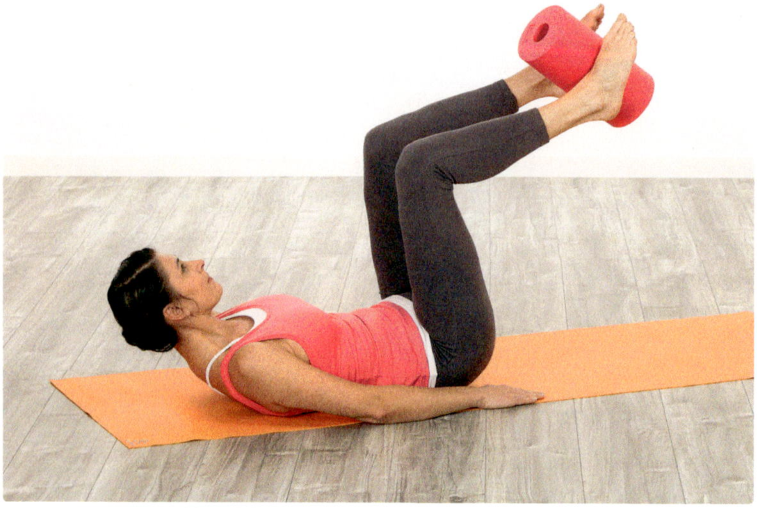

Froschdrehung

AUSGANGSPOSITION: Sie starten in Seitenlage und stützen sich mit dem oberen Arm auf dem Boden ab. Die Rolle haben Sie zwischen die Unterschenkel oder die Füße geklemmt und halten diese während der gesamten Übung fest. Spannen Sie die Bauchmuskeln an, um den Oberkörper stabil halten zu können. In dieser Position heben Sie die gestreckten Beine vom Boden ab, sodass Füße, Knie und die untere Hälfte des Oberschenkels keinen Bodenkontakt mehr haben.

DURCHFÜHRUNG: Drehen Sie sich langsam und kontrolliert auf den Rücken und beugen Sie die Beine dabei an. Lassen Sie sich nicht einfach nur auf den Rücken fallen, sondern kontrollieren Sie die Drehbewegung so, dass Sie sie zu jeder Zeit stoppen und halten könnten. Aus der Rückenlage drehen Sie wieder genauso kontrolliert zurück in die Seitenlage. Führen Sie die Bewegung auch auf der anderen Seite durch. Mit den Armen können Sie sich anfangs noch in der Drehung unterstützen (auf dem Boden abstützen). Wenn Sie die Bewegung gemeistert haben, versuchen Sie es ohne die Hilfe der Arme (dann halten Sie die Arme in der Luft – ohne Bodenkontakt).

ENDPOSITION: Das Ende der Bewegung ist erreicht, wenn Sie mit gebeugten Beinen (90/90-Position) auf dem Rücken liegen. Eine komplette Wiederholung besteht zudem noch aus dem Rückweg zurück in die Seitenlage.

ZU BEACHTEN: Es ist verlockend, die Bewegung schneller zu machen, denn so ist sie weniger anstrengend. Die Bewegungskontrolle ist hier jedoch am wichtigsten. Nur so aktivieren Sie die tief liegenden Stabilisationsmuskeln in Hüft- und Wirbelsäulenregion ausreichend.

Einbeinige Kniebeuge

AUSGANGSPOSITION: Stellen Sie sich auf eine Matte und platzieren Sie die Blackroll hochkant etwa eine Schrittlänge hinter sich. Legen Sie einen Fuß mit dem Spann auf der Rolle ab oder stellen Sie die Zehenspitzen darauf. Trainiert wird das vordere Bein. Die Arme können während der Bewegung eingesetzt werden, um das Gleichgewicht zu halten.

DURCHFÜHRUNG: Gehen Sie mit dem vorderen Bein ins Knie (einbeinige Kniebeuge), bis das Knie des hinteren Beins fast den Boden berührt. Strecken Sie dann das vordere Bein wieder und kommen Sie zurück in die Ausgangsposition. Die aufgestellte Blackroll sollte während der Übung an Ort und Stelle stehen bleiben. Führen Sie die geforderten Wiederholungen auf einer Seite durch und wechseln Sie dann das Bein.

ENDPOSITION: Das Bewegungsende ist erreicht, wenn das Knie des hinteren Beins kurz vor dem Boden angekommen ist. Eine komplette Wiederholung besteht in der Kniebeuge und dem Wiederaufrichten.

ZU BEACHTEN: Halten Sie ihren Oberkörper während der gesamten Übung aufrecht und die Bauchmuskeln angespannt, um stabil zu bleiben. Das vordere Knie sollte nicht nach innen oder außen ausweichen. Korrigieren Sie die Beinachse immer wieder zwischendurch, wenn es nötig sein sollte.

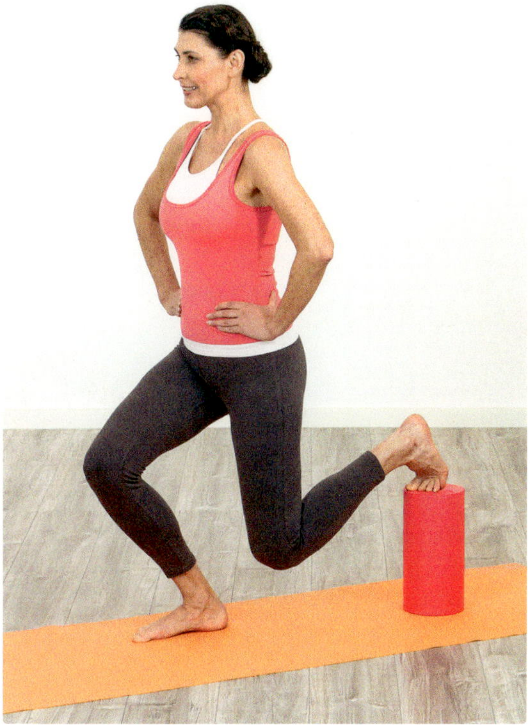

Rolle stehend halten.

Bein und Hüfte strecken.

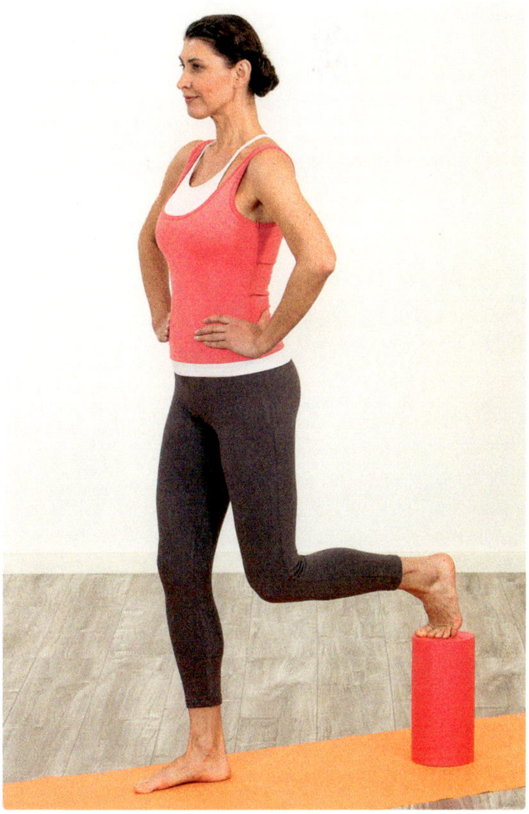

Wadenstand

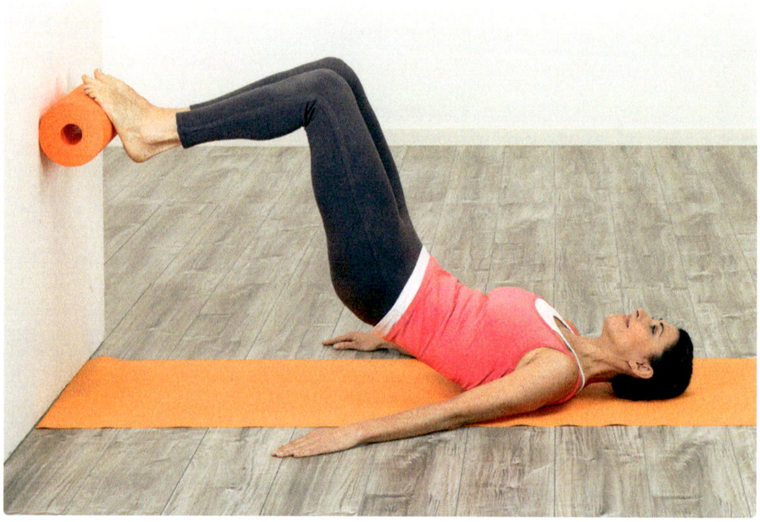

Hüfte/Becken angehoben.

Becken wieder ablegen.

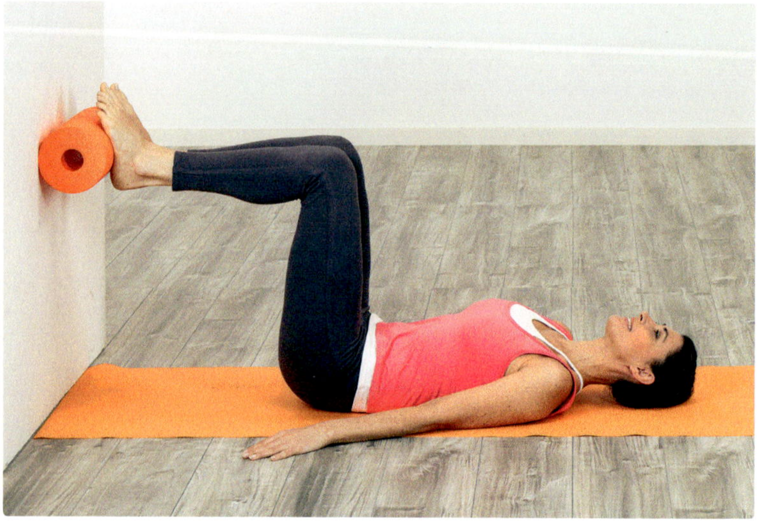

AUSGANGSPOSITION: Legen Sie sich in Rückenlage vor eine Wand. Drücken Sie die Blackroll mit den Füßen an die Wand; die Rolle befindet sich unter den Fußballen. Ihre Hüft- und Kniegelenke halten Sie in der 90/90-Position. Behalten Sie diese Position bei und heben Sie das Becken vom Boden ab. Mit den Armen können Sie sich zusätzlich abstützen. Dazu legen Sie die Arme ca. in einem 45-Grad-Winkel neben dem Körper ab. Der Kopf kann während der Übung am Boden liegen bleiben.

DURCHFÜHRUNG: Stemmen Sie sich mit den Fußgelenken von der Wand weg: Strecken Sie nur die Füße, als würden Sie sich im Stehen auf die Zehenspitzen stellen. Dadurch wird der Abstand ihrer Fersen zur Wand größer; das trainiert die Waden- und Unterschenkelmuskulatur. Halten Sie die Position 3–5 Sekunden und bewegen Sie dann die Fersen zur Rolle zurück. Sie können die Fersen nun auch unter die Rolle weiter in Richtung Wand bewegen.

In einer schwierigeren Variante können Sie in der Endstellung auch wechselseitig ein Bein kurz von der Rolle abheben. Oder Sie führen die Übung einbeinig aus: Dazu nehmen Sie in der Ausgangsposition einfach ein Bein von der Rolle weg.

ENDPOSITION: Das Bewegungsende ist erreicht, wenn die Ferse weiter von der Wand entfernt ist, als die Zehen und der Fuß maximal gebeugt sind. Eine komplette Wiederholung haben Sie ausgeführt, wenn Sie wieder in der Ausgangsposition sind.

ZU BEACHTEN: Halten Sie den Ausgangswinkel in Knie- und Hüftgelenken (je ca. 90°) während der Übung so konstant wie möglich. Stabilisieren Sie Ihren Oberkörper, indem Sie die Bauchmuskeln anspannen.

Beinheber beidbeinig

AUSGANGSPOSITION: Legen Sie sich auf den Bauch und legen Sie die Rolle unter Ihr Becken. Die tastbaren seitlichen Beckenknochen liegen auf der Rolle. Stützen Sie sich mit den Unterarmen auf dem Boden ab. Die Zehenspitzen sind auf dem Boden aufgestellt und die Knie haben ebenfalls Bodenkontakt. Halten Sie den Oberkörper gestreckt und parallel zum Boden. Drücken Sie mit angespannter Bauchmuskulatur leicht in die Rolle. So können Sie die Körpermitte stabilisieren und auf die kommende Bewegung vorbereiten.

DURCHFÜHRUNG: Spannen Sie die Gesäßmuskulatur an. Heben Sie die Füße vom Boden ab und stemmen Sie die Beine nach hinten oben (so als würden Sie kontrolliert nach hinten austreten wie ein Muli). Am Anfang hilft es, die Arme weit nach vorne zu stellen, so haben Sie mehr Gegenhalt und Stabilität für die Bewegung der Beine. Lassen Sie die Beine dann wieder in Richtung Boden absinken. Bevor die Knie jedoch den Boden berühren, beginnt die nächste Wiederholung.

ENDPOSITION: Das Bewegungsende ist die Position mit angehobenen Beinen in der Luft. Mit dem Absinken der Beine bis kurz vor den Bodenkontakt haben Sie eine komplette Wiederholung durchgeführt.

ZU BEACHTEN: Bei dieser Übung ist eine stabile Körpermitte sehr wichtig, ansonsten können Sie die Hebelwirkung der Beine nicht ausgleichen. Führen Sie die Bewegung anfangs langsam und kontrolliert durch, um Fehlbelastungen für die Wirbelsäule zu vermeiden. Wenn Sie die Muskelspannung besser wahrnehmen und kontrollieren, können Sie das Bewegungstempo steigern.

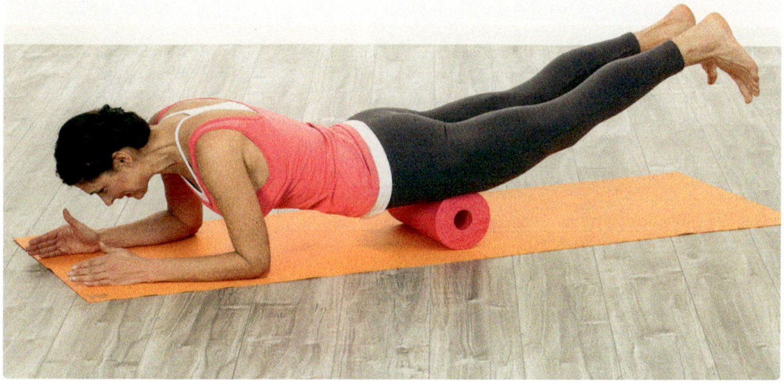

Waage halten: Oberkörper – Unterkörper.

Füße wieder abstellen.

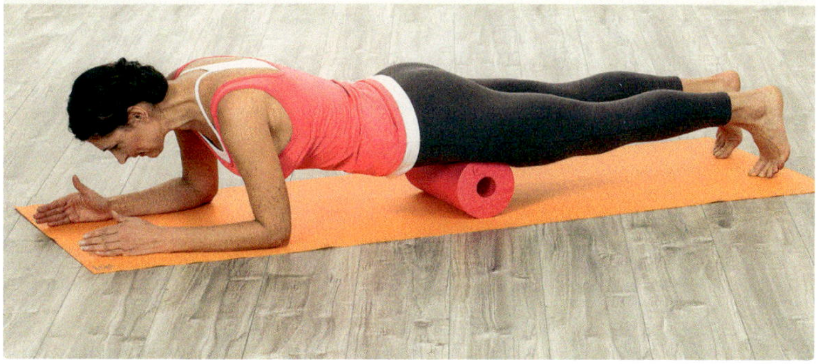

Beinheber einbeinig

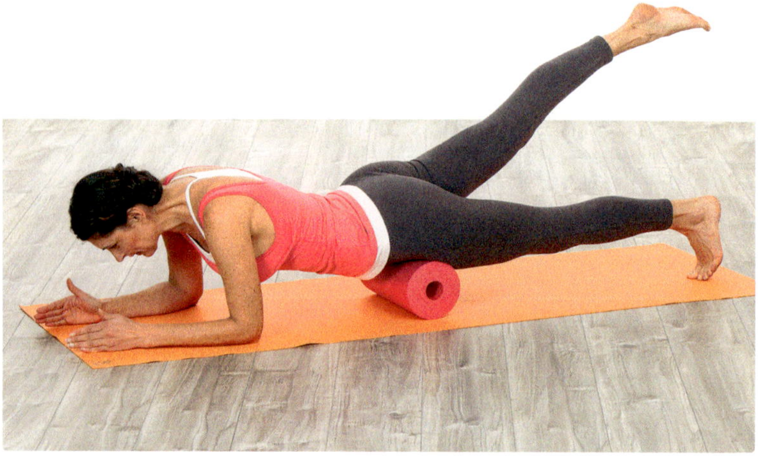

Wechselseitiges Beinheben.

Stützen mit den Armen.

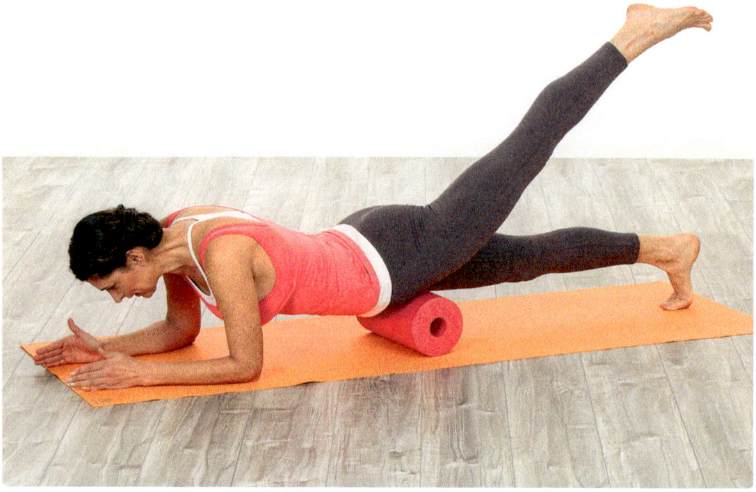

AUSGANGSPOSITION: Legen Sie sich auf den Bauch und legen Sie die Rolle unter Ihr Becken. Die tastbaren seitlichen Beckenknochen liegen auf der Rolle, sonst drückt diese unangenehm in den Bauchraum. Stützen Sie sich mit den Unterarmen auf dem Boden ab. Die Zehenspitzen stellen Sie auf dem Boden auf, die Knie haben Bodenkontakt. Halten Sie den Oberkörper gestreckt und parallel zum Boden. Drücken Sie mit angespannter Bauchmuskulatur leicht in die Rolle. So können Sie die Körpermitte stabilisieren und auf die kommende Bewegung vorbereiten.

DURCHFÜHRUNG: Spannen Sie die Gesäßmuskulatur an. Heben Sie dann ein Bein vom Boden an und treten damit nach hinten aus. Stellen Sie am Anfang die Arme weit nach vorne, um die Bewegung stabilisieren zu können. Lassen Sie dann das Bein wieder in Richtung Boden absinken. Bevor das Knie den Boden berührt, beginnt die nächste Wiederholung. Nachdem Sie einen Durchgang mit einem Bein gemacht haben, führen Sie die Übung mit dem anderen Bein durch.

ENDPOSITION: Haben Sie das gestreckte Bein angehoben, ist das Bewegungsende erreicht. Ist das Knie wieder kurz vor dem Boden, haben Sie eine komplette Wiederholung geschafft.

ZU BEACHTEN: Führen Sie die Bewegung kontrolliert durch und halten Sie die Spannung in der Bauchmuskulatur.

Bewegliche Kniebeuge

AUSGANGSPOSITION: Diese Variante der einbeinigen Kniebeuge trainiert Stabilität und Koordination besonders stark. Im Stand bewegen Sie einen Fuß nach hinten und legen ihn mit dem Spann auf die quer liegende Rolle so auf, dass Sie die Rolle auf dem Boden nach hinten bewegen (rollen) können.

DURCHFÜHRUNG: Gehen Sie mit dem vorderen Bein ins Knie und rollen Sie dabei die Blackroll nach hinten. Halten Sie Ihren Oberkörper dabei aufrecht und kontrollieren Sie das Gleichgewicht gegebenenfalls mit den Armen. Die Rolle kann bis zum Knie am hinteren Bein entlangrollen. Wenn Sie den äußersten Punkt erreicht haben, drücken Sie sich aus der Kniebeuge zurück in die Ausgangsposition mit gestrecktem vorderem Bein.

ENDPOSITION: Das Bewegungsende ist erreicht, wenn das vordere Bein in der Kniebeuge ist und Sie mit dem anderen Bein die Rolle nach hinten gerollt haben (bis zum Kniegelenk). Sind Sie wieder in der Ausgangsposition, ist eine komplette Wiederholung der Übung geschafft.

ZU BEACHTEN: Kontrollieren Sie die Rolle während der Kniebeuge und halten Sie den Oberkörper aufrecht. Spannen Sie dazu die Rumpfmuskulatur an. Benutzen Sie die Arme, um das Gleichgewicht zu halten.

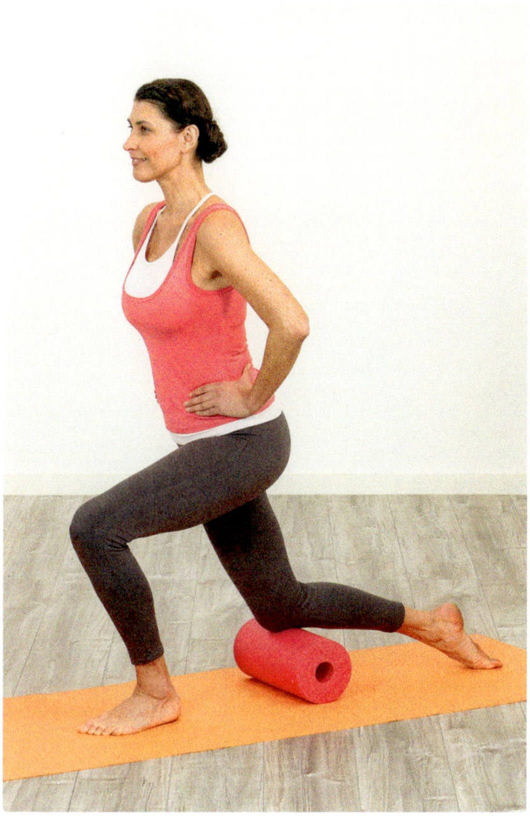

Kniebeuge mit Rolle.

Aufrichtung, bis die Zehen auf der Rolle sind.

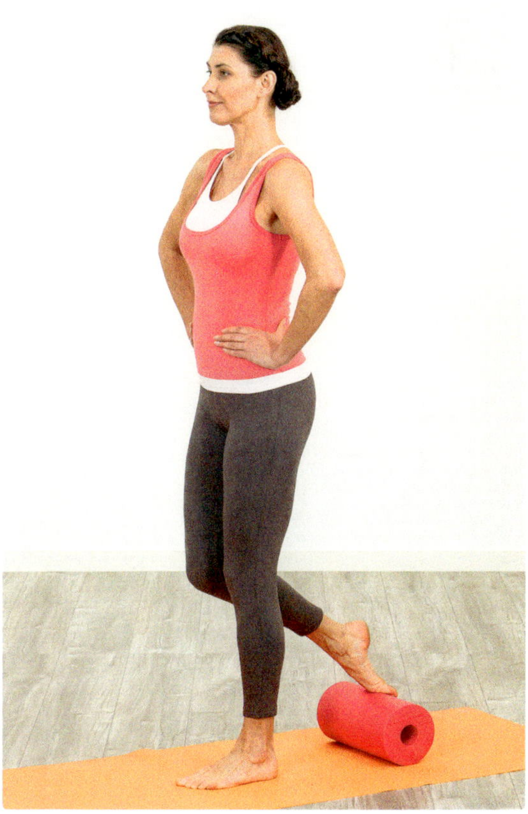

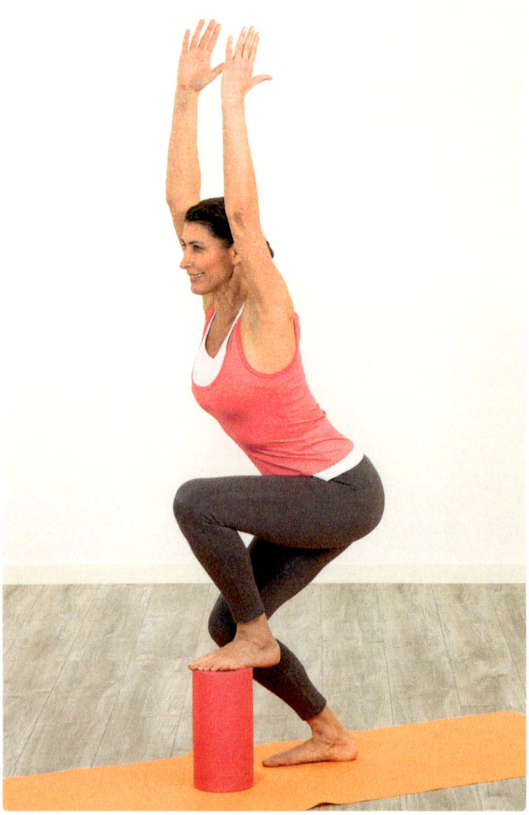

Kniebeugen.

Rolle stabil stehend halten.

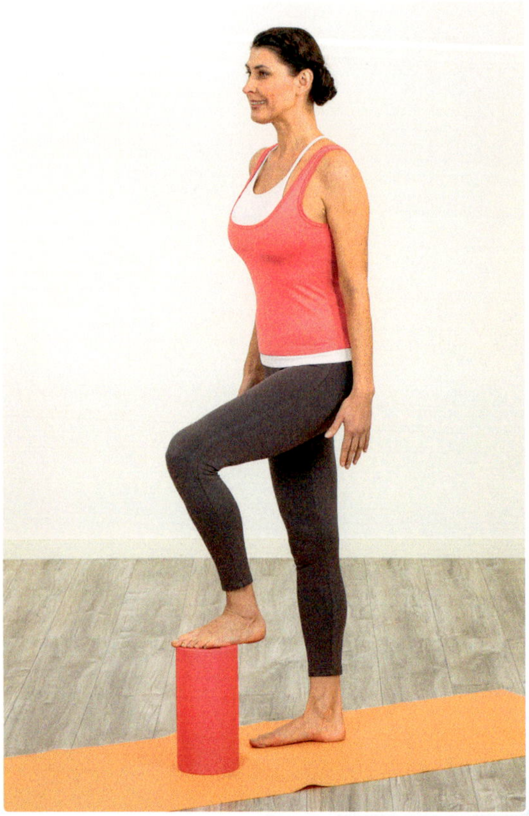

Einbeinige Kniebeuge (Blackroll vorne)

AUSGANGSPOSITION: Stellen Sie die Blackroll etwa eine Schrittlänge vor sich auf den Boden. Halten Sie den Oberkörper aufrecht und die Bauchmuskeln etwas angespannt. Stellen Sie einen Fuß auf der Rolle ab, verlagern Sie aber nicht das Körpergewicht darauf. Das Gewicht wird vom hinteren Standbein getragen.

DURCHFÜHRUNG: Nun gehen Sie mit dem Standbein ins Knie; das aufgestellte Bein bleibt auf der Rolle stehen, ohne dass diese umfällt. Verlagern Sie Ihren Oberkörper leicht nach vorne; das hilft, das Gleichgewicht zu halten. Sie können während der Bewegung auch die Arme nach vorne strecken.

ENDPOSITION: Das Ende der Bewegung ist erreicht, wenn Sie mit dem Standbein in der Kniebeuge sind. Wenn Sie wieder in der Ausgangsposition sind, ist eine ganze Wiederholung geschafft.

ZU BEACHTEN: Halten Sie den Oberkörper während der Kniebeuge stabil.

Liegestütz mit Beinstrecken

AUSGANGSPOSITION: Starten Sie in der Vierfüßlerposition auf dem Boden oder einer Matte. Knien Sie sich dabei auf die Blackroll, die Füße werden ohne Bodenkontakt in der Luft gehalten. Die Arme stützen Sie etwas mehr als schulterbreit auf dem Boden ab. Spannen Sie die Bauchmuskulatur an.

DURCHFÜHRUNG: Strecken Sie ein Bein nach hinten; dabei wird der Oberkörper nach unten abgesenkt wie bei einer Liegestütze, die Arme werden gebeugt. Spannen Sie während der Bewegung unbedingt die Bauchmuskulatur an, damit der Oberkörper stabil bleibt. Die Rolle sollte ebenfalls stabil unter der Hüfte gehalten werden – lassen Sie sie nicht nach hinten wegrollen. Der Oberkörper wird so weit abgesenkt, dass Ihre Nasenspitze kurz vor dem Boden stoppt. Dabei bleiben die Hände in einem konstanten Abstand zueinander.

ENDPOSITION: Das erste Bewegungsende haben Sie erreicht, wenn Sie ein Bein nach hinten ausgestreckt und den Oberkörper abgesenkt haben. Sind Sie wieder in der ursprünglichen Ausgangsposition, haben Sie eine komplette Wiederholung geschafft.

ZU BEACHTEN: Halten Sie die Spannung im Rumpf und führen Sie die Streckbewegung des Beins bewusst und kontrolliert aus. Vermeiden Sie eine Mitbewegung des Beins auf der Blackroll.

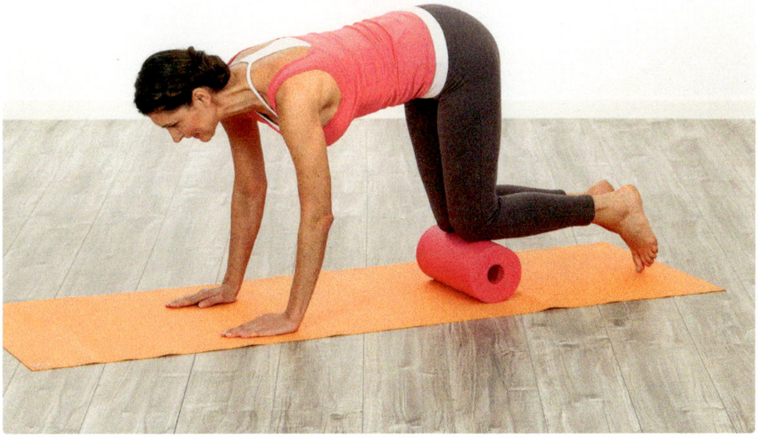

Stützen mit den Händen unter der Schulter.

Liegestütz mit Beinstreckung.

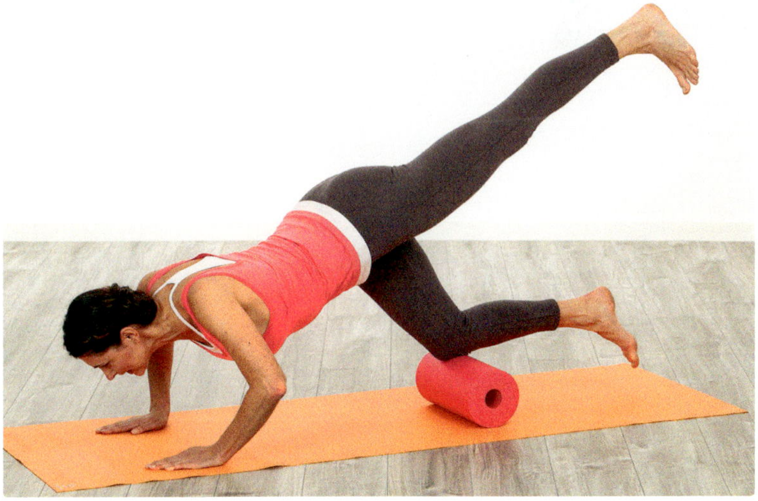

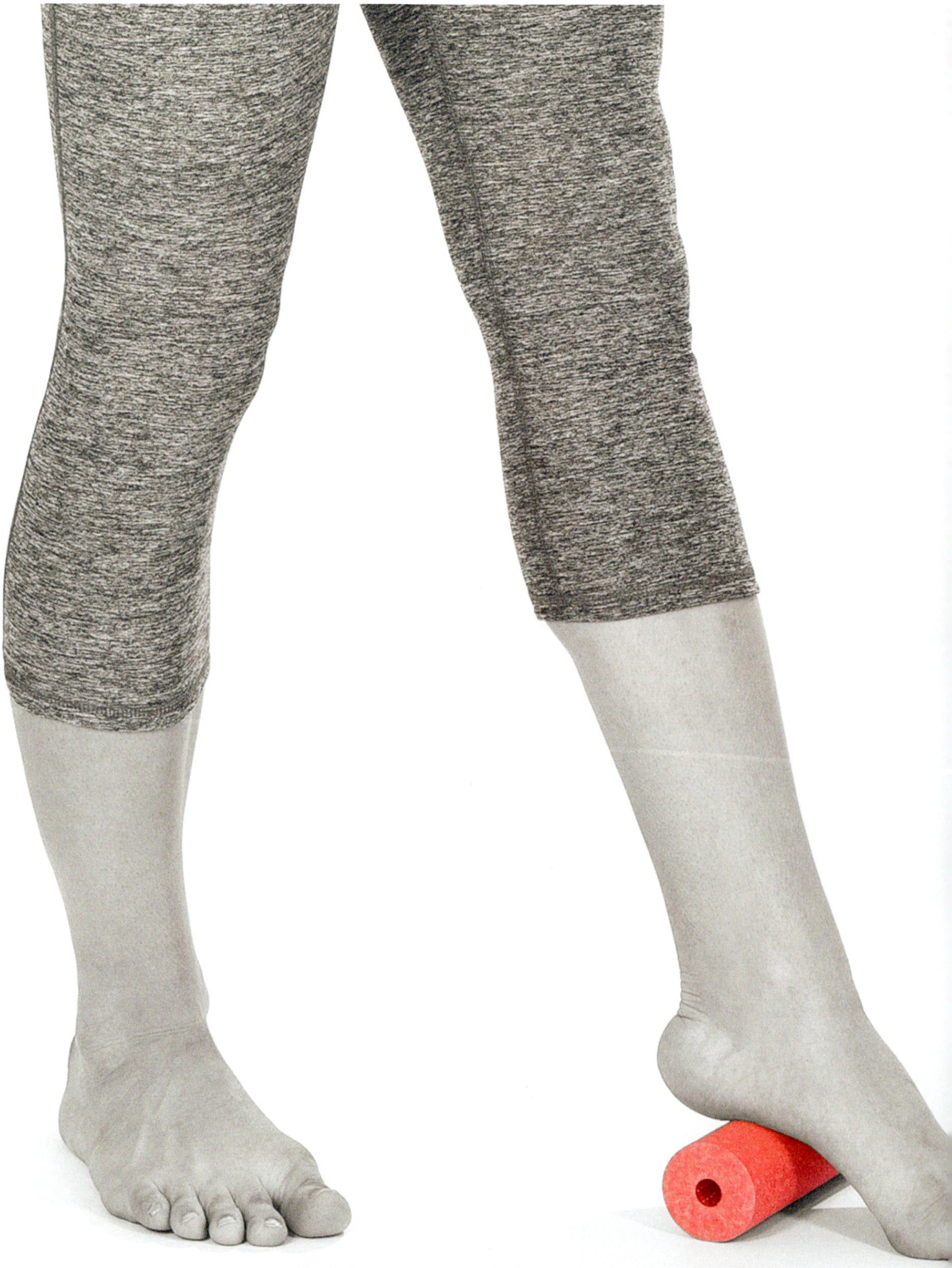

FÜSSE

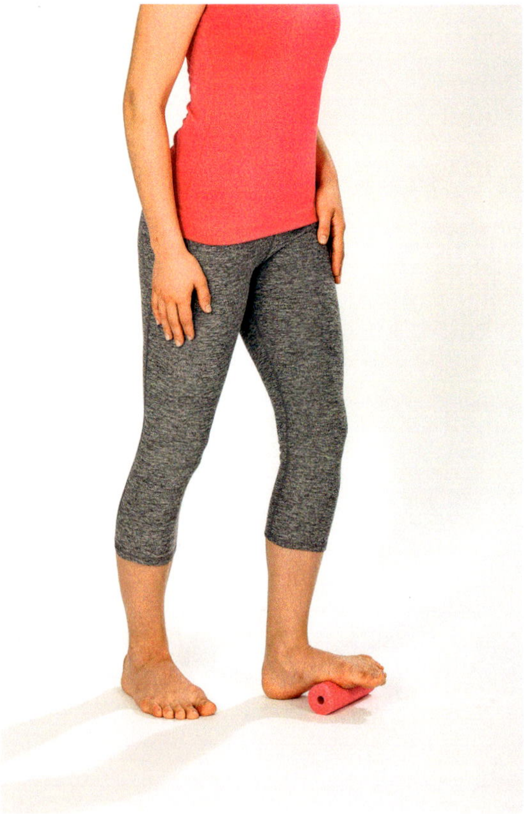

Streckung der Fußgelenke: Diese Übung können Sie auch unter dem Schreibtisch machen.

Absenken der Füße: Selbst sehr kitzelige Menschen dürften diese Übung genießen.

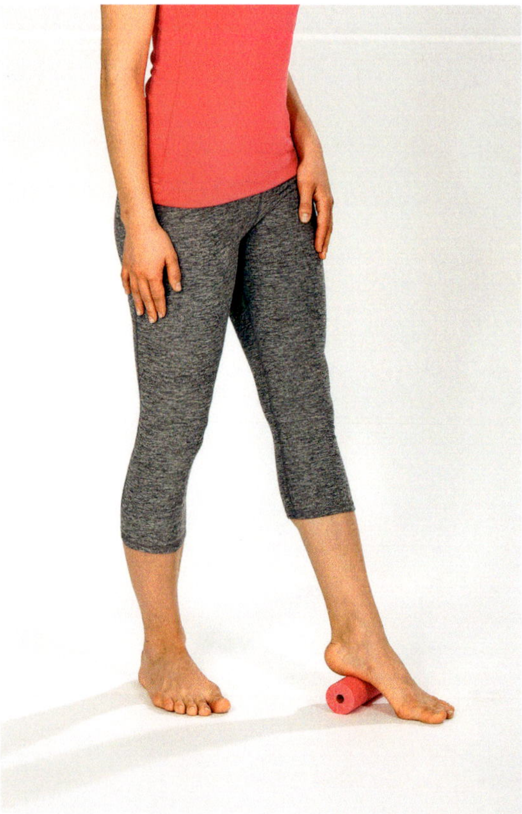

Fußgelenke mobilisieren

Um die Streckung der Fußgelenke zu trainieren, können Sie:

- Variante 1: Sie stehen in Schrittposition mit dem vorderen Fuß auf der Blackroll Mini und haben die Ferse dabei auf dem Boden. Den gesamten Fußrücken ziehen Sie dabei so weit es geht nach oben (in Richtung Knie). Nun beugen Sie das Knie stärker an, indem Sie die Kniescheibe über die Zehen hinweg nach vorne schieben. So schieben Sie das Knie mehrmals vor und zurück. Diese Kniebewegung mobilisiert die Fußgelenke.

- Variante 2: Diese Übung bringt noch etwas mehr Bewegung ins Spiel: Sie rollen Ihren Fuß auf der Blackroll vor und zurück. Bei jedem Zurückrollen bringen Sie die Ferse auf den Boden und beugen das Knie mit an, um gleichzeitig die Kniescheibe über den Fuß nach vorne zu schieben. Diese Position lösen Sie wieder auf, um nach vorne zu rollen.

Diese Übungen verbessern das Absenken (Beugen) der Füße.

- Variante 1: In Schrittposition rollen Sie den Fuß auf der Blackroll nach vorne, bis die Zehen auf dem Boden aufkommen. In dieser Position strecken Sie lediglich das Kniegelenk ganz durch und beugen das Knie wieder an – die Zehen bleiben dabei auf dem Boden stehen.

- Variante 2: Wie beim Rollout der Fußsohle rollen Sie den Fuß über die Blackroll vor und zurück. Rollen Sie nach vorne, strecken Sie gleichzeitig das Knie und stellen Sie die Zehen auf den Boden. Beim Zurückrollen lösen Sie diese Position kurz auf.

Rollout der Fußsohle

Ein einfaches Rollout der Fußsohle können Sie im Stehen oder im Sitzen durchführen. Dazu geeignet ist eine Blackroll MINI oder ein Blackroll-Ball.

- Rollen Sie den Fuß von der Ferse bis zu den Fußballen über die Rolle. Steigern Sie dabei langsam den Druck, den Sie auf die Rolle geben. Machen Sie 8–10 Wiederholungen der Rollbewegung mit jedem Fuß.

TIPP: Radfahrer und Läufer profitieren von einem Rollout der Fußsohle, vor allem, weil sie dadurch die Mittelfußknochen mobilisieren. Und nicht zuletzt High-Heels-Trägerinnen werden dankbar sein für diese Übung. Zudem ist die Übung angenehm für die Nerven in dieser Region, denn diese Strukturen werden bei den genannten Sportarten sehr stark beansprucht.

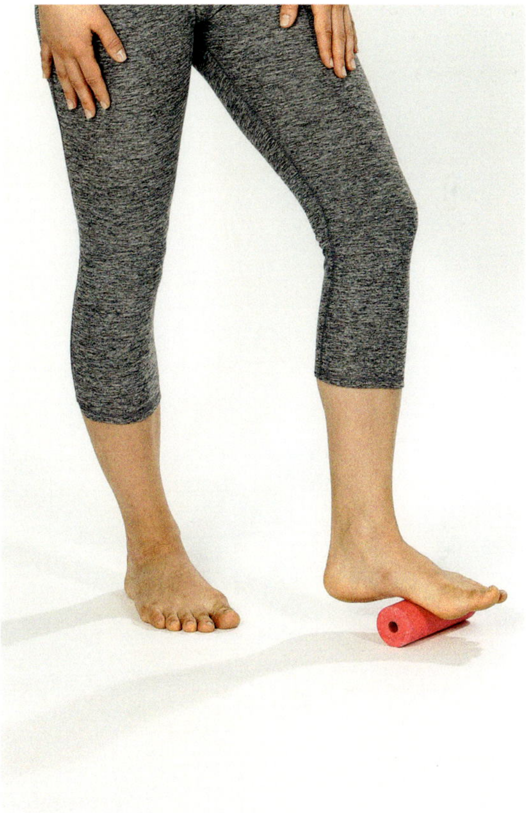

Rollout der Fußsohle: Mit dieser Übung tun nicht nur Läufer ihren Füßen Gutes.

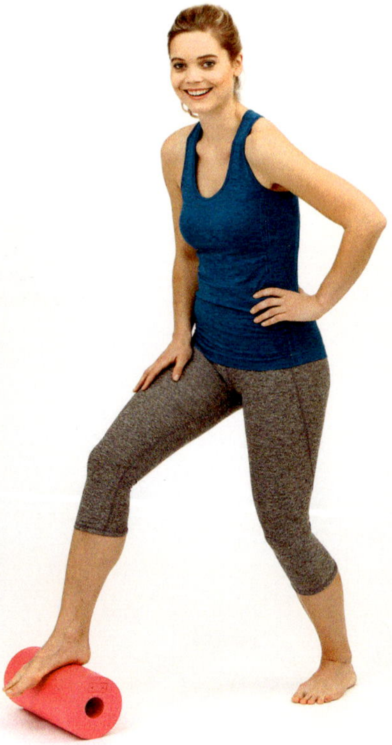

Ein Rollout der Fußsohle ist angenehm und effektiv.

Füße aktivieren

Mit dieser Übung bringen Sie Ihre Plantarfaszie (Faszie an der Fußsohle) wieder in Schwung. Die Einflüsse der Fußsohlenfaszie gehen über Muskel- und Faszienketten bis in den Lendenbereich und können bei bestehenden Rückenbeschwerden viel Erleichterung und Entlastung bringen – sofern Sie sie trainieren. Diese Übungen können Sie auch ohne großen Aufwand im Alltag einsetzen. Nehmen Sie dazu einfach einen Tennisball oder einen Igelball mit zur Arbeit oder nutzen Sie diese Übung zu Hause zwischendurch.

AUSGANGSPOSITION: Die Füße sind etwas weiter als beckenbreit aufgestellt. Nehmen Sie einen Fuß so auf die Blackroll, dass Sie die Rolle vor- und zurückbewegen können. Eine stabile Körpermitte (Bauchmuskeln anspannen!) gewährleistet eine sichere Durchführung der Bewegung und hilft Ihnen dabei, das Gleichgewicht während des Rollouts zu halten. Die Knie sind leicht gebeugt – das macht das Kniegelenk beweglicher.

BEWEGUNG: Rollen Sie so weit nach hinten, dass vermehrt Ihr Vorfuß auf der Rolle liegt. Nun verlagern Sie das Körpergewicht auf die Blackroll und rollen mit dem Fuß (mit Druck auf die Rolle) nach vorn und zurück. Diesen Bewegungsablauf wiederholen Sie mehrfach. Sie können das Rollout auch umgekehrt durchführen (von der Ferse zum Vorfuß).

ENDPOSITION: Das Ende des Rollouts ist dann erreicht, wenn sich der Fußkontakt durch die Rollbewegung auf die Ferse verlagert hat. Stoppen Sie an dieser Stelle und rollen Sie in die Ausgangsposition zurück.

VARIATION: Sie können auch einen Igel- oder Tennisball benutzen, ihn im Alltag z. B. unter Ihren Schreibtisch legen und die Übung damit durchführen. Einfach zwischendurch …

Rollout Sprunggelenk und Fußrücken

AUSGANGSPOSITION: Sie sind in einer sicheren Standposition und haben Ihren Fuß mit den Zehen auf der Faszienrolle nach hinten abgelegt. Ihr Standbein sollte sicher stehen, Sie müssen beim Rollout (beim Strecken des Beins nach hinten) das Gleichgewicht halten können.

DURCHFÜHRUNG: Rollen Sie Ihren Fußrücken über die Rolle ab, indem Sie Ihr Bein nach hinten strecken. Dabei bewegt sich die Blackroll über den Fußrücken auf das Schienbein zu und überrollt die vordere Seite des Sprunggelenks. Zusätzlich zum Rollout des Fußabschnittes der oberflächlichen Frontallinie (OFL) meistern Sie bei dieser Übung hohe Anforderungen an koordinative Aspekte im Einbeinstand und trainieren Ihre Gleichgewichtsfähigkeit.

ENDPOSITION: Das Rollout-Ende ist an den Zehen oder knapp oberhalb des Sprunggelenks, wenn die Rolle an der Vorderseite Ihres Unterschenkels angekommen ist.

ZU BEACHTEN: Wenn Sie die Bewegung perfektioniert haben und Ihnen das Gleichgewicht kein Problem mehr bereitet, können Sie sukzessive den Druck auf die Rolle erhöhen und damit die Faszienarbeit intensivieren. In der Progression können Sie das Rollout auch in einer Liegestützposition durchführen. Dabei erhöhen Sie den Druck auf die Rolle.

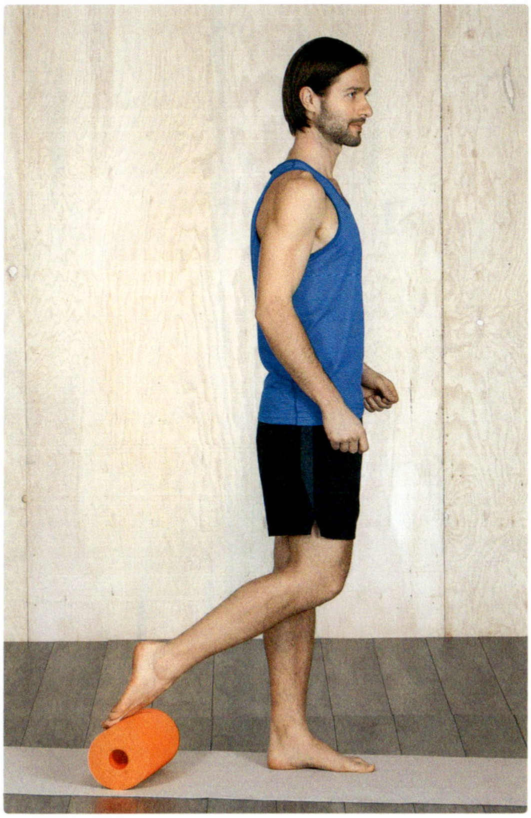

Sie aktivieren die oberflächliche Frontallinie und trainieren Ihre Koordination.

Ist Ihr Gleichgewicht trainiert, können Sie den Druck auf die Rolle erhöhen.

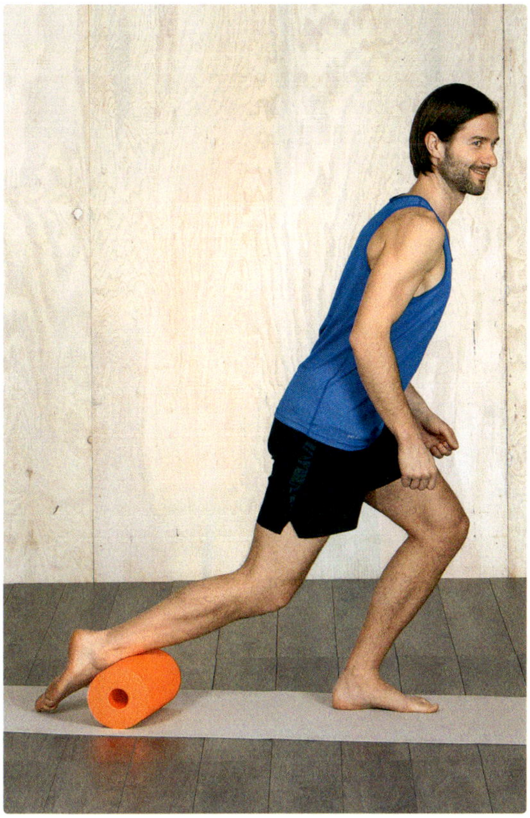

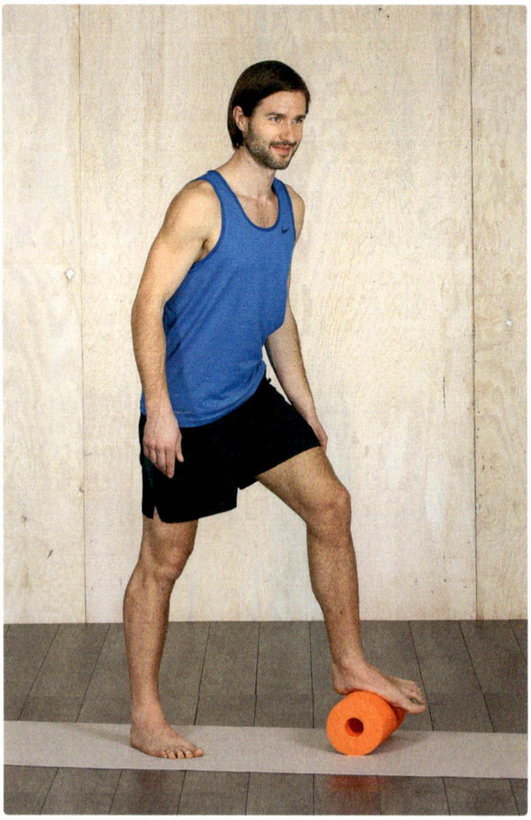

Im Stehen können Sie die Intensität des Rollouts über Ihr Körpergewicht bestimmen.

Das Knie sollte sich nicht zu weit nach außen oder innen verdrehen. Bewegen Sie nur den Fuß.

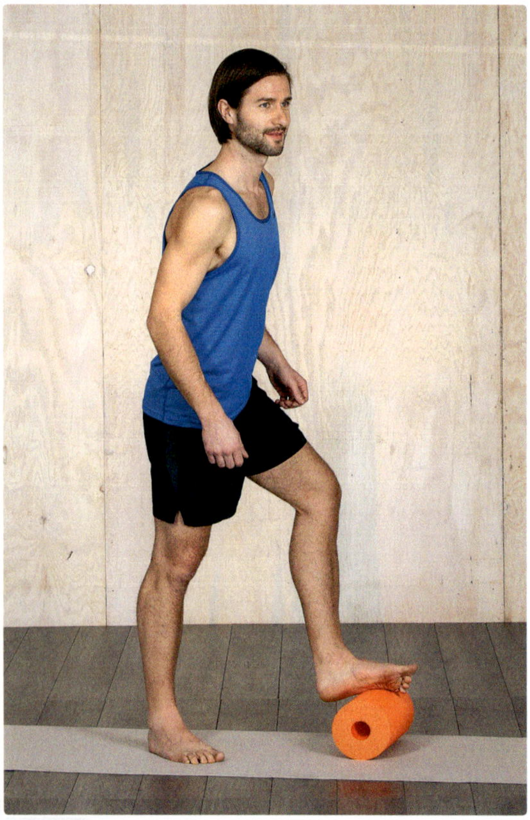

Rollout Fußseiten

AUSGANGSPOSITION: Das Rollout des Fußlängsgewölbes können Sie im Stehen oder im Sitzen vornehmen. Im Stehen können Sie den Druck durch Verlagerung des Körpergewichtes effektiver verstärken und damit Ihre Faszienketten (hier vor allem die untersten Anteile der oberflächlichen Rückenlinie) intensiver bearbeiten. Stellen Sie einen Fuß auf die Faszienrolle.

DURCHFÜHRUNG: Rollen Sie Ihren Fuß verstärkt über die Fußinnenkante nach vorn und hinten ab. Verstärken Sie den Druck zuerst nur in eine Richtung. Danach folgt das Abrollen der Fußaußenkante. Sie können aber auch z. B. auf der Innenkante nach vorn rollen und auf der Außenkante zurück. So verbinden Sie durch ein leichtes Kippen des Fußes beide Seiten des Längsgewölbes miteinander.

ENDPOSITION: Das Ende der Rollout-Bewegung ist entweder vorn bei den Zehenballen oder hinten kurz vor der Ferse erreicht.

ZU BEACHTEN: Versuchen Sie, während des Rollouts von Fußinnen- oder -außenseite das Knie nicht zu weit zu verdrehen. Halten Sie die Kniescheibe dabei stets nach vorn positioniert, um Fehlbelastungen zu verhindern. Verändern Sie hauptsächlich die Position Ihres Fußes.

Sidekick

AUSGANGSPOSITION: Stellen Sie sich vor eine Wand. Stützen Sie die Hände etwa auf Schulterhöhe an der Wand ab. Achten Sie auf einen rutschfesten Untergrund (evtl. mit einer Gymnastikmatte oder festen Turnschuhen).

DURCHFÜHRUNG: Heben Sie ein Bein vom Boden ab und bringen Sie die Fußaußenkante an die Wand. Lösen Sie die Hände nicht von der Wand, bleiben Sie aufrecht stehen (Wirbelsäule). Versuchen Sie nun, mit der Außenkante des Fußes in unterschiedlichen Höhen die Wand zu berühren. Sie können auch die Außenseite des Kniegelenks benutzen und damit Kontakt zur Wand herstellen – oder den gesamten Unterschenkel. Zusätzlich können Sie, während der Unterschenkelan der Wand anliegt, im Wechsel das Knie und den Fuß von der Wand entfernen. Das sorgt für mehr Mobilität in der Rotationsfähigkeit der Hüftgelenke. Führen Sie die gleiche Bewegung mit dem anderen Bein durch.

ENDPOSITION: Immer wenn eine Außenkante (von Fuß oder Knie) an der Wand angekommen ist.

ZU BEACHTEN: Wichtig sind eine angenehme Elastizität und geschmeidige Bewegungskontrolle. Vermeiden Sie verkrampfte Bewegungen. Lässt die Kraft nach und wird die Bewegung unkoordinierter, hilft eine kurze Pause, um die Energiespeicher nachzufüllen oder die Koordination zu verbessern.

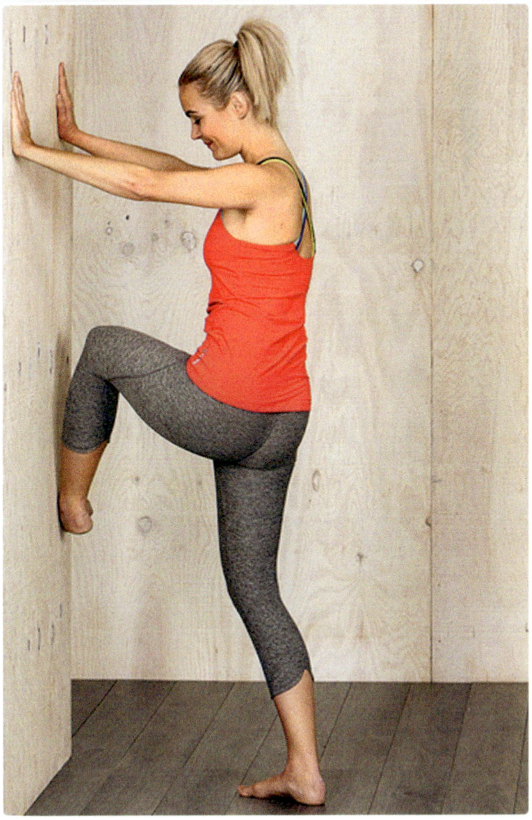

Bringen Sie die Fußaußenkante, Außenseite des Knies oder Unterschenkel an die Wand.

Sorgen Sie für rutschfesten Stand. Verkrampfen Sie nicht. Wenn doch, pausieren Sie kurz.

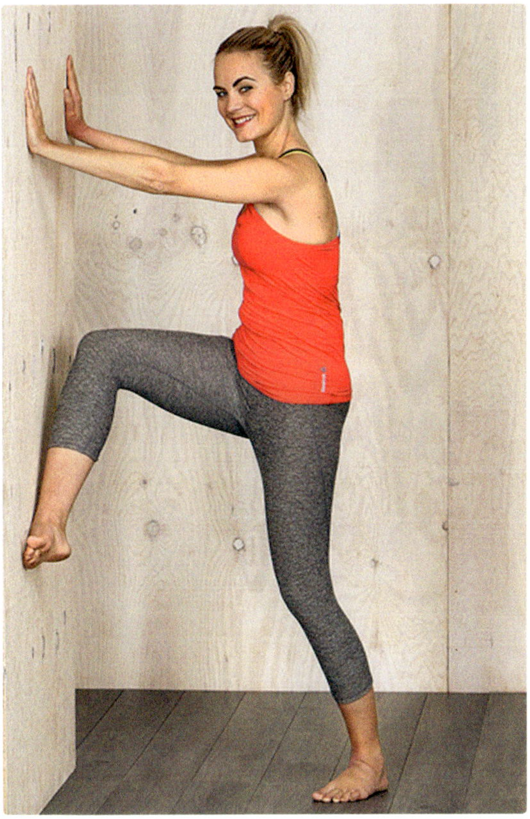

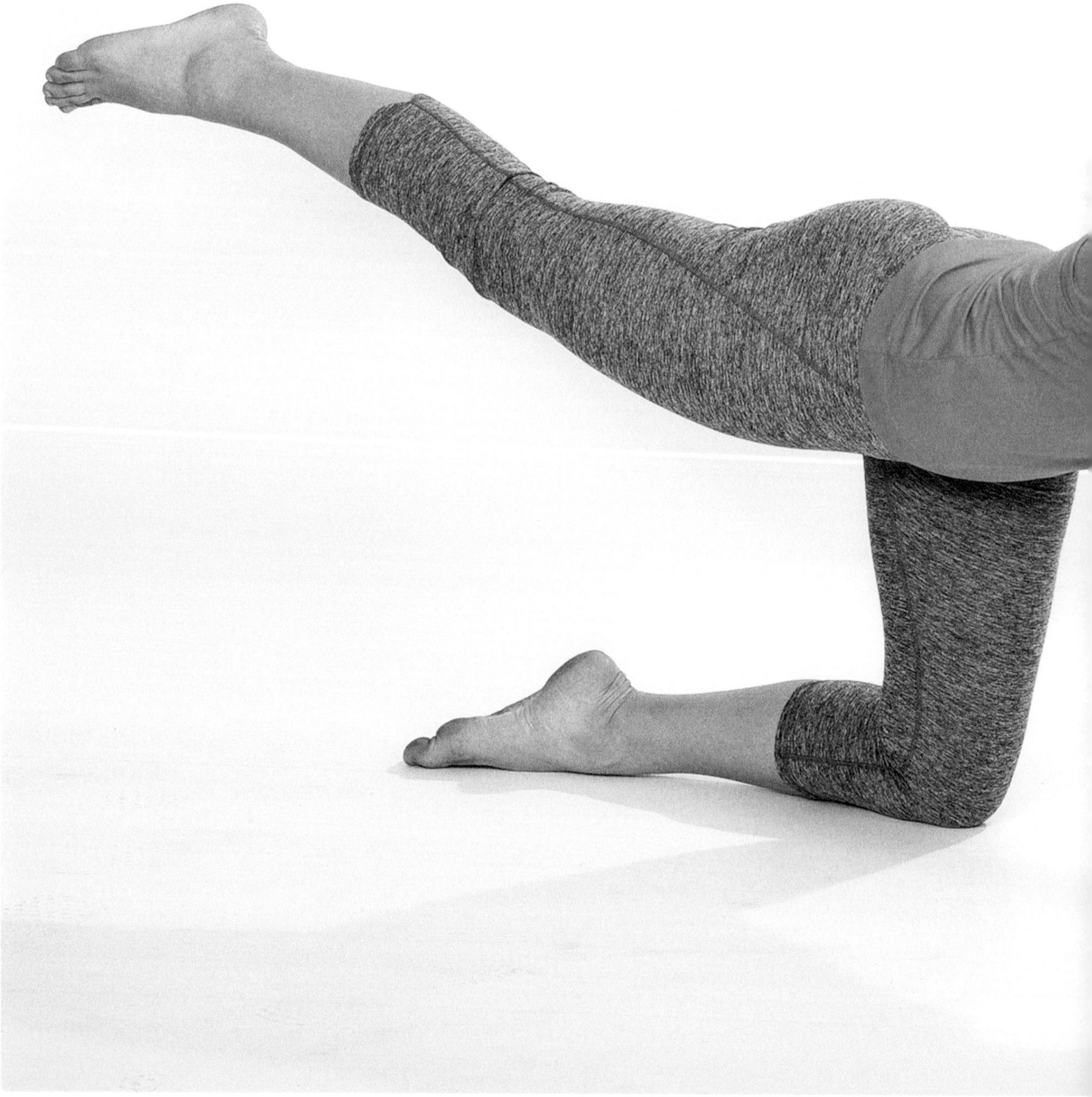

KOORDINATION

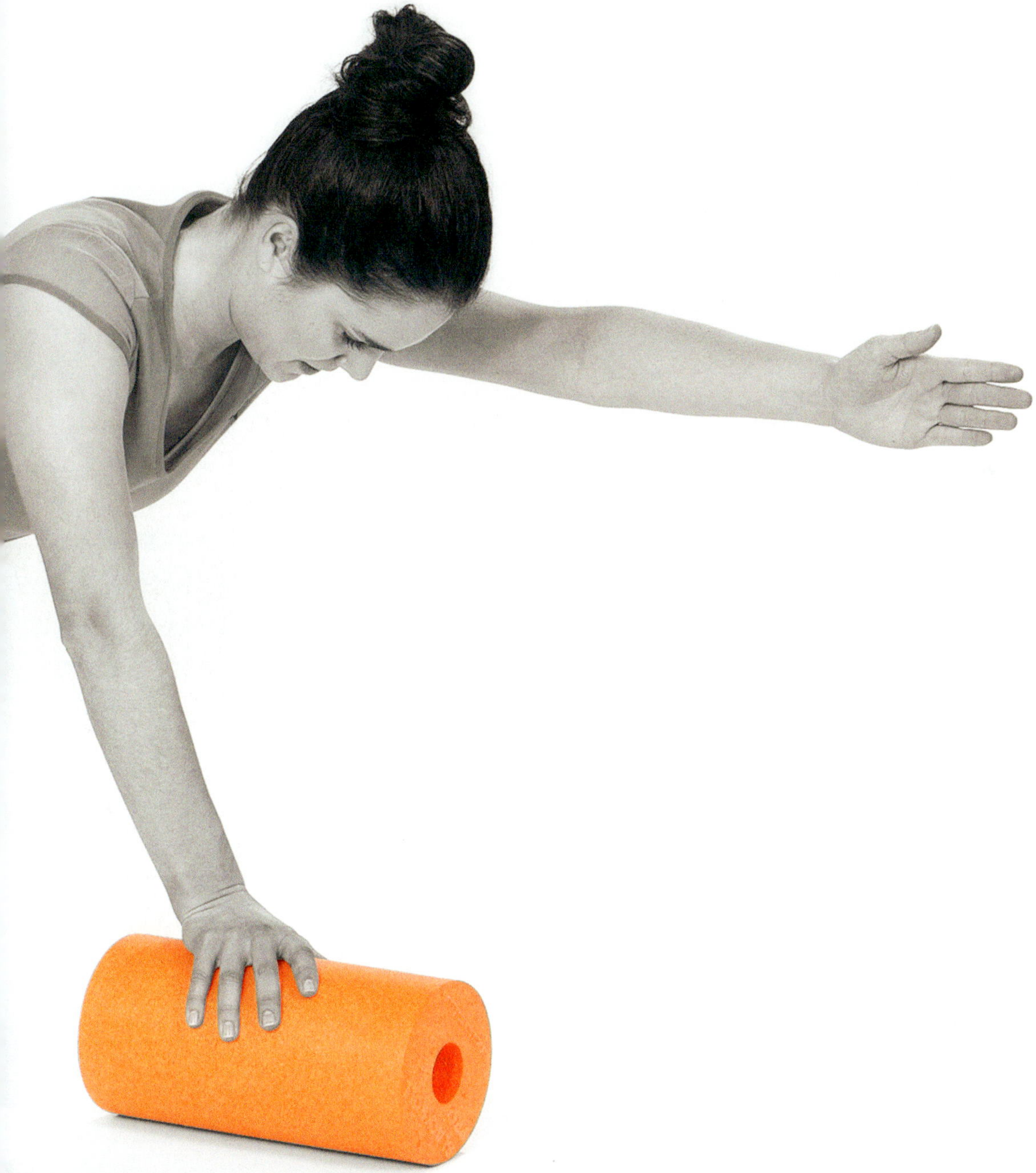

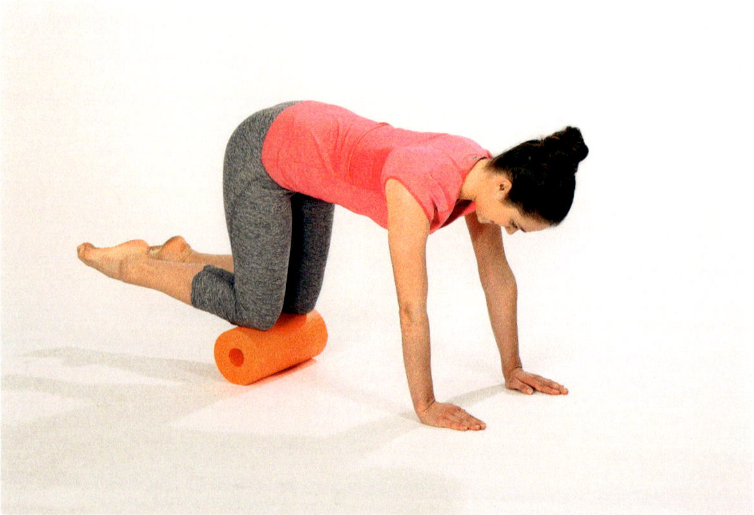

Rollenspiele: Halten Sie die Füße gestreckt. Das gibt Ihnen mehr Stabilität bei der Übung.

Armheber: Setzen Sie anfangs die Fußspitzen auf den Boden, damit Sie das Gleichgewicht besser halten können.

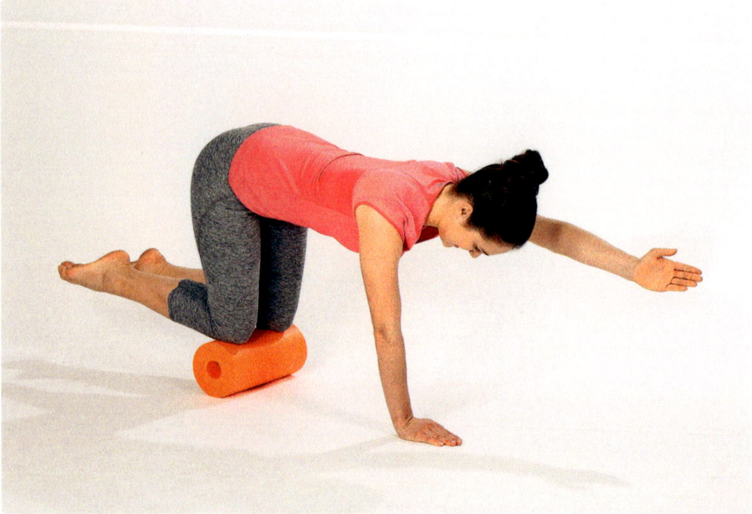

Rollenspiele

- Sie begeben sich in den Vierfüßlerstand und stellen die Knie auf die Blackroll. Nun heben Sie im Wechsel einen Fuß vom Boden ab. Strecken Sie dazu lediglich den Fuß nach hinten (ohne große Bewegung des Unterschenkels).

Wenn Sie sich bei dieser Variante sicher fühlen, nehmen Sie beide Füße vom Boden. In dieser Position können Sie auch mit den Knien auf der Blackroll vor und zurück rollen oder Sie bringen die Rolle mit kleinen »Trippelschritten« nach vorne und zurück – Sie gehen also quasi mit den Knien auf der Rolle.

- Steigerung: Fühlen Sie sich sicher, können Sie nun im Wechsel einen Arm anheben und kurz nach vorne gestreckt halten (2–5 Sekunden). Zu Beginn behalten Sie in der Position die Zehenspitzen auf dem Boden, später können Sie versuchen, auch die Zehen vom Boden zu lösen.

Unteren Rücken mobilisieren

Mit dieser Übung mobilisieren Sie die Becken- und die unteren Lendenwirbelgelenke. Zudem bearbeiten Sie mit dem gleichzeitig quer gerichteten Rollout die Ansätze der Faszien am knöchernen Becken.

AUSGANGSPOSITION: Legen Sie sich auf den Rücken und stellen Sie die Füße auf dem Boden auf. Nun heben Sie das Becken vom Boden ab und positionieren die Rolle unter dem Kreuzbein. Zu Beginn können Sie diese Übung mit einem aufgestellten Bein durchführen. Haben Sie genug Kraft und den Bewegungsablauf unter Kontrolle – und möchten Sie sich ein wenig stärker fordern –, können Sie die Bewegung mit abgehobenen Beinen durchführen. Dann ist auch das bisherige Standbein in der Luft.

BEWEGUNG: Heben Sie eine Beckenseite nach oben (Richtung Decke) an und strecken Sie dabei das Bein über das andere Bein nach außen. Durch das Anheben des Beckens mobilisieren Sie die Beckengelenke (ISG), die sich der Bewegung anpassen müssen. Die Facettengelenke (kleine Gelenke zwischen den Wirbelkörpern beidseits der Wirbelsäule) der unteren Lendenwirbelsäule bringen Sie zudem in eine Drehbewegung, wenn Sie das angehobene Bein über die Körpermitte hinwegstrecken. Stabilisieren Sie dabei Ihre Körpermitte, indem Sie die Bauchmuskeln anspannen, und stützen Sie sich anfangs gut mit dem Standbein ab. Das macht die Bewegung erst einmal leichter.

Führen Sie dann das angehobene Bein unter dem Standbein durch (bis der Unterschenkel parallel zum Boden verläuft). Dabei senkt sich das Becken etwas nach unten ab und mobilisiert die Beckengelenke (ISG) und die Wirbelgelenke in die andere Richtung.

ENDPOSITION: Das Ende der Bewegung haben Sie erreicht, wenn Sie das angehobene Bein einmal über und einmal unter das Standbein bewegt haben.

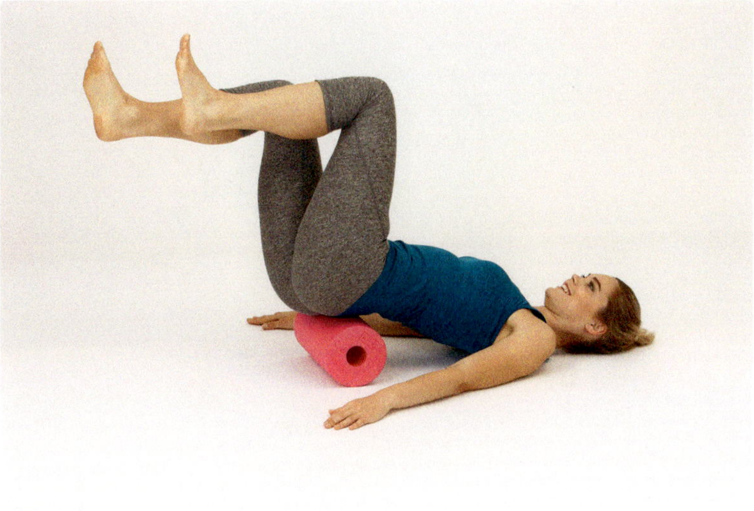

Anfangs können Sie ein Bein auf dem Boden abstellen. Haben Sie trainiert, nehmen Sie beide Beine in die Luft.

Kontrollieren Sie beim Drehen die Rumpfspannung.

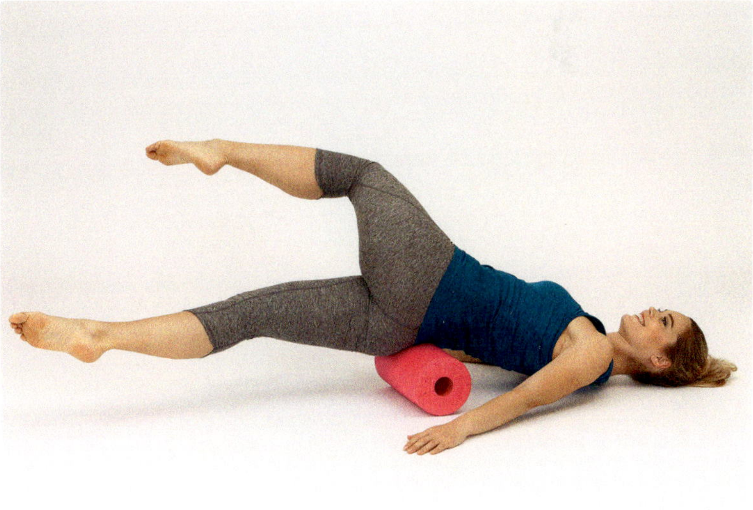

Katapulteffekt verbessern

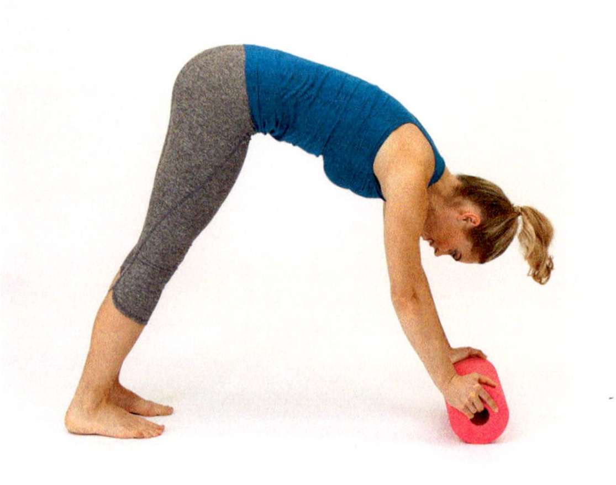

Die Rolle sollte nicht zu weit vor den Schultern stehen, damit Sie den Rücken besser gerade halten können.

Bleiben Sie 1–2 Sekunden in der gesunkenen Position, aktivieren Sie die Bauchmuskeln!

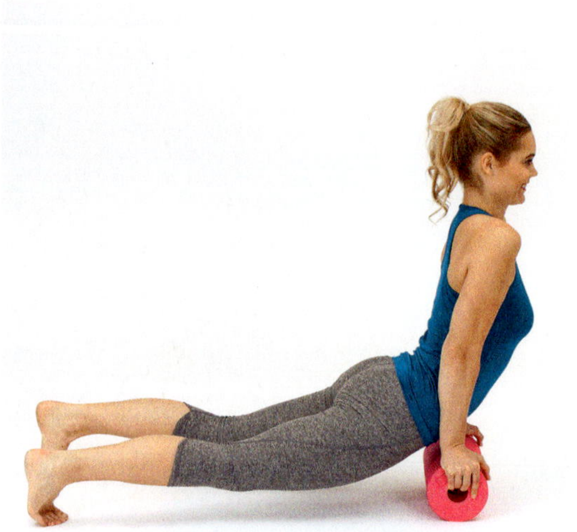

Mit dieser Übung dehnen Sie in der Ausgangsposition Ihre Faszien und Sie nutzen die elastischen Rückstellkräfte während der Bewegung, was die fasziale Funktion des Katapulteffekts verbessert. Das macht Ihr Fasziensystem elastischer und anpassungsfähiger.

AUSGANGSPOSITION: Sie stehen auf Händen und Füßen (im Bärenstand), wobei Sie die Hände auf der Blackroll abstützen. Achten Sie darauf, dass die Rolle nicht zu weit vor den Schultern steht und Sie den Rücken gerade halten können.

BEWEGUNGSDURCHFÜHRUNG: Sie halten die Arme gestreckt und lassen das Becken langsam und kontrolliert nach unten absinken. Zielen Sie mit dem Becken auf die Blackroll und stützen Sie Ihren Oberkörper mit den Armen stabil ab. Den Rücken dürfen Sie bei dieser Bewegung leicht strecken. Angespannte Bauchmuskeln helfen Ihnen dabei, die Körpermitte während der Phase des Absinkens stabil zu halten. In dieser Stützposition können Sie 1–2 Sekunden bleiben, bevor Sie den Rückweg antreten und das Becken wieder in die Ausgangsposition anheben. Auch dabei ist wieder die Bauchmuskelspannung von besonderer Bedeutung: Sie verhindert, dass Sie zu stark, und unkontrolliert, in ein Hohlkreuz gehen.

ENDPOSITION: Das Ende der Bewegung ist erreicht, wenn Sie zurück in der Ausgangsposition sind. Wiederholen Sie diese Bewegung 15–20-mal für 3–5 Durchgänge.

Drehfähigkeit verbessern

Diese Übung fördert eine stabile Körpermitte, sie stabilisiert Teile der Lendenwirbel und des oberen Rumpfs. Das gibt Ihnen die bestmögliche Kontrolle über die Bewegung und liefert zugleich ein intensives Rollout der beckennahen Ansätze der großen Rückenfaszie (»Fascia thoracolumbalis«, Seite 20) bis zu den seitlichen Anfängen der »Laterallinie« (Seite 21) der Hüftregion. Diese Übung kann die stabile Drehfähigkeit der Lendenwirbelsäule verbessern.

AUSGANGSPOSITION: Legen Sie sich auf den Rücken und stellen Sie die Beine an. Heben Sie das Becken an und bringen Sie die Rolle unter das Becken. Nun heben Sie beide Beine vom Boden ab und halten die Beine in der Hüfte und in den Kniegelenken zu etwa 90 Grad gebeugt. Legen Sie die Arme seitlich neben dem Oberkörper ab, um ihn durch einen leichten Druck beider Arme in die Unterlage zu stabilisieren. Ihre angespannten Bauchmuskeln übernehmen das für Ihre Körpermitte.

BEWEGUNGSDURCHFÜHRUNG: Drehen Sie das Becken mit der Lendenwirbelsäule auf eine Seite. Dabei führen Sie mit den Beinen eine »Scherenschnittbewegung« aus: Das obere Bein bewegt sich immer nach vorn und das untere Bein strecken Sie nach hinten weg. Versuchen Sie, die Beine gestreckt zu halten, und kontrollieren Sie Ihre Körpermitte während der Bewegung. Vermeiden Sie hektische, schnelle und damit unkontrollierte Bewegungen. Stabilisieren Sie die Endposition für 2–4 Sekunden.

ENDPOSITION: Das Ende der Bewegung haben Sie erreicht, wenn das obere Bein nach vorn und das untere Bein nach hinten gestreckt sind und das Becken in einer leicht verdrehten (etwa 45 Grad) Position auf der Blackroll liegt. Kommen Sie dann in die Ausgangsposition zurück und führen Sie dieselbe Bewegung auf die andere Seite durch.

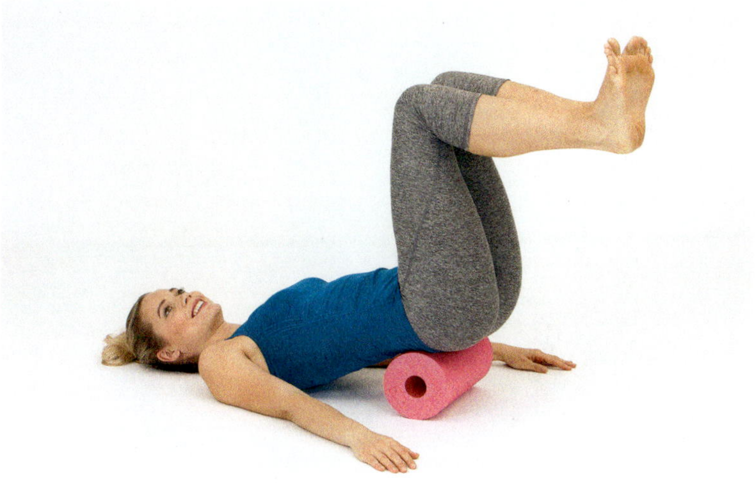

Halten Sie die Beine in der Hüfte und im Knie etwa 90 Grad gebeugt, stabilisieren Sie sich über die Arme.

Machen Sie eine »Scherenschnittbewegung«: Das obere Bein bewegt sich nach vorn, das untere strecken Sie nach hinten.

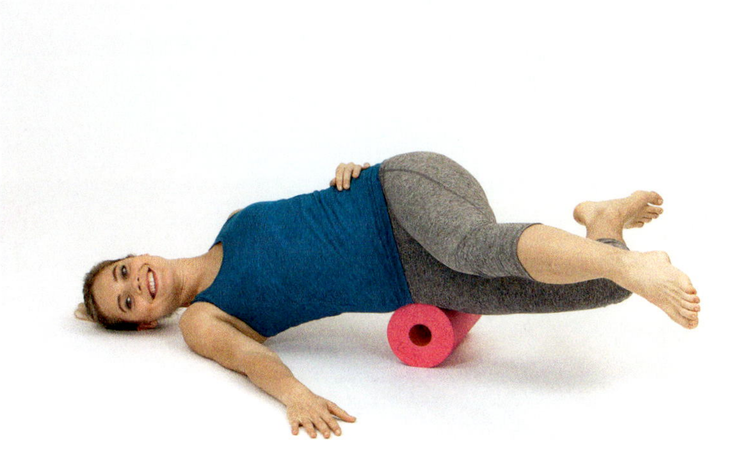

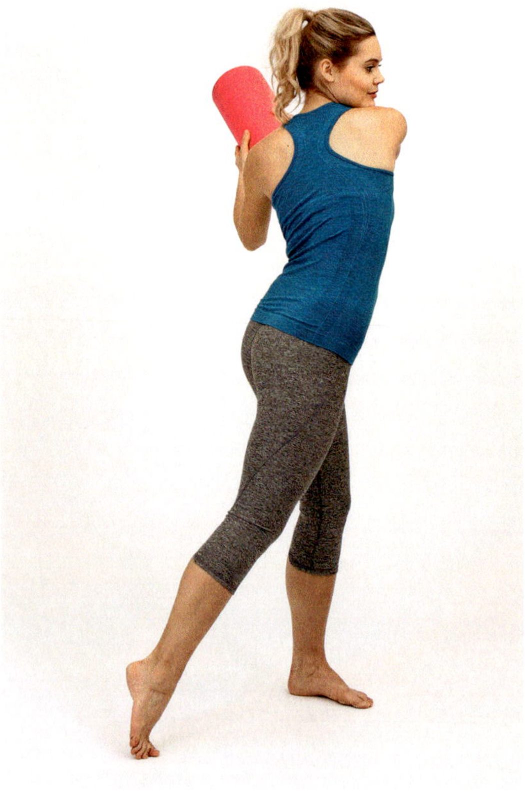

Bei der Ausholbewegung nach rechts verschiebt sich auch ein wenig das Gewicht auf das rechte Bein.

Schwingen Sie nicht zu weit durch! Sie sollten keine Schmerzen oder unangenehme Empfindungen haben.

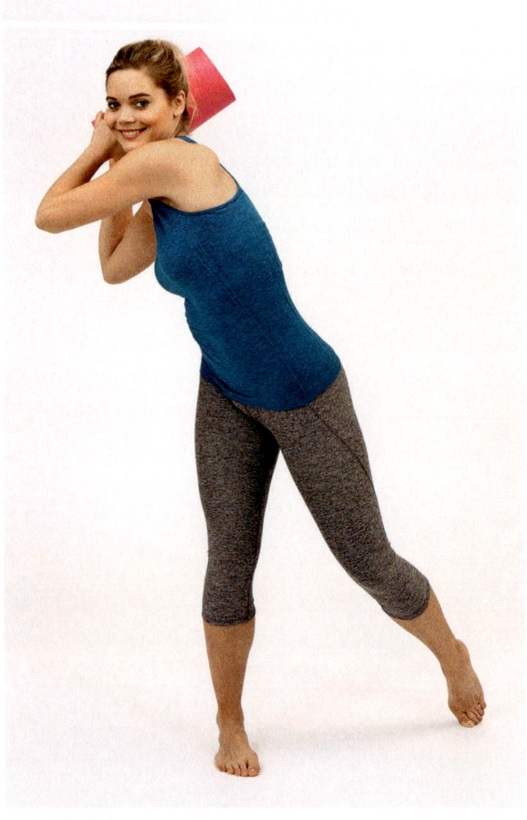

Elastizität steigern

Ein typisches Beispiel für eine vorbereitende Gegenbewegung ist der Schlag mit einem Baseballschläger. Nur wenn der Sportler optimal ausholt und der Schwung mit der Kraft der Muskeln bestmöglich koordiniert abläuft, kommt ein gezielter und kräftiger Schlag am Ende dabei heraus. Genauso läuft es mit Wirbelsäulendrehungen im Alltag und im Sport. Mit einer elastischen Faszienkette erzielen Sie bessere Leistungen und reduzieren die Verletzungsanfälligkeit. Bei dieser Übung nutzen Sie die Faszienrolle als Baseballschläger.

AUSGANGSPOSITION: Sie stehen und halten die Rolle der Länge nach mit beiden Händen. Umfassen Sie das Ende der Rolle wie einen Baseballschläger. Unterstützend achten Sie wieder auf eine gute Anspannung Ihrer Bauchmuskeln während der gesamten Bewegung.

BEWEGUNG: Holen Sie mit der Rolle zu einer Seite aus, wie Sie es für einen Schlag mit dem Baseballschläger tun würden. Dabei verlagern Sie das Körpergewicht auch auf den Beinen in die Ausholbewegung. Holen Sie nach rechts aus, geht das Gewicht auch ein wenig nach rechts. Nun führen Sie einen kontrollierten, mit Bauchmuskelspannung stabilisierten Schlag in die Gegenrichtung aus. Kontrollieren Sie das Ende der Schlagbewegung und vermeiden Sie, dass Sie zu weit durchschwingen mit der Rolle. Sie sollten keine Schmerzen oder andere Missempfindungen haben. Wiederholen Sie die Schwungbewegung in beide Richtungen.

ENDPOSITION: Nach der Schlagbewegung ist die Bewegung zu Ende und Sie können in die Ausholbewegung zurückkehren, um sich auf den nächsten Schlag einzustellen. Führen Sie wieder 3–5 Durchgänge mit je 20–30 Schlagbewegungen aus.

Seilspringen

AUSGANGSPOSITION: Im Stehen stellen Sie Ihre individuelle Seillänge am Springseil ein. Bewährt haben sich etwas schwerere Springseile (Speed Ropes), sie haben einen besseren Umlauf und brauchen weniger Schwung über die Arme. Gerade das Seilspringen (Rope skipping) fördert die dynamische Elastizität der Sprungmuskulatur und stabilisiert die Sprung- und Kniegelenke.

DURCHFÜHRUNG: Beginnen Sie mit beidbeinigem Springen, das später in einbeiniges Springen übergeht. Weitere Bewegungsvarianten: Knieheben, Sidesteps, Jumping Jacks (Hampelmannsprung), Cross-Country-Sprünge oder Toetaps (mit Zehenspitzen den Boden antippen).

ZU BEACHTEN: Seilspringen ist ein abwechslungsreiches, koordinativ anspruchsvolles Training und eine Möglichkeit, Ausdauertraining in begrenztem Raum durchzuführen.

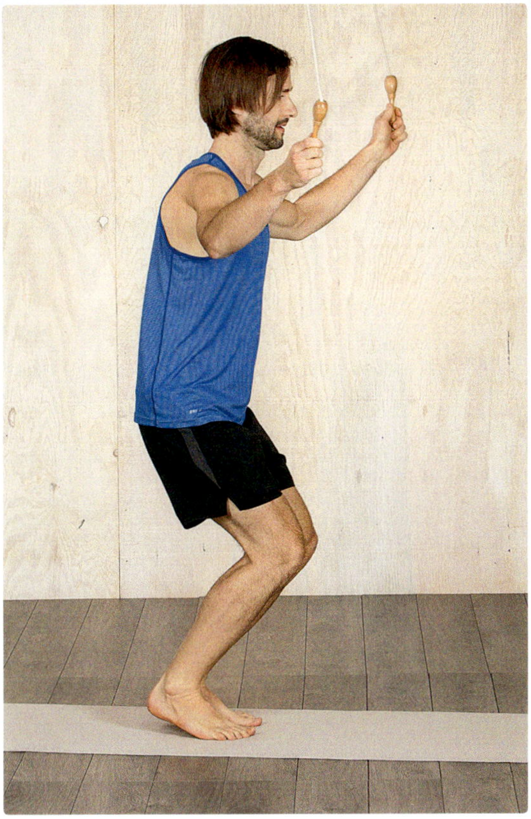

Seilspringen kombiniert Koordination mit Ausdauertraining.

Probieren Sie Varianten wie Knieheben, Sidesteps, Hampelmannsprung, Cross-Country-Sprünge, Toetaps.

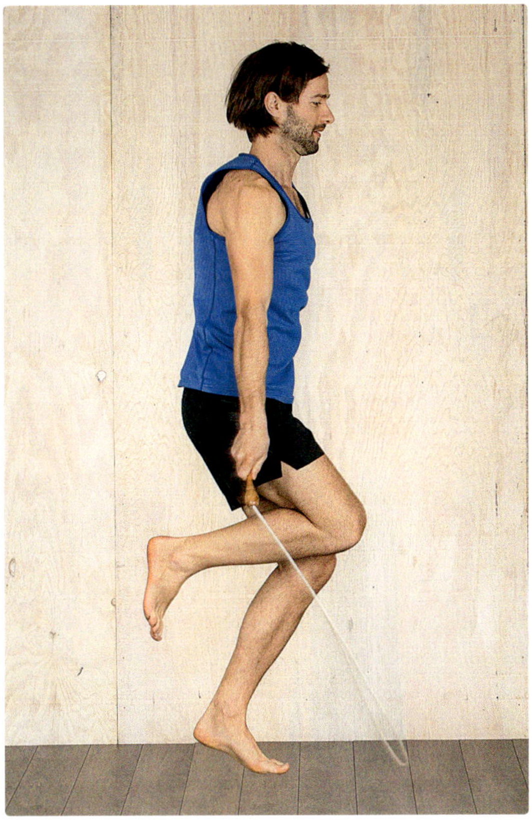

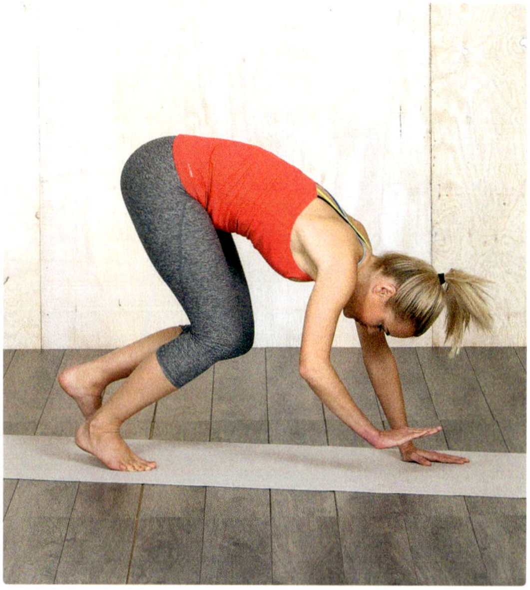

Arm und Bein heben sich immer diagonal vom Boden ab, z. B. rechter Arm mit linkem Bein.

Sind Sie aus dem Rhythmus gekommen, stoppen Sie kurz und beginnen Sie die Übung von vorn.

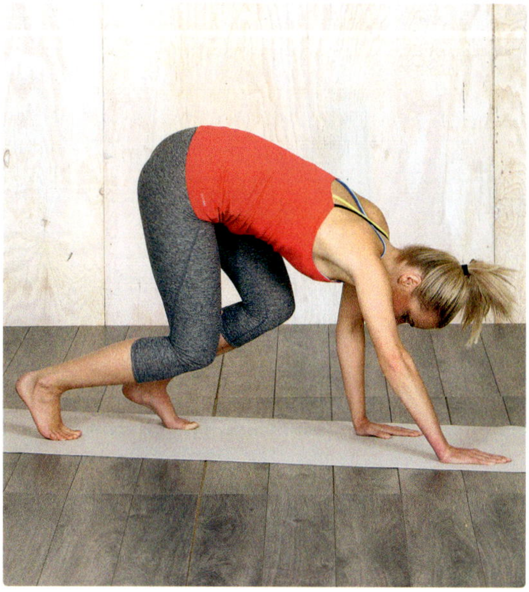

Bärengang

AUSGANGSPOSITION: Sie stehen im Bärenstand mit etwa einer Beinlänge Abstand zwischen Ihren abstützenden Händen und den aufgestellten Füßen.

DURCHFÜHRUNG: Sie gehen im Bärenstand auf dem Boden vorwärts und rückwärts. Dabei heben sich Arm und Bein immer diagonal vom Boden ab (also immer rechter Arm mit linkem Bein – und linker Arm immer mit rechtem Bein zusammen). So machen Sie zu Beginn vier kleine Schritte nach vorn und vier kleine Schritte zurück nach hinten. Als Variante bietet sich dieser diagonale Bärengang auch nach rechts und nach links an.

ENDPOSITION: Das Ende der Bewegung ist erreicht, wenn Sie wieder in der Ausgangsposition sind.

ZU BEACHTEN: Bewegen Sie Arm und Bein immer in der Diagonale. Wenn Sie aus dem Rhythmus gekommen sind, sortieren Sie Arme und Beine neu und beginnen die Übung von vorn.

Rodeo

AUSGANGSPOSITION: Sie sitzen auf dem Pezziball vor einer freien Wand, an der Sie sich mit den Füßen abstützen können. Nun rollen Sie auf dem Ball so weit nach vorn, dass Sie mit der unteren Lendenwirbelsäule auf dem Ball liegen und Sie sich mit den Füßen (bei etwa 80–100 Grad Kniebeugung) an der Wand abstützen können.

DURCHFÜHRUNG: Stabilisieren Sie Ihre Körpermitte durch Ausgleichsbewegungen der Arme und mithilfe einer dynamisch angelegten Bauchmuskelspannung, die Ihnen aber noch Aktivitätsmöglichkeiten lässt. Nun heben Sie im Wechsel einen Fuß von der Wand ab, ohne das Gleichgewicht zu verlieren. Sie können diese Bewegung zu Beginn sehr klein halten (gerade so weit abheben, dass noch ein Blatt Papier zwischen Fußsohle und Wand passt) oder Sie beugen zusätzlich noch die Hüfte an und holen den Oberschenkel zum Oberkörper her.

ZU BEACHTEN: Sicherheit, in Form von Gleichgewichtskontrolle, hat immer Vorrang. Stoppen Sie die Bewegung, sobald Sie sie nicht mehr unter Kontrolle haben, und starten Sie die Übung von Neuem.

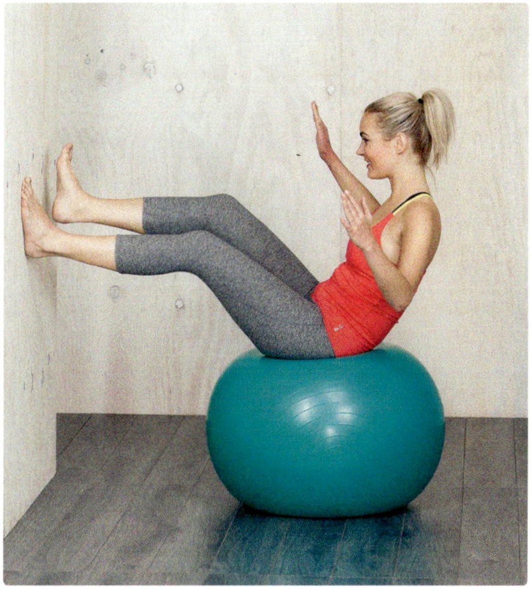

Stabilisieren Sie sich durch Ausgleichsbewegungen der Arme und der Bauchmuskeln.

Stoppen Sie, sobald Sie die Bewegung nicht mehr kontrollieren können, dann starten Sie neu.

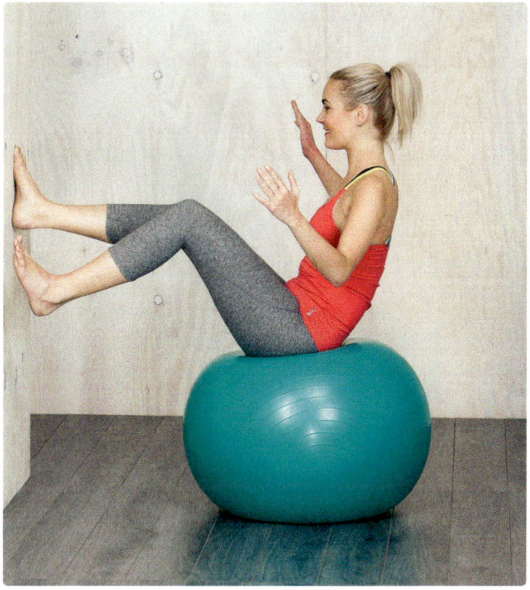

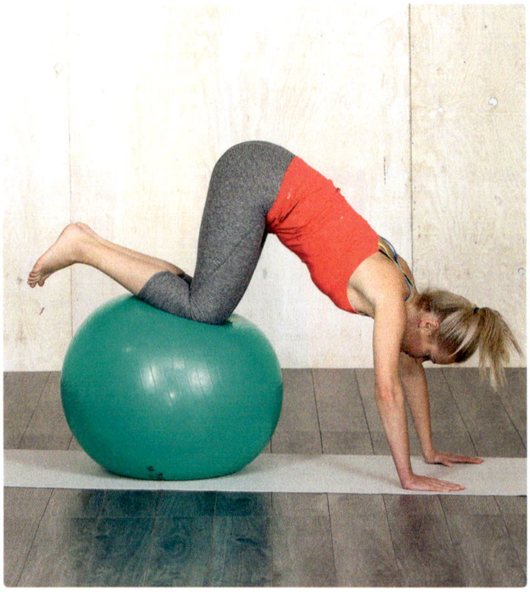

Sie können zusätzlich das nach hinten gestreckte Bein, das Knie oder das Fußgelenk bewegen.

Die Übung stellt einen hohen Anspruch an die Koordination von Rumpf-, Hüft- und Beinmuskulatur.

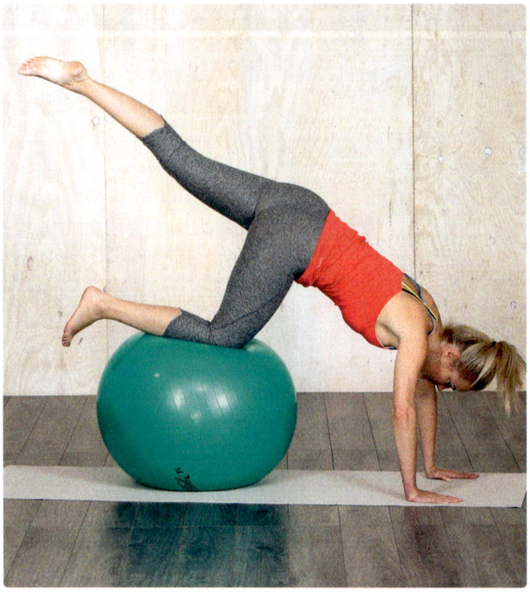

Rücktritt

AUSGANGSPOSITION: Legen Sie sich mit dem Bauch auf den Pezziball und stützen Sie sich mit den Händen vor dem Ball auf dem Boden ab. Nun rollen Sie so weit nach vorn, dass Sie mit der Mitte Ihrer Oberschenkel auf dem Ball sind. Nun ziehen Sie beide Knie unter den Oberkörper und behalten diese Position bei.

DURCHFÜHRUNG: Aus dem mit Armen abgestützten Kniestand auf dem Pezziball strecken Sie abwechselnd ein Bein nach hinten. Halten Sie dabei Ihre Körpermitte stabil und den Rücken lang und gerade. Als Variante können Sie das nach hinten gestreckte Bein nach rechts und links bewegen oder das Knie anbeugen und wieder strecken. Auch Bewegungen mit den Fußgelenken sind möglich und hilfreich zur Elastizitätssteigerung.

ENDPOSITION: Kniestand auf dem Pezziball, beide Arme stützen vorn auf dem Boden und ein Bein ist vom Ball abgehoben und nach hinten gestreckt.

ZU BEACHTEN: Diese Übung stellt sehr hohe Ansprüche an ein koordiniertes Zusammenspiel zwischen Rumpf-, Hüft- und Beinmuskulatur. Beginnen Sie mit langsamen Bewegungsabläufen und steigern Sie das Tempo langsam.

Bogen spannen

AUSGANGSPOSITION: Die Ausgangsposition für diese Übung ist die Endposition der letzten Übung. Einziger Unterschied: Ihre beiden Beine sind auf dem Boden aufgestellt und die Bewegung betrifft nun hauptsächlich den Oberkörper und den Arm. Sie sind im umgekehrten Vierfüßler und haben zusätzlich einen Arm angehoben.

DURCHFÜHRUNG: Heben Sie die Hüften noch weiter vom Boden ab und strecken Sie den Oberkörper (Becken und Wirbelsäule) lang nach oben hinten. Mit dem angehobenen Arm führen Sie die Oberkörperbewegung an – strecken Sie den Arm Ihrem Oberkörper voraus. Sie stützen sich stabil auf Ihrem Arm und Ihren Beinen ab. Stabilisieren Sie diese Position einige Sekunden. Ergänzend können Sie kleine Bewegungen mit dem Nacken oder dem Arm (Schulter, Ellbogen) durchführen. Auch das Becken können Sie in der Endstellung ein wenig weiter anheben und wieder absenken. Diese dynamisch-elastischen Bewegungen aktivieren Ihre myofaszialen Linien stärker.

ENDPOSITION: Sie stützen sich auf einem Arm und Ihren Beinen mit lang gestrecktem Rücken und Nacken. Ihre Körperrückseite zeigt dabei zum Boden.

ZU BEACHTEN: Kontrollieren Sie die Streckbewegungen und halten Sie die Endposition am Anfang nicht zu lange.

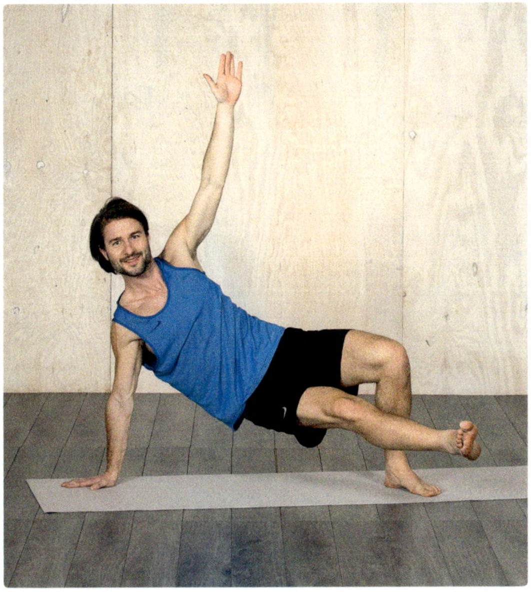

Der angehobene Arm führt die Oberkörperbewegung an – der Arm geht dem Oberkörper voraus.

Kontrollieren Sie die Streckbewegungen, halten Sie die Endposition anfangs nicht zu lange.

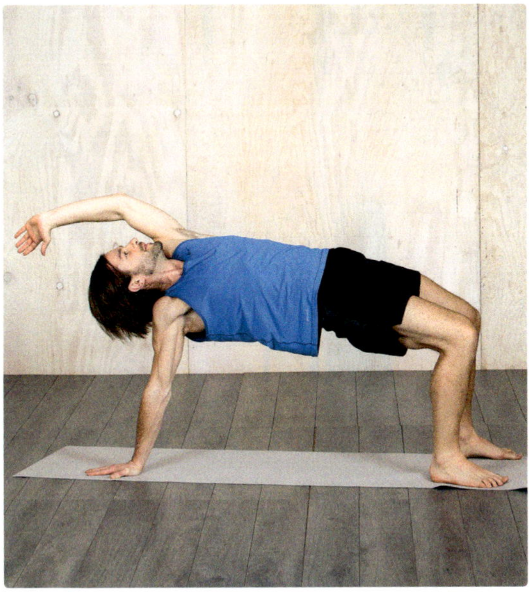

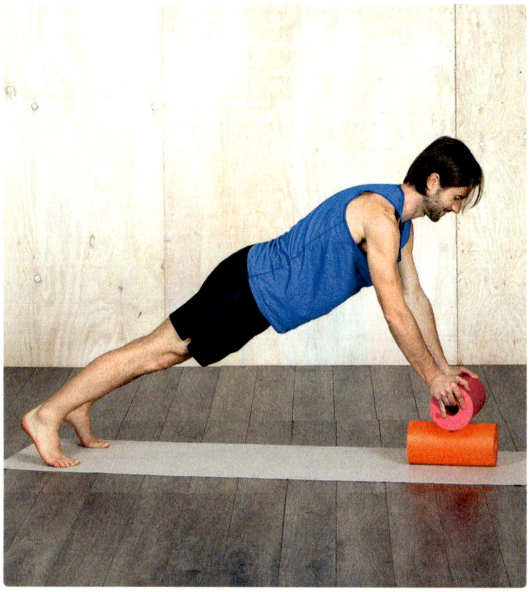

Anfangs können Sie die Knie als zusätzlichen Halt auf dem Boden absetzen.

Sie brauchen und trainieren: dynamische Rumpfspannung und koordinatives Geschick.

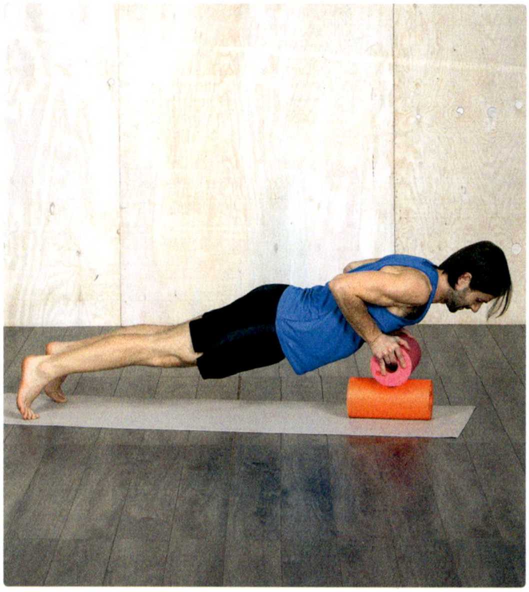

Auf Doppelrolle

AUSGANGSPOSITION: Sie befinden sich in der Liegestützposition und stützen sich auf einer Blackroll ab. Diese liegt wiederum auch auf einer Faszienrolle – als beweglicher Untergrund für mehr koordinativen Anspruch in der Progression eines Faszientrainings.

DURCHFÜHRUNG: Stabilisieren Sie die Position auf der gedoppelten Faszienrolle und führen Sie so die Liegestütze durch. Sie können zu Beginn auf den Knien bleiben und mit zunehmender Koordinationsfähigkeit und Stabilität die Beine wieder strecken.

ENDPOSITION: Das Ende der ersten Teilbewegung ist erreicht, wenn Sie die Liegestützposition auf den zwei Rollen mit gebeugten Ellbogen stabilisiert haben. Dabei sollten Sie Ihre Körperlängsachse (mit aufgerichteter Wirbelsäule) stabil halten.

ZU BEACHTEN: Eine dynamische Rumpfspannung ist ebenso erforderlich wie ein koordinatives Geschick, um die zwei Faszienrollen aufeinander zu kontrollieren. Nur wenn Sie die Körpermitte über die Bauchmuskelspannung stabilisieren, sind auch koordinative Ausgleichbewegungen auf den zwei Rollen in stabiler Lage machbar.

Auf Achse

AUSGANGSPOSITION: Stellen Sie sich im Bärenstand (auf Händen und Füßen) rutschsicher auf eine Matte. Haben Sie keine Matte zur Hand, funktioniert diese Übung auch barfuß oder in Sportschuhen auf dem normalen Boden.

DURCHFÜHRUNG: Sie heben diagonal Arm und Bein vom Boden ab. Das Bein bringen Sie unter Ihrem Körper hindurch auf die Gegenseite, während Sie mit dem diagonalen Arm das Gleichgewicht ausbalancieren können. Ihr Oberkörper dreht sich dabei einmal um (nun zeigt der Rücken nach unten zum Boden) und Sie stützen sich mit der anderen Diagonale (Arm und Bein) sicher am Boden ab. Einmal umgedreht, strecken Sie Ihr angehobenes Bein lang vom Körper weg und Ihr angehobener Arm macht dasselbe in die andere Richtung. Halten Sie das Becken angehoben und strecken Sie Ihre Wirbelsäule.

ENDPOSITION: Ihr Oberkörper ist einmal umgedreht und Sie strecken diagonal Arm und Bein in entgegengesetzte Richtung vom Körper weg.

ZU BEACHTEN: Kontrollieren Sie die Drehbewegungen und bremsen Sie rechtzeitig für eine stabile Endposition.

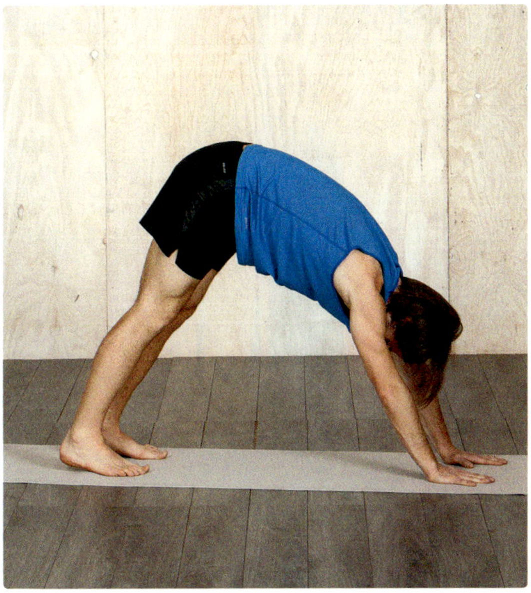

Halten Sie das Becken die ganze Zeit angehoben und strecken Sie Ihre Wirbelsäule.

Kontrollieren Sie die Drehbewegungen und bremsen Sie rechtzeitig für eine stabile Endposition.

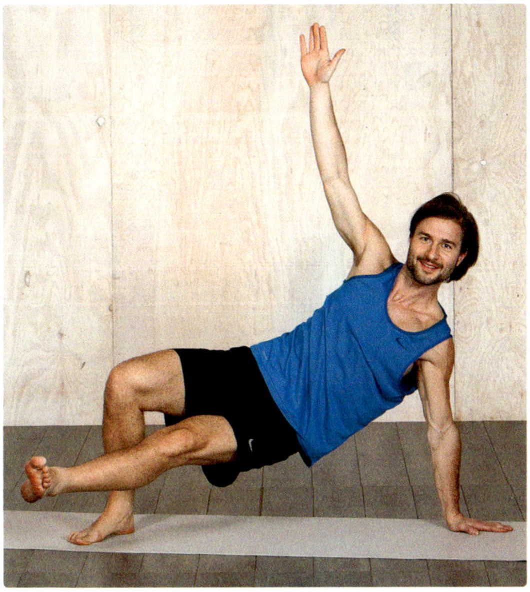

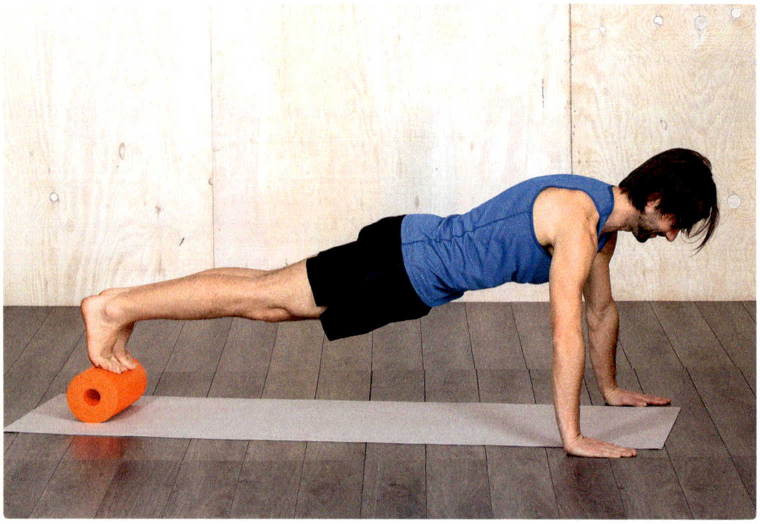

Bewegen Sie Arm und Bein diagonal gleichzeitig, ist die Ausgangsposition enger – sonst kippt die Rolle.

Sie können die Intensität steigern mit schnelleren Bewegungen und einer zweiten Rolle.

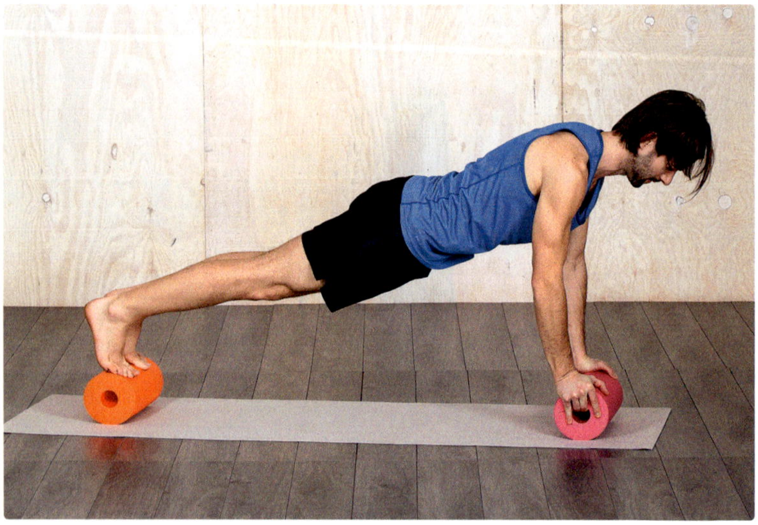

Rauf und runter

AUSGANGSPOSITION: Liegestützposition auf der Blackroll. Sie stützen sich mit Armen und Beinen auf den Faszienrollen ab. Sie können diese Übung auch mit einer Rolle durchführen: Dann stützen Sie sich entweder mit den Armen oder den Beinen auf der Rolle ab. Stabilisieren Sie die Ausgangsposition und halten Sie eine dynamische Rumpfspannung zum Schutz Ihrer Wirbelsäule.

DURCHFÜHRUNG: Aus der stabilen Ausgangsposition heraus nehmen Sie immer im Wechsel einen Arm oder ein Bein von der Faszienrolle herunter, tippen damit kurz den Boden an und setzen Arm oder Bein wieder auf der Rolle auf. Sind Ihre Bewegungsabläufe während der Übung gut koordiniert, können Sie Arm und Bein gleichzeitig (immer diagonal: rechter Arm mit linkem Bein) von der Rolle auf den Boden und zurück bewegen. Bewegen Sie Arm und Bein diagonal gleichzeitig, starten Sie in einer engeren Ausgangsposition (Arme und Füße sollten auf der Rolle enger zusammenstehen – sonst kippt die Rolle).

ENDPOSITION: Das Ende der Bewegung ist erreicht, wenn Sie wieder in der Ausgangsstellung sind.

ZU BEACHTEN: Beginnen Sie mit einer Rolle und trainieren Sie die Koordination. Steigern Sie sich mit schnelleren Bewegungen und mit einer zweiten Rolle.

Rollout Jump

AUSGANGSPOSITION: Legen Sie die Faszienrolle längs vor Ihrem Oberkörper ab. Stützen Sie sich mit beiden Händen auf einer weiteren Blackroll ab, die danebenliegt. So sind Sie in einer Liegestützposition.

DURCHFÜHRUNG: Lassen Sie Ihren Oberkörper ein klein wenig nach unten sinken (vorbereitende Gegenbewegung), um Schwung für das Abdrücken zu holen. Drücken Sie sich dann mitsamt der Rolle vom Boden ab und landen Sie mit der Rolle in den Händen auf der zweiten Rolle. Führen Sie diese Bewegung im Wechsel von der rechten Seite und von der linken Seite aus.

ENDPOSITION: Sie ist erreicht, wenn Sie in einer stabilen Stützposition mit der Rolle auf der Rolle sind.

ZU BEACHTEN: Eine dynamische Beweglichkeit zu halten ist sehr anspruchsvoll. Kontrollieren Sie Ihre Körpermitte (Rumpfspannung) und koordinieren Sie eine fließende Atmung dazu. Bitte halten Sie nicht die Luft an. Wenn Sie sich am Anfang noch etwas unsicher sind, starten Sie mit aufgestellten Knien und vergrößern Sie langsam den Winkel zwischen Oberschenkel und Becken (nehmen Sie die Knie immer weiter nach unten vom Becken weg). Steigern Sie langsam und kontrollieren Sie die Landung auf der beweglichen zweiten Rolle.

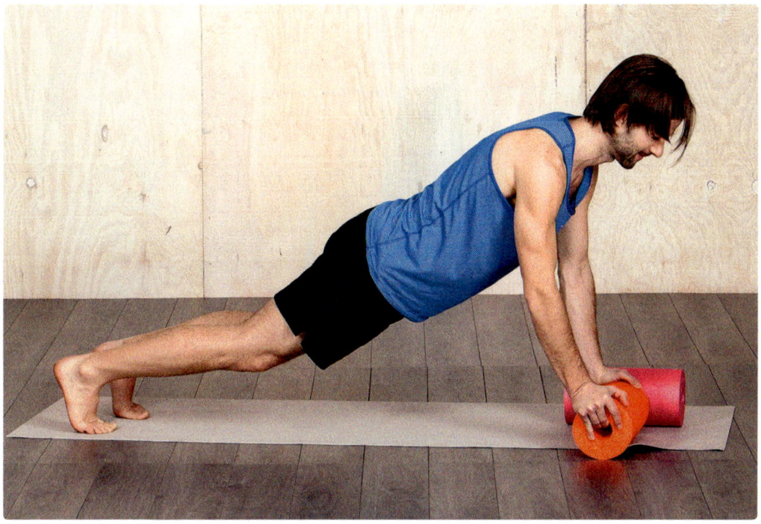

Gehen Sie zunächst in die vorbereitende Gegenbewegung – lassen Sie den Oberkörper etwas absinken.

Wichtig: Rumpfspannung halten und weiteratmen.

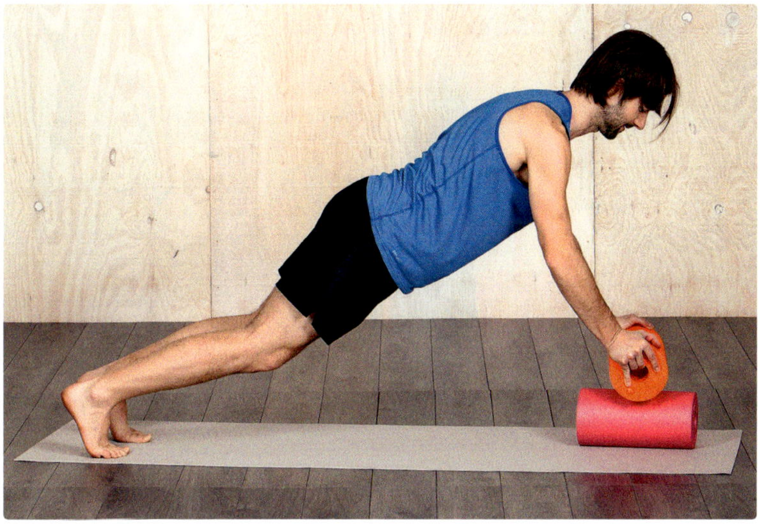

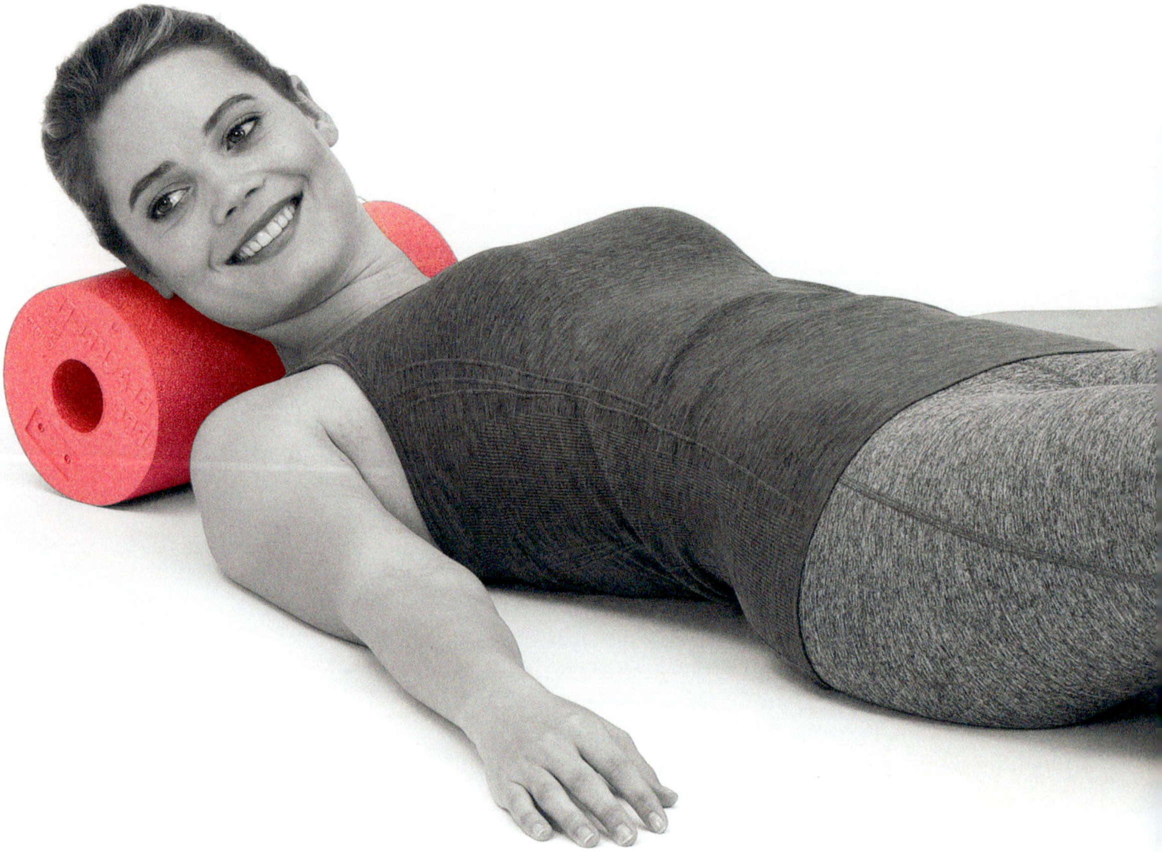

COOL-DOWN

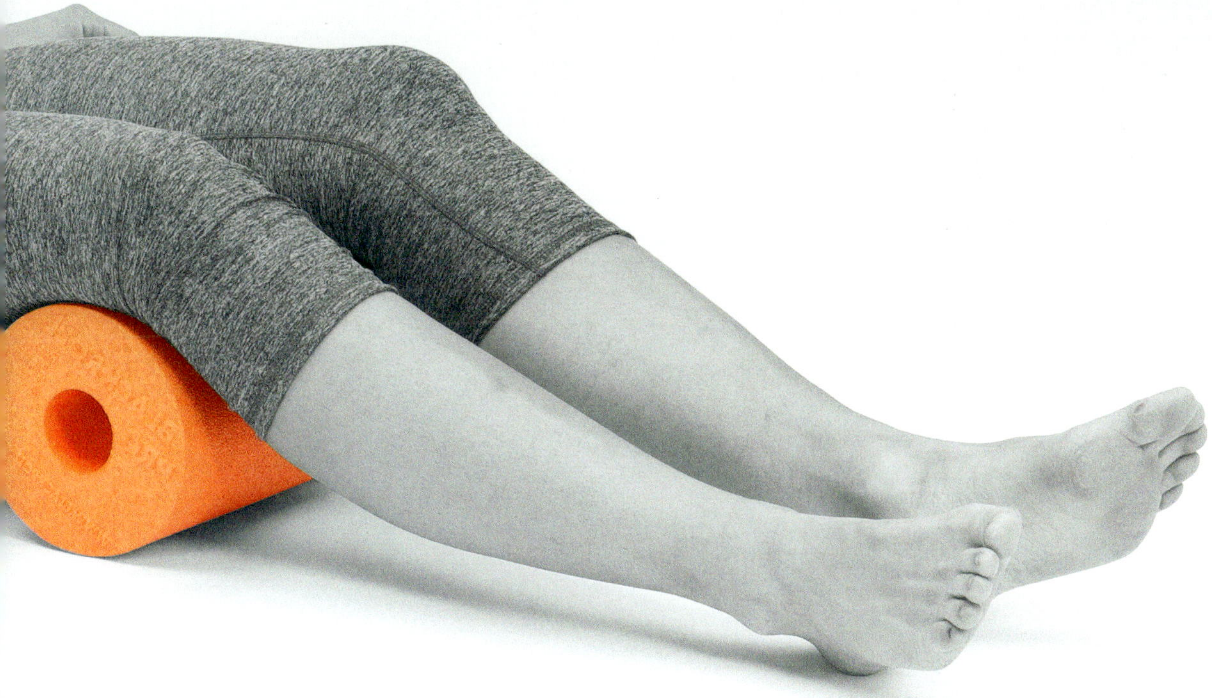

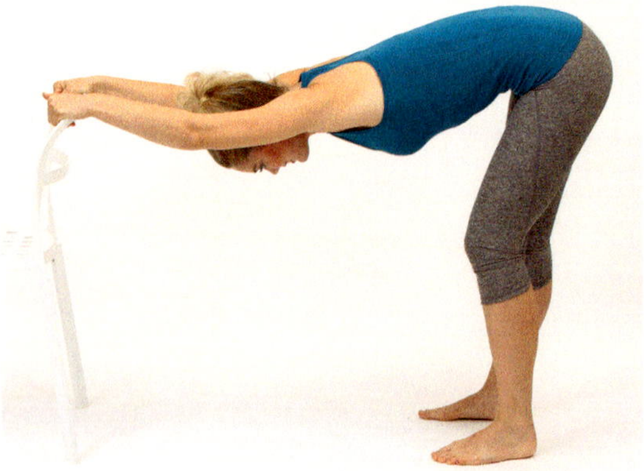

Räkeln Sie sich mit dem Oberkörper wie eine Katze, bewegen Sie langsam und sanft Arme und Beine.

Genießen Sie die Übung! Vergessen Sie aber dabei das Atmen nicht.

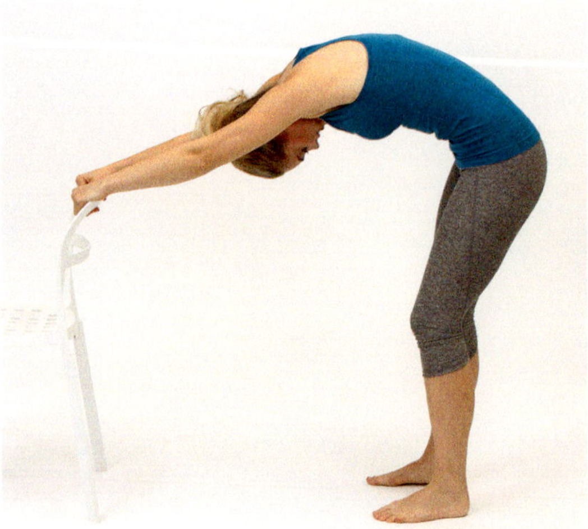

Cat Stretch – Katzendehnung

Die Ausgangsposition dieser Übung (Cat stretch) ist tatsächlich multifunktionell. Sie können sehr effektive Stretches (Dehnungen) der Rückenfaszie durchführen, die von kleinen, sanften Bewegungen der Beine, der Arme, des Beckens oder des Oberkörpers begleitet werden können. Denn: Die Rückenfaszie lässt sich sehr gerne von den Arm- und Beinfaszien beeinflussen.

AUSGANGSPOSITION: Sie stehen vor einem Stuhl mit Lehne und halten sich mit beiden Händen daran fest. Die Füße stehen so weit vom Stuhl entfernt, dass Sie in der Hüfte eine angenehme 90-Grad-Beugung haben.

BEWEGUNG: Beugen Sie den Oberkörper langsam nach vorn und nehmen Sie die Spannung im Rücken wahr. Nun rollen Sie den Oberkörper nach oben auf (Sie machen einen Katzenbuckel). Das steigert die Spannung im Rücken. Um dieses Spannungsgefühl zu verändern, räkeln Sie sich mit dem Oberkörper wie eine Katze. Oder Sie bewegen langsam und sanft die Arme im selben Rhythmus. Ziehen Sie Ihren Oberkörper dazu mit den Armen nach vorn oder nach unten. Kippen Sie das Becken abwechselnd nach vorn oder hinten; beugen, bzw. strecken, Sie die Knie im Wechsel. Verlagern Sie Ihr Gewicht abwechselnd auf die Fersen und auf die Zehenspitzen. Genießen Sie diese Bewegungen. Machen Sie langsame, geschmeidige Bewegungen und vermeiden Sie ruckartige oder unkontrollierte Bewegungen.

Diese Übung können Sie in mehrere Bewegungszyklen einteilen: z. B. Arme, Beine, Becken. Bewegen Sie sich je zwischen 20 und 40 Sekunden. Machen Sie 5–8 Durchgänge pro Arm-Bein-Becken-Zyklus.

ENDPOSITION: Sie beginnen mit einem langen, gestreckten Rücken und haben das Ende der Bewegung in einem harmonisch gebeugten Rücken erreicht.

Lange Rückenfaszie mobilisieren

Ein variabler Druck auf die lange Rückenfaszie (»Fascia thoracolumbalis«, Seite 20) können Sie leicht über die Faszienrolle aufbauen und nutzen, um die Faszienkette sanft zu mobilisieren. Sie haben die Möglichkeit, den Druck über die Rolle in verschiedenen Höhen (Becken, untere LWS, mittlere LWS, obere LWS) anzuwenden.

AUSGANGSPOSITION: Legen Sie sich auf den Rücken und packen Sie die Faszienrolle in der gewünschten Höhe (Becken, untere, mittlere oder obere Lendenwirbelsäule) unter den Körper. Am besten stützen Sie sich mit beiden Armen seitlich etwas ab, während Sie beide Beine nach oben strecken und in dieser Position halten. Lassen Sie den Oberkörper sanft auf die Rolle absinken und genießen Sie die Entspannung.

BEWEGUNG: Nun strecken Sie im Wechsel ein Bein weiter nach oben in Richtung Zimmerdecke. Diese Bewegung können Sie aus der Hüfte, dem Becken, auch aus den Knien oder den Fußgelenken aufbauen. Versuchen Sie, während Sie das eine Bein nach oben strecken, das andere Bein etwas nach unten zu ziehen. Wechseln Sie öfter die Bewegungsstrategie. Mit einem leichten Druck über beide Arme auf den Boden stabilisieren Sie den Körpermittelpunkt.

ENDPOSITION: Ein Bewegungszyklus endet in der Position: Ein Bein geht in der Bewegung weiter nach oben, während das andere Bein nach unten gezogen wird. Wiederholen Sie die Bewegung 20- bis 30-mal und machen Sie davon 4–5 Durchgänge.

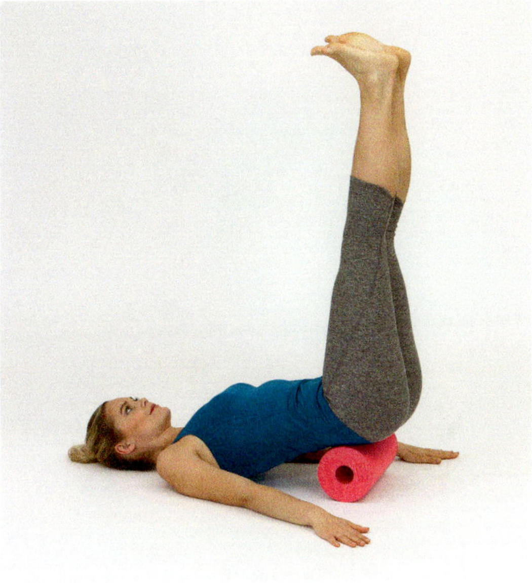

Stützen Sie sich mit beiden Armen seitlich etwas ab, während Sie beide Beine nach oben strecken.

Die Streckbewegung nach oben kommt aus der Hüfte, dem Becken, den Knien oder den Fußgelenken.

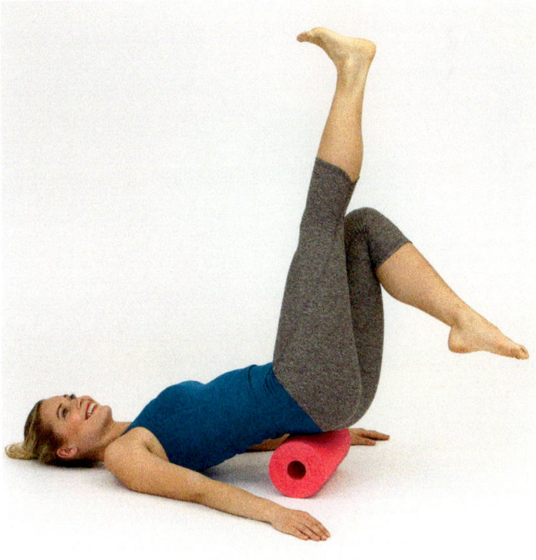

Oberkörper entspannen

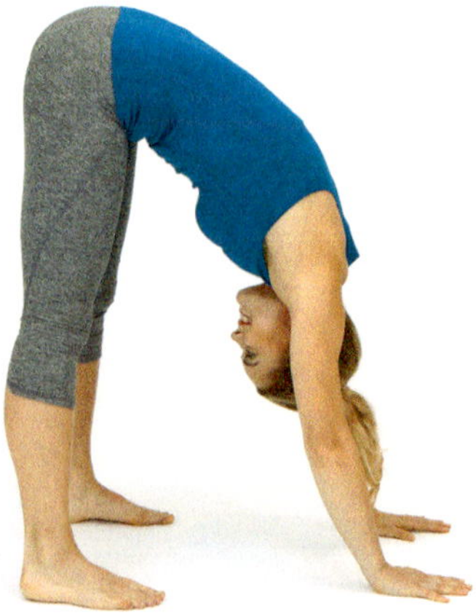

Wölben Sie Ihren Rücken entspannt nach oben und ziehen Sie ihn wieder nach unten ein.

Lassen Sie die Welle der Bewegung von oben nach unten durch den Körper wandern.

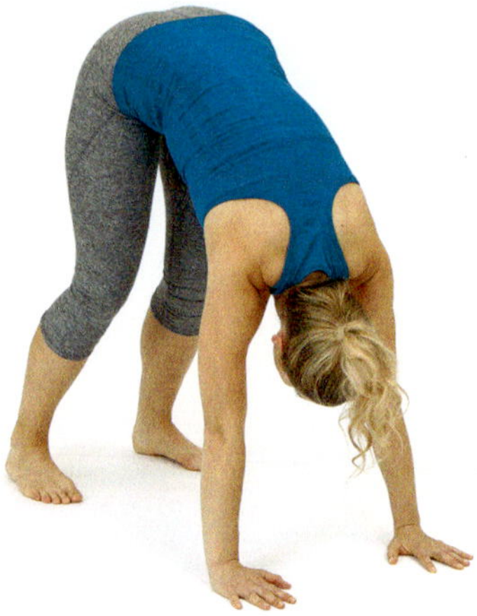

Die langsam schlängelnde Entspannung der Faszien im Bärenstand ist zu Beginn sicherlich gewöhnungsbedürftig. Sie werden aber sehr schnell ihr beruhigendes Potenzial für mehr Elastizität und eine reibungsfreie und gelöste Beweglichkeit der Wirbelsäule spüren.

AUSGANGSPOSITION: Sie gehen in den Bärenstand. Dabei haben Sie beide Hände und beide Füße auf dem Boden aufgestellt, die Hüftgelenke sind etwa bei 90 Grad gebeugt. Positionieren Sie die Hände leicht vor den Schultern, um die Schultergelenke bei der Stützfunktion nicht zu überlasten. Stellen Sie die Füße deutlich unterhalb der Hüfte auf, um die Spannung zu dosieren.

BEWEGUNG: Führen Sie sanfte schlängelnde Bewegungen mit dem Oberkörper nach oben und unten oder auch nach rechts und links durch. Wölben Sie Ihren Rücken entspannt nach oben und ziehen Sie ihn wieder nach unten ein und zusammen. Lassen Sie die Welle der Bewegung von oben (von den Schultern und dem Nacken) nach unten (an das Becken und die Lendenwirbelsäule) wandern und spüren Sie nach, wie der Rücken dabei immer beweglicher und elastischer wird. Sie können dabei auch Ihre Knie im Wechsel anbeugen und strecken.

ENDPOSITION: Eine klar definierte Endposition gibt es bei dieser Übung eigentlich nicht, da Sie die Übung am Stück, also nonstop, durchführen. Dennoch stoppen Sie die Bewegung, wenn Sie aus der Ausgangsposition starten, an der Stelle, an der Sie am weitesten von der Mitte abweichen (nach oben, unten, rechts oder links), ohne ein unangenehmes Empfinden dabei zu haben.

Faszien aufladen

Laden Sie Ihre Faszien mit geballter Bewegungsenergie auf. Sie werden fühlen können, wie leicht Bewegung sein kann. Eine kleine »vorbereitende Gegenbewegung« kann dabei wahre Wunder vollbringen und trainiert zudem die Elastizität und Dynamik der Faszienkette.

AUSGANGSPOSITION: Im Stand nehmen Sie die Faszienrolle in beide Hände und halten Sie der Länge nach. Nehmen Sie die Rolle über den Kopf, sodass die lange Seite nach oben zeigt. Die Rolle steht also senkrecht. Über die Spannung der Bauchmuskeln sichern Sie eine stabile Körpermitte und verhindern ungünstige Belastungen während der Bewegung. Die Beine stehen mehr als beckenbreit auseinander und die Knie sollten Sie leicht anbeugen.

BEWEGUNG: In einer ersten Bewegung neigen Sie den Oberkörper auf eine Seite. Dabei führen Sie die Faszienrolle mit beiden Armen mit. Neigen Sie sich nur so weit zur Seite, wie Sie die Bewegung gut kontrollieren können und ein angenehmes, leichtes Spannungsgefühl an der anderen Körperseite wahrnehmen. Haben Sie diesen Punkt erreicht, richten Sie den Oberkörper wieder in die Mitte auf. Das Ziel der Übung ist, beide Bewegungen möglichst schnell, aber dennoch kontrolliert zu koppeln, also hintereinanderzubringen. Das heißt, Sie neigen Ihren Oberkörper auf eine Seite und richten ihn sofort wieder zur Mitte auf. Dabei fungiert die Faszienrolle als Gewicht, das Sie durch Ihre Körperbewegung beschleunigen.

ENDPOSITION: Das Ende der Bewegung ist erreicht, wenn Sie den Oberkörper wieder in der Mitte aufgerichtet haben und die Faszienrolle über Ihrem Kopf in den Händen halten.

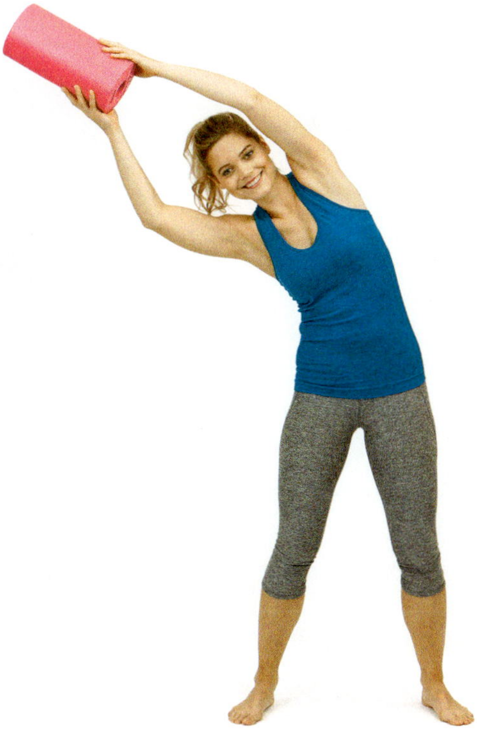

Neigen Sie nur so weit zur Seite, bis Sie ein angenehmes Spannungsgefühl auf der anderen Körperseite haben.

Vordere und hintere Faszienkette fordern

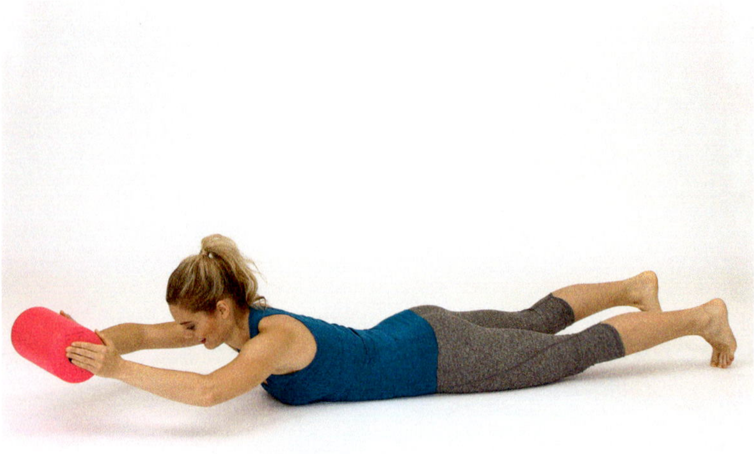

Legen Sie beide Ellbogen und die Rolle nicht auf dem Boden ab, sondern halten Sie sie in der Luft.

Berühren sich Hand und Fuß an der Rolle, halten Sie diese Position für 1–2 Sekunden.

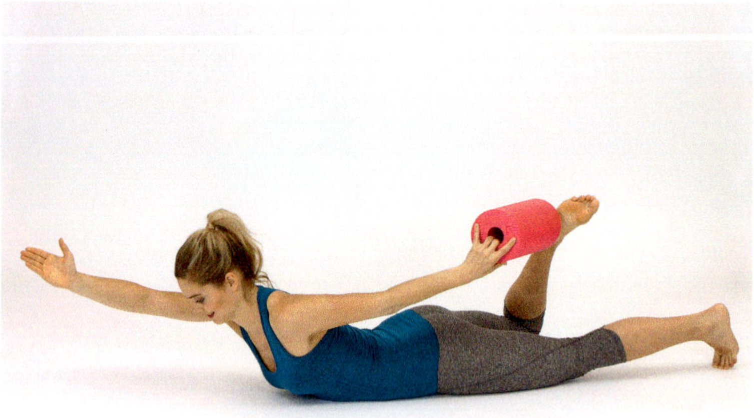

Wenn Sie langsame Bewegungen mit Koordination verknüpfen, bringen Sie Ihre Faszien auch so richtig in Schwung. Bei dieser Übung müssen vor allem die vordere und hintere Faszienkette arbeiten und sich dynamisch und elastisch an die Bewegung anpassen.

AUSGANGSPOSITION: In Bauchlage nehmen Sie die Rolle in beide Hände und halten sie quer vor dem Kopf. Dabei sind beide Ellbogen und die Rolle nicht auf dem Boden abgelegt, halten Sie Arme und Rolle in der Luft. Die Beine sind nicht ganz gestreckt im Kniegelenk (sie sind immer leicht gebeugt), die Zehenspitzen können Sie beckenbreit auf dem Boden aufstellen.

BEWEGUNG: Sie nehmen die Rolle mit einer Hand hinter den Oberkörper und bringen die Ferse des diagonalen Beins von der anderen Seite an die Rolle. Sie halten z. B. die Rolle mit der rechten Hand und bringen die linke Ferse an das andere Ende der Rolle. Diese Position können Sie 1–2 Sekunden halten, bevor Sie sich in die Ausgangsposition zurückbewegen.

ENDPOSITION: Am Ende der Bewegung sind Sie wieder in der Ausgangsposition: Sie halten die Rolle mit beiden Händen quer vor dem Kopf und beide Füße stehen mit den Zehenspitzen auf dem Boden. Die Knie sind leicht gebeugt.

Drehend stabilisieren

Die Drehung des eigenen Körpers zu kontrollieren ist eine wichtige Aufgabe an die Stabilitätsmuskeln und das Fasziensystem. Wichtig dabei ist vor allem, dass Bauch- und Rückenmuskeln optimal zusammenspielen – also das kontrollierte, dynamische Verhalten der »Frontline« (Seite 19) und »Backline« (Seite 20).

AUSGANGSPOSITION: Sie liegen auf dem Rücken und halten die Rolle mit beiden Händen vor dem Oberkörper fest.

BEWEGUNG: Das Ziel ist, dass Sie sich von der Rückenlage einfach auf den Bauch drehen. Allerdings ohne dabei die Ellbogen, Unterarme, Hände oder die Rolle mit dem Boden in Kontakt zu bringen. Auch sollten Sie die Drehbewegung des Oberkörpers unbedingt während der gesamten Bewegung kontrollieren und steuern können. Also führen Sie bitte keine schnellen oder gar ruckartigen Drehungen durch. Den Oberkörper einfach auf die andere Seite fallen zu lassen ist ebenfalls keine Option für Sie. Sie sollen die Drehung langsam (fast im Zeitlupentempo) durchführen und dabei die Rolle permanent in der Luft halten.

ENDPOSITION: Das Ende der Bewegung ist mit der Bauchlage erreicht. Halten Sie während der gesamten Drehung die Bauchmuskeln etwas angespannt. In Bauchlage halten Sie die Rolle dann quer vor das Gesicht. Nun drehen Sie in die Ausgangsposition zurück und wiederholen die Drehung – auch gerne einmal über die andere Seite.

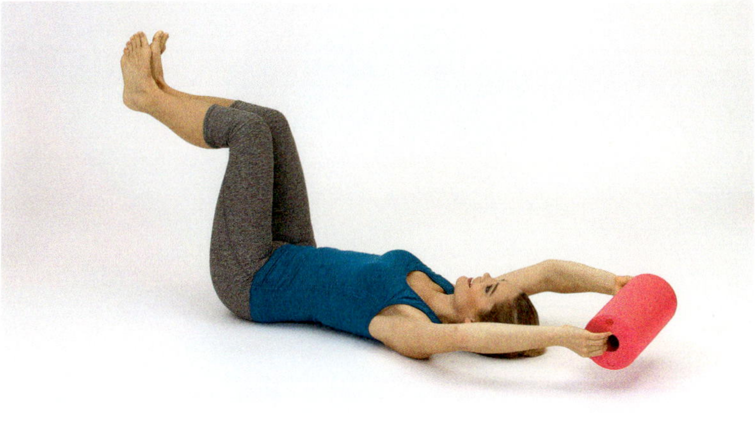

Ellbogen, Unterarme, Hände und Rolle sollten während der Drehung nicht den Boden berühren.

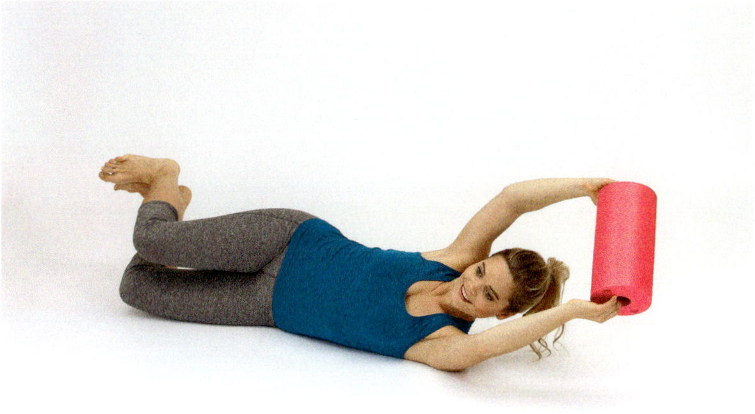

Bringen Sie die Muskeln Ihres Körpers in eine Grundspannung, dann können Sie die Bewegung kontrollieren.

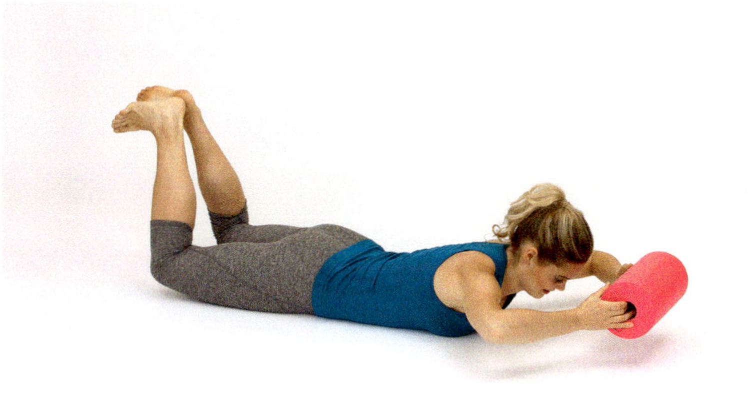

Drehen Sie wie in Zeitlupe, machen Sie keine ruckartigen und unkontrollierten Bewegungen.

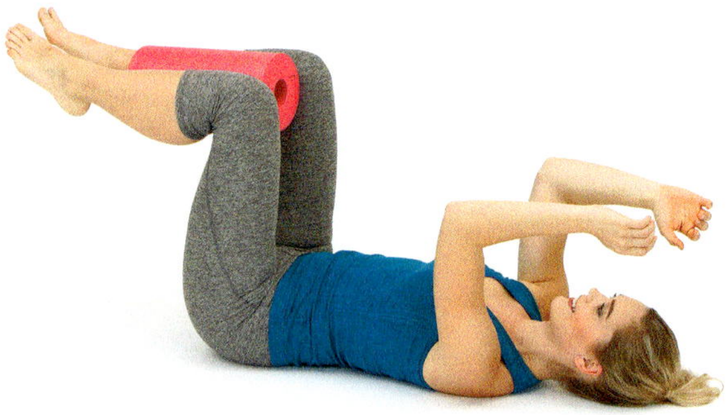

Bei dieser Übung können Sie den Oberkörper seitlich mit den Armen abstützen.

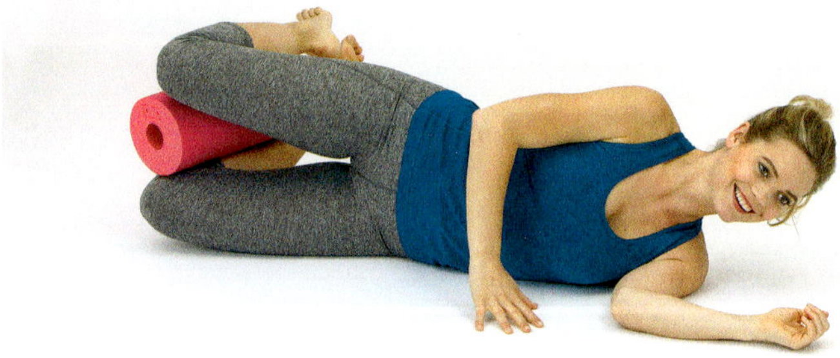

Den Oberkörper einfach auf die andere Seite zu werfen ist nicht der Gedanke. Drehen Sie langsam und kontrolliert.

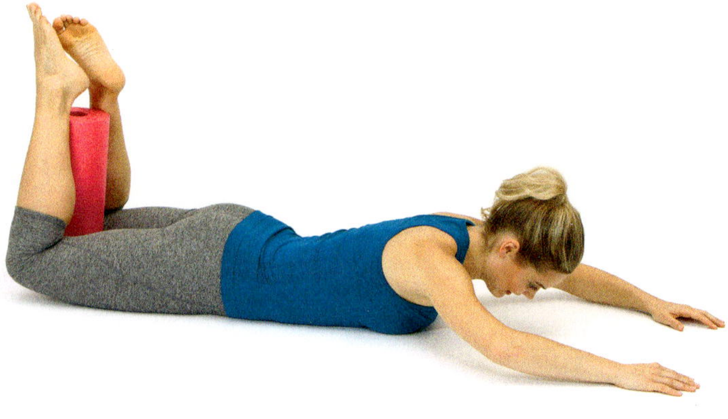

Halten Sie die Rolle in Bauchlage und während der Bewegung fest zwischen Ihren Beinen.

Drehend stabilisieren – Variante

Bei dieser Übung haben Sie zwar freie Hände, aber die Beine sind durch das Halten der Rolle etwas in ihrer Bewegungsfreiheit begrenzt. Machen Sie das Beste daraus und drehen Sie kontrolliert.

AUSGANGSPOSITION: Starten Sie in Rückenlage. Nun halten Sie die Rolle zwischen den Knien oder den Unterschenkeln fest. Die Arme dürfen seitlich Ihren Oberkörper abstützen.

BEWEGUNG: Das Ziel ist es wiederum, dass Sie sich von der Rückenlage auf den Bauch drehen. Dieses Mal allerdings, ohne dabei die Knie, Unterschenkel, Füße oder die Rolle mit dem Boden in Kontakt zu bringen. Auch sollten Sie die Drehbewegung des Oberkörpers und des Beckens unbedingt während der gesamten Bewegung kontrollieren und steuern können. Machen Sie keine schnellen oder gar ruckartigen Drehbewegungen. Auch hier gilt: Den Oberkörper einfach auf die andere Seite fallen zu lassen ist wieder keine Option und bei dieser Übung nicht erlaubt. Sie sollen die Drehung langsam (fast im Zeitlupentempo) durchführen und dabei die Rolle permanent in der Luft halten. Vergessen Sie auch das Luftholen nicht – atmen Sie einfach locker weiter.

ENDPOSITION: Das Ende der Bewegung ist mit der Bauchlage erreicht. Halten Sie während der gesamten Drehung die Bauchmuskeln etwas angespannt. In Bauchlage halten Sie die Rolle zwischen Knien oder Unterschenkel fest. Nun drehen Sie wieder in die Ausgangsposition zurück und wiederholen die Drehung – gerne über die andere Seite.

Nacken entspannen

Entspannung mit Nachdruck verspricht Ihnen diese Übung für die Nackenmuskeln. Gerade die Muskelpartien unter dem Hinterhaupt (im Übergang zwischen oberer Halswirbelsäule und dem Kopf) zeigen im Alltag oft deutliche Spuren der Überbeanspruchung. Sie zeigen sich häufig als unangenehme oder zum Teil auch schmerzhafte Verspannungen mit Druckempfindlichkeit.

AUSGANGSPOSITION: Legen Sie sich bequem auf den Rücken. Dabei können Sie auch Ihre Beine mit einer Decke unterlagern. Die Blackroll platzieren Sie unter Ihrem Kopf, genau unter den allzu arg verspannten Muskeln. Die Arme können Sie auf dem Boden, der Matte oder auch auf Ihrem Oberkörper entspannt ablegen.

BEWEGUNG: Nun drehen Sie den Kopf sehr langsam nach rechts und links. Dabei bearbeiten Sie vor allem die faszialen Strukturen der Halswirbelsäule und rollen sie quer zu ihrem Faserverlauf aus. Führen Sie die Bewegung zuerst nur auf eine Seite durch (15-mal nach rechts) und stoppen Sie immer in der Mitte. Dann führen Sie dieselbe Bewegung auch auf die andere Seite hin aus. Vermeiden Sie es, dabei den Kopf von ganz links nach ganz rechts durchzubewegen. Sie erreichen eine bessere und angenehmere Wirkung, wenn Sie die Übung einzeln in jeder Richtung durchführen. Wenn Sie diese Übung gewohnt sind, können Sie durchaus mit etwas mehr Druck ausrollen. Dazu drücken Sie Ihren Nacken einfach während des Rollouts fester nach unten in die Rolle.

ENDPOSITION: Das Ende der Bewegung und die Spannung bestimmen die Beweglichkeit der Halswirbelsäule in die Drehung. Arbeiten Sie nicht mit maximaler Kraft oder mit Schwung in eine Drehung hinein. Die Bewegung sollte angenehm fließend sein und nicht gehalten werden.

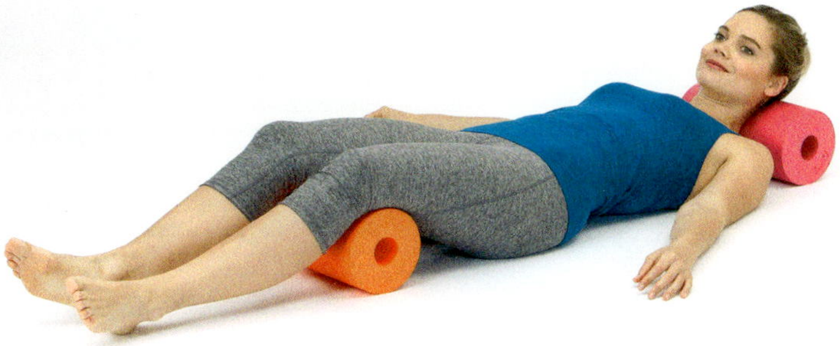

Drehen Sie den Kopf immer nur zu einer Seite und dann zurück zur Mitte. Drehen Sie nicht von rechts nach links durch.

Möchten Sie die Übung intensivieren, geben Sie einfach und vorsichtig etwas mehr Druck auf die Rolle.

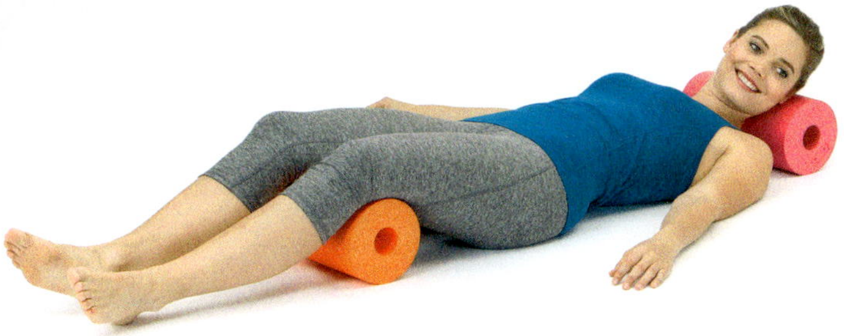

Stichwortverzeichnis

Liebe Leserin, lieber Leser,

hat Ihnen dieses Buch weitergeholfen? Für Anregungen, Kritik, aber auch für Lob sind wir offen. So können wir in Zukunft noch besser auf Ihre Wünsche eingehen. Schreiben Sie uns, denn Ihre Meinung zählt!

Ihr TRIAS Verlag

E-Mail-Leserservice
kundenservice@trias-verlag.de

Lektorat TRIAS Verlag
Postfach 30 05 04
70445 Stuttgart
Fax: 0711 89 31-748

Bibliografische Information der Deutschen Nationalbibliothek
Die Deutsche Nationalbibliothek verzeichnet diese Publikation in der Deutschen Nationalbibliografie; detaillierte bibliografische Daten sind im Internet über http://dnb.d-nb.de abrufbar.

Programmplanung: Celestina Filbrandt
Redaktion: Carolin Wenz, Stuttgart
Bildredaktion: Christoph Frick, Nadja Giesbrecht

Umschlaggestaltung und Layout:
CYCLUS Visuelle Kommunikation, Stuttgart

Bildnachweis:
Umschlagfoto und alle Fotos im Innenteil:
Holger Münch, Stuttgart
Zeichnungen: Ingrid Schobel, München

1. Auflage

Printed in Germany

Satz und Repro: Fotosatz Buck, Kumhausen
Gesetzt in Adobe InDesign CS6
Druck: Westermann Druck GmbH, Zwickau

Gedruckt auf chlorfrei gebleichtem Papier

ISBN 978-3-432-10650-2

Auch erhältlich als E-Book:
eISBN (ePub) 978-3-432-10652-6

1 2 3 4 5 6